【中国中医科学院名医临证精要】

高荣林

内科临证心悟

主审◎高荣林

主编◎饶向荣　卢建新

人民卫生出版社
·北京·

图书在版编目（CIP）数据

高荣林内科临证心悟 / 饶向荣, 卢建新主编.
北京 : 人民卫生出版社, 2025. 1. -- ISBN 978-7-117
-37547-4

Ⅰ. R25

中国国家版本馆 CIP 数据核字第 2025UT9189 号

| 人卫智网 | www.ipmph.com | 医学教育、学术、考试、健康，购书智慧智能综合服务平台 |
| 人卫官网 | www.pmph.com | 人卫官方资讯发布平台 |

高荣林内科临证心悟

Gao Ronglin Neike Linzheng Xinwu

主　　编：饶向荣　卢建新
出版发行：人民卫生出版社（中继线 010-59780011）
地　　址：北京市朝阳区潘家园南里 19 号
邮　　编：100021
E - mail：pmph @ pmph.com
购书热线：010-59787592　010-59787584　010-65264830
印　　刷：河北博文科技印务有限公司
经　　销：新华书店
开　　本：710×1000　1/16　印张：20　插页：8
字　　数：298 千字
版　　次：2025 年 1 月第 1 版
印　　次：2025 年 3 月第 1 次印刷
标准书号：ISBN 978-7-117-37547-4
定　　价：69.00 元
打击盗版举报电话：010-59787491　E-mail：WQ @ pmph.com
质量问题联系电话：010-59787234　E-mail：zhiliang @ pmph.com
数字融合服务电话：4001118166　E-mail：zengzhi @ pmph.com

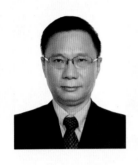

　　饶向荣，医学博士，中医内科传承博士后，中国中医科学院广安门医院肾内科主任医师，博士研究生导师，南昌大学特聘教授。师从中国中医科学院戴希文、陈可冀、高荣林。中国中医科学院中青年名中医、第七批全国老中医药专家学术经验继承工作指导老师。中国中西医结合学会活血化瘀专业委员会常委兼肾病专业委员会主任委员，任多家医学杂志编委。

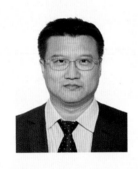

　　卢建新，医学博士，中医内科传承博士后，中国中医科学院广安门医院泌尿科主任，主任医师，博士研究生导师，北京中医药大学兼职教授。国家食品药品监督管理局药品评审中心评审专家，中国中西医结合学会泌尿外科专业委员会秘书长，北京中西医结合学会泌尿外科专业委员会主任委员，北京医学会泌尿外科学分会委员。擅长中西医结合诊治泌尿外科疾病。

朱 序

中医学历来是师承教育，中华人民共和国成立后虽然开启了院校教育，却难以达到口口相授、手把手教、经验继承的效果。20 世纪 90 年代初，国家又重启了师承教育。在"读经典、跟名师、做临床"这一师承培养路线的指引下，原汁原味的中医学术得以回归，中医人才不断涌现。师承是中医学原创思维的重要教育方法，与院校教育有机地结合，更加吻合中医学学科特点的教育模式。《高荣林内科临证心悟》一书问世，正是践行这一教育模式的佳作。

高荣林从宁夏基层做起，扎根临床，在医林辛勤耕耘 50 余年，在脾胃病、呼吸病、睡眠障碍三大领域疾病以及疑难杂病方面，积累了丰富的经验，建树颇多。

他师承路志正、董德懋，继承调理脾胃的学术思想及临床经验，基于中国优秀传统文化的宏观、中庸、自然、无为等思想，重视人整体的协调统一，临床治病讲求调理，将调理脾胃广泛运用于脾胃病及各系统疾病的防治当中。调理脾胃可以治心、治肝、治肺、治肾，并有一套脾胃病用药规律。他认为，呼吸系统疾病，涉及五脏，提出治肺八法，咳嗽辨识六要，创白牛宣肺汤治难治性咳嗽。他根据《黄帝内经》的有关论述，提出了中医睡眠学说，认为失眠与五脏六腑的功能失调有关，其中与心肝胆脾胃关系最为密切，治疗要调和脏腑阴阳，注重心肝胆脾胃。从心、从肝胆、从脾胃论治失眠，常获佳效。

他数十年皓首穷经，谙熟经典，善用经方，尤对麻黄类、桂枝类、柴胡类经方的临证运用，达到炉火纯青的境界。治疑难杂症，以调气机和理肝脾为主线，巧妙地把逍遥散类方应用得轻灵活泼。创制治咳嗽的白牛宣肺汤、治过敏性鼻炎的辛芪半仙汤、治冠心病的黄红生脉散、治失眠的温胆宁心汤等验方，是长期临床的结晶。

我与荣林兄同窗中医研究院第二届研究生班，共事广安门医院，心志相通，互相砥砺，共襄国医，凡43年矣。《高荣林内科临证心悟》，上承一代名师，下启众多弟子。述理论，阐发经典医著，叙实践，源自临床耕耘。尚未付之梨枣，余以先睹为快，乐为之序。

中国中医科学院广安门医院　朱建贵

2022年3月8日

前 言

高荣林（1944年12月—），男，医学硕士，中国中医科学院广安门医院主任医师，博士研究生导师，传承博士研究生导师，北京中医药大学客座教授。全国第四批、第七批老中医药专家学术经验继承工作指导老师，国家中医药管理局第一批中医药传承博士后合作导师，第二至五届中央保健会诊专家，中央军委保健委员会特约会诊专家，获国务院政府特殊津贴。曾任原国家食品药品监督管理局新药评审专家、国家基本药物评审专家，中华医学会医疗事故鉴定专家，总后勤部医学会医疗事故鉴定专家，现任世界中医药学会联合会睡眠医学专业委员会名誉会长、呼吸病专业委员会常务理事、风湿病专业委员会顾问。

他坚守中医理念，精通中医经典，崇尚脾胃学说，注重调理五脏，强调辨证论治，50余年积累了丰富的临床经验。主持国家中医药管理局课题、国家"十五"攻关课题、北京市科委课题。获国家中医药管理局、中华中医药学会、北京市科委、中国中医科学院、北京中医药大学等科学技术奖励18项。主编《中医内科临床手册》《中医睡眠医学》《董德懋内科经验集》《中国中医研究院广安门医院专家医案精选》，副主编《中医症状鉴别诊断学（第2版）》《中医证候鉴别诊断学（第2版）》《中医湿病证治学》《路志正医学丛书》，参编著作40余部，发表学术论文60余篇。

高荣林主任医师（以下简称高主任）传道授业，不遗余力。我们曾为高主任的传承博士后，为了系统总结其学术思想，传承临床经验，通过学生们的共同努力，汇集成书，以期为后学者提供参照。

本书共六章。第一章为从名师、勤临床、悟至道，介绍高主任成长成才之路。第二章为调理脾胃篇，介绍了高主任调理脾胃学术思想及其临床经验，调脾胃滋化源，治疗脾胃病及调脾胃治五脏的经验。第三章为呼吸系统疾病篇，高主任专修心肺疾病、呼吸系统疾病 12 年，本篇是其呼吸系统疾病经验的总结。第四章为睡眠医学篇，作为世界中医药学会联合会睡眠医学专业委员会首任会长，提出中医睡眠理论，治疗失眠经验丰富。第五章为疑难杂症篇，高主任在中国中医科学院广安门医院疑难病科及名老中医研究室工作多年，积累了丰富经验，本章展示了高主任治疗疑难病的深厚功底。第六章为医论讲座篇，医论部分阐述了高主任对中医理论相关问题的思考，讲座则可见其扎实的中医基本功和丰富的临床经验。

本书承首都名中医朱建贵教授赐序，特表示衷心的感谢！

饶向荣　卢建新
2022 年 3 月

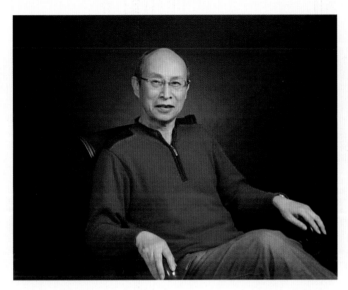

高荣林主任医师

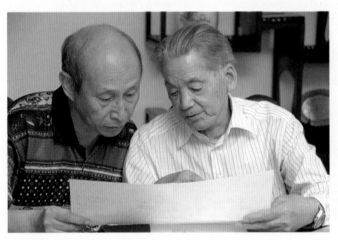

2010 年 8 月 19 日　与国医大师路志正探讨学术

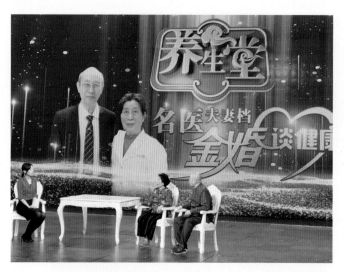

2020 年 10 月　与徐凌云做客养生堂

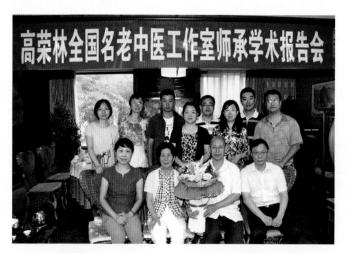

高荣林全国名老中医工作室学术报告会

目　录

第五章

疑难杂症篇……………………………………………182

第六章

医论讲座篇 ⋯⋯⋯⋯⋯⋯⋯⋯⋯⋯⋯⋯⋯⋯⋯⋯⋯⋯ 241

第一章

从名师、勤临床、悟至道

第一节
读研究生，入名医之室

　　1979年10月，高主任考取了中医研究院研究生班。研究生班主任为岳美中教授，副主任为方药中教授。方药中教授逐篇讲解了《黄帝内经》，并有临床专题讲座。王冰评价《黄帝内经》："其文简，其意博，其理奥，其趣深，天地之象分，阴阳之候列，变化之由表，死生之兆彰，不谋而遐迩自同，勿约而幽明斯契，稽其言有征，验之事不忒，诚可谓至道之宗，奉生之始矣。"此即"医学以经为师，明经而神其用者"之谓。汉代王充《论衡·实知篇》尝说："人有知学，则有力矣。"故高主任结合各家注释，通读原文，精研《黄帝内经》，进行专题探索，与同学们讨论，确下了一番功夫。专题如摄生、阴阳、五行、脏象、经络、治未病、神明等。从《五十二病方》的阴阳、手臂十一脉灸经到《灵枢·经脉》，展示了古人对经脉的认识和发展；《黄帝内经》有关睡眠的精辟论述，触发了高主任的关注。研究生班同样学习了《伤寒论》《金匮要略》和《温病条辨》。此即宋代欧阳修"强学博览，足以通古今"之谓。研究生班还请全国名老中医来院，进行临床专题讲座。因有了一定的临床积累，再系统反刍理论，聆听名家高论，如醍醐灌顶，茅塞顿开，思想升华，似进入一个新的境界。此时高主任方悟汉代杨雄《法言·学行》"务学不如务求师"之论。

　　1980年开始，高主任有幸随导师路志正主任医师临床学习，成为路老的入室弟子。路老德高望重，知识渊博，精通经典，崇尚脾胃学说和温病学说，临床博采众长，治病重视调理脾胃，辨证注重湿邪为患，用药轻灵活泼，提倡中医综合治疗。2009年入选首届"国医大师"。唐代孙思邈尝云："知针知药，固是良医。"路老乃良医也。路老擅长内科、针灸，对妇科、儿科、外科亦很有造诣。常针药并施，内外同治，圆机活法，因证而施，并特别重视食疗。对眩晕、风湿病、胸痹、萎缩性胃炎、白塞综合征、干燥综合征、胆石症、失眠、嗜睡、消渴以及不孕症等，均有独到的见解，疗效显著，屡起沉疴。

民国医学大家恽铁樵曾说："医学深处，实与儒家道家之言多相通者，故欲中医之真正改革者，治医者必须选读几种古书。"《古文观止》选取了先秦至明末文章222篇，是清朝康熙年间供学塾之用的，入选之文作者，多为有影响的大家，故路老指导高主任认真阅读以加强文学素养。内科列《金匮翼》《证治汇补》《杂病源流犀烛》《医宗金鉴·杂病心法要诀》，供高主任选读，以开阔视野，夯实内科基础。医案则指定读《寓意草》《临证指南医案》《柳选四家医案》《清代名医医案精华》等，以提高临床辨析能力。要求高主任多做临床，勤学、勤思、勤问、勤记、勤用，切忌骄傲浮躁，浅尝辄止，并书"学如逆水行舟不进则退"以勉励。撰写论文，路老多是教授思路，交代方法，或指出不足，退回修改，绝不越俎代庖，代为修饰，以培养写作能力。路老可谓具"教人治人""皆以正直为先"的师德。《路志正老师谈狐惑病的辨治经验》一文，高主任前后修改了7次，才得路老首肯，从此高主任也学会了写文章。毕业后路老一如既往，耳提面命，多所指教。后来则多是思想上的交流、学术上的讨论、临床上的切磋和事业上的合作。高主任和同门出版了《中医内科急症》《路志正医林集腋》《中医湿病证治学》等著作；"路志正调理脾胃法治疗胸痹经验的继承整理研究"课题，获国家中医药管理局中医药基础研究二等奖；共同完成了国家"十五"科技攻关计划"路志正学术思想和临证经验研究"。38年来，高主任一直在路老的指导下，继承路老的学术思想和临床经验，不断提高自己的学术水平，丰富自己临床经验。

第二节

投身内研室，沐大家之风

　　1981年春，赵金铎主任医师鉴于中医医院或不能突出中医特色和优势，完全按照西医的模式办院，遂牵头与路志正、谢海洲等一起，创建了中国中医科学院广安门医院（以下简称广安门医院）内科研究室

（以下简称内研室）。内研室突出中医特色，搞得轰轰烈烈，全国各地来参观学习者络绎不绝，成为当时中医界的一面旗帜。高主任在内研室工作，受益颇多。

赵老抓中医学术经验的继承整理与发扬，主编《医话医论荟要》，总结广安门医院名老中医的学术经验；主编《中医症状鉴别诊断学》《中医证候鉴别诊断学》。

内研室病房突出中医特色，发挥中医优势，首先建立中医病历书写格式，建立查房、会诊、病例讨论等制度。赵老根据当时卫生部有关文件精神和中医院的实际情况，制定了诊治疾病的"三部曲"——"能中不西，先中后西，中西结合"。坚持先用中医治疗疾病，采用中医综合疗法，务求控制病势，解决疾病。鼓励年轻医生钻研中医，尽量运用中医的手段和方法，发挥中医的优势。中医不应，才用西药，中西结合。危急重症，该用西医药抢救者，则用西医药，在挫病势和控病情后，再用中医药。内研室病房以收治风湿免疫病为主，为了提高诊治危重疑难病的能力，还特意收治了部分疑难病、危重症患者，如克罗恩病、干燥综合征、白塞综合征、系统性红斑狼疮、脑卒中、脊髓空洞症、重症肌无力、再生障碍性贫血、脱髓鞘等。赵老、路老、谢老亲自查房、会诊，参加中医疑难病例讨论。病例讨论时，大家要充分准备，各抒己见，以提高科室人员的学术和业务水平。疑难病例讨论长年坚持，搞得有声有色，有滋有味，有特点，有理论，有临床，有成功的经验介绍，有失败教训的告诫。为了开阔眼界，博采众长，打破门户之见，还特约请院内外知名中医专家会诊，曾请到的专家有董建华、董德懋、巫君玉、赵绍琴、方和谦、步玉如、刘志明、焦树德等。名医们的师承渊源不同，临床经验各异，每随病情变化，辨证有所侧重，组方用药各有独到。如一例干燥综合征高热重症患者，不同阶段会诊，焦树德从肾虚精亏，筋骨失养，渐成尪痹论治，补肾填精任用血肉有情之品，通经活络不避附桂麻黄辛热燥烈之药；巫君玉从肾阴亏虚立论，重用滋阴，生地黄、鳖甲各用 50g、兼以虫蛇祛风搜络，径投地龙、乌梢蛇各 20g。都有效验，开后学思路。赵老亲临病房，以保元汤合薏苡附子败酱散化裁救治中风脱症，以桑钩温胆汤合珠黄猴枣散治疗中风闭症，以犀角地黄汤治疗大衄出血，以生脉散、人参蛤蚧散合茯苓杏仁甘草汤挽治肺心病心衰，以桃红导痰汤治疗脱髓鞘痿躄不遂，以薏苡附子败酱散化裁治疗克罗恩病，以变通大秦艽汤治疗干燥综合征等的宝贵经验，更是深深地印在高主任的脑海中。赵老查房会诊，结合实际，讲述医理，传授经验，尤其是纠正高主任和同事诊治的疏漏和失误，更是刻骨铭心，终生难忘。"诊间一席话，胜读十年书"。高主任在中医临床上的提高和深化，应该说得益于内研室的锻炼和熏陶。赵老为了锻炼大家，安排毕业研究生在全国西医学习中医班讲课，教学相长，讲一遍有一遍的体会和心得，受益无穷。

　　在内研室高主任更结识了董德懋老师。高主任的夫人徐凌云主任医师1982年起随董德懋主任医师学习，1991年正式拜师成为董老的学术继承人。董老师从施今墨先生，1937年毕业于华北国医学院，20世纪40年代成名，有"北京四小名医"之誉。他学识渊博，医术精湛，治学严谨，厚积薄发。精于脾胃学说，诊察疾病提纲挈领，抓主症；治疗疾病，外感擅用清解法，内伤擅用调理脾胃法，并注重内外关系，强调"外疏通，内畅遂""里气通，表自和"，对于疑难杂症则注重整体，辨证论治，配合站桩功，疗效卓著。高主任和夫人师事董老，聆听教诲，问难答疑，切磋医道，指导临床，直至2002年董老仙逝，从未间断。

第三节
参天地人，悟中医之道

　　研究生毕业留医院工作后，高主任和同学朱建贵反复探讨他们应该走的道路，归纳了三条。

　　一是，坚守广安门医院中医临床基地。广安门医院，建院早，声誉好，地处首都，直属中央，信息灵，机会多，名医荟萃，病员广泛。在此工作，有老师的荫泽，有同学的提携，占尽天时地利人和。因此，无论如何也要坚守住广安门医院这一中医临床基地。

二是，中医临床不能丢。高主任坚持多看病，未间断过临床工作，多年来在广安门医院内科年诊治患者数名列前茅。总结了治疗感冒咳嗽的白牛宣肺汤（僵蚕、牛蒡子、苦杏仁、荆芥、紫菀、薄荷、前胡等），治疗哮喘的桑麻平喘汤（麻黄、桑白皮、苦杏仁、厚朴、葶苈子、黄芪等），治疗快速心律失常的甘苦宁心汤（甘松、苦参、党参、桂枝、龙齿、甘草等）、治疗心力衰竭的桂苓强心汤（桂枝、茯苓、黄芪、红花、葶苈子、猪苓等）、治疗失眠的温胆宁心汤（竹茹、枳实、半夏、陈皮、酸枣仁、远志、石菖蒲等）等验方。高主任认为咳嗽的治疗，以宣肺散邪为第一要义。日久不愈，咳声重浊，咽喉作痒，为外邪未尽，仍要宣肺，投以白牛宣肺汤。阵咳呛咳，心烦急躁，甚则面赤汗出，脉左关弦滑者，责之肝侮肺逆，当兼治肝，入黛蛤散、炒栀子、牡丹皮、白芍。治疗咳嗽，还要重视清肺、化痰、通腑。清肺用黄芩、生石膏、桑白皮之属；化痰用陈皮、半夏，痰热用胆南星、瓜蒌；肺与大肠相表里，凡便秘、大便不畅者，佐以通腑，选熟大黄、槟榔、火麻仁等药。高主任在内研室（主攻风湿免疫病）3年、内三科（主攻心肺病）15年、呼吸科3年，在中医内科疑难病会诊中心，从事疑难病门诊和会诊6年，2004年到名老中医研究室。看病的范围渐广，由专科向全科转换，从诊治常见病向疑难病发展。高主任认为中医治病不宜过专，久在专科医疗会束缚思想，容易丢掉中医思维，忽视整体辨证之长。

三是，重视养生健康长寿。中医临床经验来源于实践，除了多看病以外，必假之以时日，年龄渐长，阅历日深，而思路愈广，经验愈多。中国优秀的传统文化孕育了中医，与当时先进的自然科学，尤其是社会科学精华融为一体。清代程文囿尝云："夫医之为道大矣哉，体阴阳五行，与《周易》性理诸书通；辨五方风土，与官礼王制诸书通。察寒热虚实脉证，严于辨狱；立攻补和解方阵，重于行军，固难为浅见寡闻道也。"由此可见，易学的阴阳变化，儒家的中庸仁爱，老庄的自然无为等思想，与医理相通，具有指导意义。高主任50岁以后，开始涉猎《周易》《论语》《道德经》等，思想上很有启发。西医治病，中医治人。借助现代科技的发展，西医得到长足的进步，但器官移植、冠状动脉搭桥术、肿瘤介入治疗等，不是疾病的终结，患者生理、病理、心理的病痛大量广泛地存在，后继的调治不容忽视。如一胆管癌肝移植后半年的患者，高热、黄疸、呕吐，不能进食，精神萎靡，极度衰弱，肝功能指标直线飙升，病情危重，西医没有很好的处理方法，遂请高主任会诊。高主任从调理脾胃入手，兼以清利肝胆，用六君子汤加减治疗取效，得到了西医专家的认可。《黄帝内经》说："夫道者，上知天文，下知地理，中知人事。"高主任治病重视人整体的协调统一，辨证注重脏腑关系，临床讲求调理。一个"调"字，或道出了中医的真谛。调理、调整、调治、调和、调顺，以平为期，是中医的特点和优势。调的是人和自然的关系，人和社会的关系，人和人的关系，人和疾病的关系，人体内脏腑的关系，正邪盛衰、阴阳表里、寒热虚实，乃至人情冷暖，工作环境，生活习惯，秉性情绪等等，无不尽在其中。《黄帝内经》曰："知其要者，一言而终；不知其要，流散无穷。"此之谓也。中医博大精深，终生不能穷尽，或许注意养生能够长寿，可以理解得更多，用得越精，体会愈深。

如今回顾过去，高主任基本上实践了自我设计。

第四节
倡睡眠学说，游梦里乾坤

高主任根据《黄帝内经》的有关论述，总结了中医睡眠学说。中医睡眠学说，包括阴阳睡眠学说、营卫睡眠学说和神主睡眠学说。

阴阳睡眠学说认为，人体阴阳消长出入的变化，决定了睡眠和觉醒的生理活动。自然界有昼夜晨昏的变化，人体的阳气随之也有日夜节律运动，人体阳气入里出表的运动，主导了睡眠和觉醒的机制。阳入于阴则寐，阳出于阴则寤。阴主静，阳主动；阳气衰，阴气盛，则发生睡眠；阳气盛，阴气衰，则产生觉醒。阴阳睡眠学说解释了中医睡眠的生理与病理，指导着中医对睡眠障碍的诊断、治疗和调养康复。

营卫睡眠学说认为，人体的睡眠和觉醒，是营卫的运行所决定的。

人体营卫之气的运行有昼夜变化的规律，夜间卫气与营气相会，运行于阴经和五脏，人睡眠；白天营气行脉中，卫气布体表，人觉醒。卫气通过阴阳跷脉，来司目之闭睁。睡眠和觉醒时，人体营卫之气的不同运动状态，反映了睡眠的运动本质。不论哪一个环节营卫运行失常，都可能发生睡眠障碍，揭示了失眠的多因性。

神主睡眠学说认为，睡眠和觉醒由神的活动来主宰，神安则人能进入睡眠，神不安则人不能入睡。神的活动，具有一定的规律性，随自然界阴阳消长而变化。白天属阳，阳主动，故神营运于外，人寤而活动；夜晚属阴，阴主静，故神归其舍，内藏五脏，人寐而休息。神统摄于心，关乎五脏，也就是说睡眠和人体全身的功能活动状态有关。神主睡眠的整体睡眠观，开辟了广泛的研究领域。

中医睡眠的三个学说相互关联，共同组成了中医睡眠理论。阴阳睡眠学说是中医睡眠理论的总纲领，揭示了睡眠与觉醒的基本原理；营卫睡眠学说是阴阳睡眠学说的具体化，揭示了睡眠的运动本质；神主睡眠学说突出了中医的整体睡眠观，揭示了睡眠是人整体的生命活动形式。

高主任认为，失眠与五脏六腑的功能失调有关，其中与心肝胆脾胃关系最为密切，治疗要调和脏腑阴阳，注重心肝胆脾胃。从心论治，要清心、养心、宁心。清心常用泻火导热，清心安神；滋阴降火，清心安神；化痰泻浊，清心安神等法；养心常用等补益心气，养心安神；滋养心血，养心安神；温补心阳，养心安神；滋补心阴，养心安神等法；宁心常用龙骨、牡蛎等重镇安神药或炒酸枣仁、柏子仁、首乌藤、远志等滋养安神药，或定志丸等补心定志，宁心安神。从肝论治，则清肝、柔肝、疏肝。清肝泻火，邪热去则魂归；养肝和血，肝血足则魂藏；疏肝理气，肝气和则魂安。从胆论治，则温胆、清胆、利胆。胆属甲木，为清净之腑，喜温和而主生发，失其常则木郁不达，胃气不和，进而化热生痰。肝胆气机郁结，脾胃升降失序，木郁化火，土壅湿聚，是为酿痰化热之源，痰与火热合邪，扰动心神，遂致失眠。凡属痰热扰心、心虚胆怯、胆气郁阻、胃气失和之失眠，高主任喜用温胆汤化裁治疗，每收到较好效果。温胆汤出于《备急千金要方》，《三因极一病证方论》有变通，《证治准绳》有十味温胆汤，《六因条辨》有黄连温胆汤。高主任认为，温胆汤有清肃胆气，顺降胃气，理气化痰，升清降浊之功能。方中并无峻补猛攻之品，而是以平和中正之剂调理人身阴阳、气血、脏腑之功能，恢复胆腑中正温和之气。具有化痰而不过燥，清热而不过寒之特点，临证可根据不同的临床表现，在温胆汤类方中变通使用。心虚胆怯失眠，益气温胆，惊恐平则神安；痰热扰心失眠，清热化痰和中，痰热宁则神安；胆气郁阻失眠，利胆疏肝化痰，胆气疏而神安。从脾胃论治，当补脾、运脾、和胃、通腑。补脾，可用四君子汤。运脾，可用六君子汤。和胃，选用平胃散、半夏泻心汤。通腑，常用熟大黄、焦三仙、莱菔子、火麻仁等药。胃气不和失眠，即《黄帝内经》"胃不和则卧不安"，治疗则视其病机，或益气养胃，或和胃降逆，或消食通腑，或理气化痰。若在肾则滋阴潜阳，交通心肾，泻南补北，火归原则神静；在脾则健脾益气，养血安神。安眠对药，常用黄连、肉桂，半夏、夏枯草，石菖蒲、远志，黄连、阿胶，半夏、秫米等。

高主任获首届"睡眠医学与人类健康生态国际论坛"中国睡眠医学工作者杰出贡献奖；著作《睡眠障碍的中医治疗》，获中华中医药学会科学技术奖学术著作奖优秀奖，《中医睡眠医学》获中华中医药学会科学技术著作奖三等奖。

《论语·为政》说："吾十有五而志于学，三十而立，四十而不惑，五十而知天命，六十而耳顺，七十而从心所欲，不逾矩。"面对患者，高主任时常汗颜，常常感叹"六十岁才学会看病"。

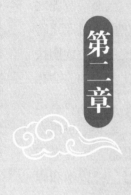

第二章

调理脾胃篇

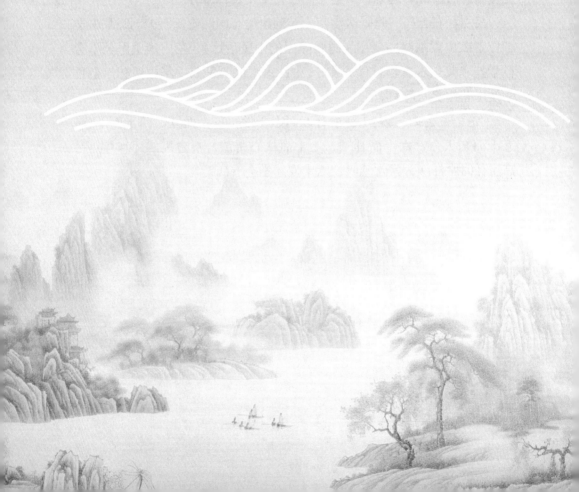

第一节
调理脾胃学术思想渊源

中医脾胃学说，发端《黄帝内经》，昌于李东垣的《脾胃论》，发展于明清各家，是中医理论的精华部分。

《黄帝内经》奠定了脾胃学说的理论基础。《黄帝内经》中对脾胃的生理、病理、诊断、治疗、预后、养生等方面作了全面的论述。如《素问·灵兰秘典论》说"脾胃者，仓廪之官，五味出焉"；《素问·玉机真脏论》说"五脏者皆禀气于胃，胃者五脏之本也"，概括了脾胃的功能。《素问·经脉别论》说"食气入胃，散精于肝，淫气于筋。食气入胃，浊气归心，淫精于脉。脉气流经，经气归于肺，肺朝百脉，输精于皮毛。毛脉合精，行气于腑，腑精神明，留于四脏"，概括了饮食化生精微，输布全身的过程。《素问·五脏别论》说"六腑者，传化物而不藏，故实而不能满也。所以然者，水谷入口，则胃实而肠虚；食下，则肠实而胃虚。故曰实而不满，满而不实也"；《素问·痹论》说"饮食自倍，肠胃乃伤"，叙述了脾胃的功能特点，及脾胃病的原因。同时《黄帝内经》还提出了一些脾胃病的治疗原则，如"脾苦湿，急食苦以燥之""脾欲缓，急食甘以缓之，用苦泻之，甘补之"，并倡导节饮食，调五味，和情志，适寒温等。

汉代张仲景继承了《黄帝内经》的学术思想，重视脾胃，贯穿于《伤寒杂病论》始终，提出了"四季脾旺不受邪"的著名论点。《伤寒论》除太阴病、阳明病两篇专论脾胃外，在论述他经病变时，也处处以保胃气、存津液为要务，认为胃气直接关系人体正气的强弱，决定病变的转归。六经的传变与胃气强弱、邪气盛衰以及治疗、护理密切相关。如"伤寒三日，三阳为尽，三阴当受邪，其人反能食而不呕，此为三阴不受邪也""阳明居中，主土也，万物所归，无所复传"。《伤寒论》还提出脾胃病证辨治提纲，并熔理论及方药于一炉，全书114方中涉及脾胃者约可占四分之一，其所制理中汤、建中汤、承气汤等名方流传至今，依然为临床所常用。

金元时期的李东垣在继承《黄帝内经》有关脾胃论述的基础上，著《脾胃论》《内外伤辨惑论》等，集脾胃学说之大成。他对脾胃的生理功能、病理机制及其治疗进行了系统全面的论述。其主要论点如下。

1. 强调元气为人生之本，脾胃为元气之源。《脾胃论·脾胃虚则九窍不通论》说："真气又名元气，乃先身生之精气也，非胃气不能滋之。"人体五脏六腑、四肢百骸，皆赖脾胃以滋润之。《脾胃论·脾胃虚实传变论》说："元气之充足，皆由脾胃之气无所伤，而后能滋养元气。若胃气之本弱，饮食自倍，则脾胃之气既伤，而元气亦不能充，而诸病之所由生也。"

2. 强调脾胃的气机升降，是人体生命活动的基础。《脾胃论·天地阴阳生杀之理在升降浮沉之间论》说："盖胃为水谷之海，饮食入胃，而精气行先输脾归肺，上行春夏之令，以滋养周身，乃清气为天者也；升已而下输膀胱，行秋冬之令，为传化糟粕转味而出，乃浊阴为地也。……或下泄而久不能升，是有秋冬而无春夏，乃生长之用，陷于殒杀之气，而百病皆起。"李东垣重视升降理论及其运用，指出脾胃在升降运动中的枢纽作用。五脏发病强调是气机升降浮沉的失常，而治疗在调节脾胃升降之机。

3. 强调脾胃气虚，元气损伤，致气火失调，阴火与元气不两立，阴火为元气之贼。《脾胃论·饮食劳倦所伤始为热中论》说："既脾胃气衰，元气不足而心火独盛，心火者，阴火也，起于下焦，其系系于心，心不主令，相火代之；相火，下焦包络之火，元气之贼也。火与元气不两立，一胜则一负。"

4. 强调脾胃"运化水谷""升阳益气""生血统血"。其外感六淫之邪、饮食不节、内伤七情都可以致脾胃为病。脾胃则生食积、痰饮、瘀血等病理产物。土为万物之母，脾胃为生化之源，提出"内伤脾胃，百病由生"的论点。

5. 强调要辨清外感与内伤，治疗重视脾胃与元气的关系，用药以升阳补气为主，同时兼顾降阴火、养胃阴，创甘温除热和升阳散火两大治法。李东垣的中心思想是土为万物之母，脾胃为生化之源，被后世尊为"补土派"。

明清时代，脾胃学说渐趋于完善，李中梓指出："谷入于胃，洒陈于六腑而气至，和调于五脏而血生，而人资之以为生者也，故曰后天本在脾。"明确了脾胃为后天之本的地位；叶天士对李东垣《脾胃论》十分推崇，临床辨治杂病，多从脾胃立论，并倡导滋养胃阴，提出甘凉濡润的治疗原则，充实了李东垣脾胃学说。

国医大师路志正崇尚脾胃学说和温病学说，临床博采众长，治病重视调理脾胃，辨证注重湿邪为患，用药轻灵活泼，提倡中医综合治疗，提出调理脾胃"持中央，运四旁，怡情志，调升降，顾润燥，纳化常"的十八字诀，对风湿病、心血管疾病、脾胃病、疑难病等，均有独到的见解，疗效显著，屡起沉疴。

医学大家董德懋形成了以调理脾胃为中心的学术思想，诊察疾病，提纲挈领，抓主症；治疗疾病，外感擅用清解法，内伤擅用调理脾胃法，并注重内外关系，强调"外疏通，内畅遂""里气通，表自和"；对于疑难大症，则注重整体，辨证论治，配合气功，疗效卓著。

高主任受前贤的影响，师承路志正、董德懋，继承了他们调理脾胃的学术思想及临床经验，基于中国优秀传统文化的宏观、中庸、自然、无为等思想，在中医整体观念的指导下，崇尚脾胃学说，注重脏腑辨证，重视整体的协调统一，临床治病讲求调理。在临床实践中注重对脾胃的顾护，认为调理脾胃法不仅可以用于脾胃病，而且可以治疗五脏疾病，并广泛运用于临床。

第二节

调理脾胃学术思想

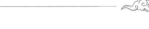

高主任继承了路志正、董德懋调理脾胃的学术思想及临床经验，认为调理脾胃应以脾胃为中心，系统地认识疾病，治疗疾病，始终以顾护脾胃生机为第一要义。其主要论点有：土生万物，胃气为本；升降出入，脾胃为枢；化生气血，运行营卫；四季脾旺，不受邪侵；调理脾胃，以治五脏。

一、土生万物　胃气为本

土爰稼穑。土有播种五谷和收获谷物的作用。土曰备化，具备万物变化之能事。因而引申为具有生化、承载、受纳作用的事物，均归属于土。故有土载四行，土生万物之说。脾胃五行属土，在人体居于中焦，具有生化、承载、受纳的功能，故脾胃为五脏之本。脾胃水谷精微，是人体生命活动的物质基础。脾胃协同完成饮食纳化及水谷精微的输布，人体精气，皆由脾胃化生而来。元气是生命活动中最根本的动力，由先天精气所化生，然后依赖后天精气补充滋养而成。人体四肢百骸，五脏六腑，都靠脾胃运化水谷而涵养；气血津液皆依赖脾胃运化水谷精微而生成。《素问·平人气象论》说："人以胃气为本。"现代人饮食失调，脾胃损伤，或已为常态。临床常见脾胃虚弱、气血不足、痰湿阻滞、气机紊乱等病证。中医治疗疾病，注重调理脾胃，常常会收到事半功倍的效果。疑难病证，往往病机复杂，正气虚馁，邪气留恋，治疗更需要脾胃精气的滋润濡养，脾胃健旺，或正安邪消。

二、升降出入　脾胃为枢

升降出入是中医学对人体功能的重要认识，是分析研究生命、健康和疾病的基本理论。脾主运化，胃司受纳，脾胃功能贵在能健通和畅。脾宜健运，胃宜和降，以维持纳化、升降、燥湿间的平衡。脾胃所司，升降有序。脾的清阳之气主升，津液精微皆赖脾气上升以输布周身。五脏之中脾胃居于中焦，为气机升降之枢纽。肝气随脾气升发，肾水赖脾气升腾。肺气随胃气而肃降，心火借中焦以下交，脾胃是交通三焦心肺肝肾之枢。仓廪在中，升清降浊，上下通达，以调节周身气机。胃为阳明燥土，胃燥则饮食能纳而腐熟；脾为太阴湿土，脾湿则水谷精微得以吸收输布。胃燥脾湿，相互作用，饮食才能消化吸收。脾湿则健运如常，胃燥则和顺下行。升降、燥湿、运纳相互平衡，相互作用，是脾胃健通和畅的重要因素。中医治疗疾病，以调畅气机为先，调气之方，非脾胃中州莫属。自然界的生长化收藏，人体的生长壮老已，无不赖之变化，升降出入，变化之四形。升降与出入，关系密切，升降如木，纵可贯天地，出入似水，横不见边止，而人身乃统一整体，升降出入，纵横交理，协调顺畅，则气化不息，生化无穷。反之则纵横无度，诸症丛生，百病乃起。

三、化生气血　运行营卫

气血在人体具有重要作用。《医宗必读·古今元气不同论》说："气血者，人之所赖以生者也。"脾胃为气血生化之源，气血由脾胃运化的水谷精微变化而成。《灵枢·决气》说："中焦受气取汁，变化而赤是谓血。"胃司受纳，脾主运化，一纳一化，纳运相得，脾升胃降，升清降浊，吐故纳新，将饮食水谷精气，化生气血。气主煦之，血主濡之。气血营养温润五脏六腑、四肢百骸，维持正常的生命活动。《妇人大全良方·调经门》说："人之生，以气血为本；人之病，未有不先伤其气血者。"脾胃健则气血旺，脾胃虚则气血衰；故欲滋养气血，必先健运中气。人体营卫之气来源于脾胃化生的水谷精微。营气为水谷之精气，是血液中具有营养作用的物质。营气通过经脉循行，化生血液营养全身，贯五脏络六腑。卫气为水谷之悍气，行于脉外，皮肤、分肉之间，熏于肓膜，散于胸腹，护卫肌表，防御外邪入侵，温养脏腑、肌肉、皮毛，控制肌腠的开合，调节汗液。营卫的强弱，与脾胃息息相关，脾胃健旺，则营气周行，卫气固秘。临床见许多脾胃虚弱的患者，反复外感，不易治愈，必健其中气，始得安康。

四、四季脾旺　不受邪侵

中土脾胃不主于时，而旺于四季。《金匮要略》说："上工治未病，何也？师曰：见肝之病，知肝传脾，当先实脾。四季脾王不受邪，即勿补之。"脾胃者后天之本，脾胃旺健，润燥相济，升清降浊，纳化有司，则本脏不受邪。脾胃通健，则四脏气旺，正气存内，邪不可干，则人体不受外侮，故不易感受外邪。脾胃元气虚弱，是各种内伤疾病的主要病因。《内外伤辨惑论》云："遍观《内经》中所说，变化百病，其源皆由喜怒过度，饮食失节，寒温不适，劳役所伤而然。"《脾胃论》提道："饮食不节则胃病，胃病则气短……形体劳役则脾病。"脾胃一病，生源衰少，脏腑气血衰弱，内伤诸恙由生。脾胃虚弱，升降失调，清阳不升则下陷，浊阴不降则气逆，因而化生诸多病证。脾胃虚弱，及气则脏气虚衰；阳虚气弱则寒从中生；气虚不收摄则为滑脱失禁；气虚不能化生则阴血衰少；脾胃虚弱，饮食不节则伤胃；脾胃损伤，不能纳化则食滞；运化不行，湿邪留滞；气滞不畅则痞塞胀满；胃气不降，积久而化热，甚则腑气不通，阳明腑实。凡此种种，皆脾胃失调所致。而脾胃功能旺盛，升降运化如常，则不受内邪的侵袭。四季脾旺不受邪，在养生、防病、疾病的治疗中都有重要意义。健壮脾胃，是中医治未病的核心思想，是预防疾病发生、传变的根本所在。

五、调理脾胃　以治五脏

人身是统一的整体，五脏六腑息息相关。脾胃属土，居中央，孤脏以溉四旁。五脏六腑、四肢百骸，皆赖脾胃化生滋养，为后天之本。因此，脾胃发生病理变化，必然会影响其他脏腑，引起相应的疾病。以脾胃虚弱为例，脾胃气弱，则气血不足，心脏失养，会生心病。脾胃虚弱，则不能散精于肝，淫气于筋，或土壅木郁，而生肝病。脾胃虚弱，土不生金，则肺气失养，而发生肺病。脾胃虚弱，土不制水，水气泛滥，而发生肾病。故治病求本，调理脾胃，可以治疗五脏疾病。《周慎斋遗书》说："诸病不愈，必寻到脾胃之中，方无一失，何以言之？脾胃一伤，四脏皆无生气，故疾病日多矣。万物从土而生，亦从土而归，补肾不若补脾，此之谓也。治病不愈，寻到脾胃而愈者甚众。"面对疑难重症治疗无效时，亦可从调理脾胃入手，寻求治疗方案。调理脾胃为治疗疾病之先务，同时也应重视其他脏腑对脾胃的影响。明代张景岳说："如肝邪之犯脾者，肝脾俱实，单平肝气可也；肝强脾弱，舍肝而救脾可也。心邪之犯脾者，心火炽盛，清火可也；心火不足，补火以生土可也。肺邪之犯脾者，肺气壅塞，当泻肺以苏脾之滞；肺气不足，当补肺以防脾之虚。肾邪之犯脾者，脾虚则水能反克，救脾为主；肾虚则启闭无权，壮肾为先。"临床上掌握好脾胃与其他脏腑的关系，或调脾胃治五脏，调五脏治脾胃，审证求因，辨证论治，治病求本，对提高临床疗效大有裨益。

第三节
调理脾胃的特色

高主任在临床中注重调理脾胃，其特色有：谨护胃气，勿致毁伤；健运脾胃，厚土培本；疏肝理脾，木畅土和；健脾补肾，滋养化源。

一、谨护胃气　勿致毁伤

高主任谨护胃气，勿致毁伤的思想，来源于他的亲身体验。1964年高主任还在北京中医学院中医系学习时，6月20日暴病，初起便溏，一夜暴泻如注13次，高热体温至40℃，身汗如珠，昏迷肢厥，甚属危殆。虽经治疗泄注止绝汗收，但暴泻损伤了胃气，高热大汗耗伤了津液，后将息1月方起。遂进一步体会《素问·平人气象论》说的"人以胃气为本"，《素问·玉机真藏论》"浆粥入胃，泄注止，则虚者活"的论述，深刻认识了谨护人体胃气的重要意义。临床中注重患者的体质，凡见面色萎黄，形体消瘦，不思饮食，腹胀便溏的患者，必以健运中气，调理后天为先务。凡治疗需补益者，切记应滋腻而不碍胃，熟地黄之属，每配以砂仁，防止其滋腻生湿滞气碍脾。砂仁味辛性温，归脾胃肾经，能芳香醒脾，行气化湿，性温而不太燥，行气而不破气，具有调中而不伤中的特性，为醒脾调胃之要药。治疗凡必需祛邪攻伐者，先视其脾胃功能，或佐以陈皮等药，并做到衰其大半而止。陈皮性温，能行能降，具有理气运脾，调中快膈之功，善理脾肺之气，又不克伐脾土。谨遵《素问·五常政大论》的告诫："大毒治病，十去其六；常毒治病，

17

十去其七；小毒治病，十去其八；无毒治病，十去其九；谷肉果菜，食养尽之，无使过之，伤其正也。"保得一分胃气，便有一分生机。

二、健运脾胃　厚土培本

高主任强调，健运脾胃，"纳运相得"，土厚则人体根本壮。"脾主运化，胃主受纳"，是人体脾胃的主要生理功能。胃纳和脾化，相互协调，相互促进，密不可分。脾与胃相表里，脾属阴喜燥恶湿，胃属阳喜润恶燥，胃在充分的津液滋润下，才能有利于饮食物的受纳和腐熟。胃的受纳腐熟功能，不单依赖胃气的蒸化和推动，还依靠胃之津液的濡润。只有当胃之津液丰足，才能正常维持受纳腐熟和通降下行的功能。脾喜燥而恶湿，脾燥则清阳之气上升，食气入胃，散精于肝，淫气于筋；食气入胃，浊气归心，淫精于脉；脉气流经，经气归于肺，肺朝百脉，输精于皮毛；毛脉合精，行气于腑；腑精神明，留于四脏。高主任强调，健运脾胃，厚土培本，则荫及四脏。高主任治病，调理脾胃，尤重其气机升降，常取升清与降浊并用，如升清时则稍添降气、消导或降浊之品，降气、降浊时而稍予升清之味，使其升降相济，出入相因。高主任认为，食物、药物要被吸收，发挥营养或治疗的作用，须先通过胃的受纳过程，然后再经过脾的运化来完成。因此运用补脾药，需考虑防止补益太过，使胃气闭塞。针对可能引起胃气闭塞的因素，或用芳香之品，或用开胃之物；或用补益胃阴之药，以保证食欲旺，胃纳佳，促进药物更好地吸收，以发挥作用。脾胃用药，宜甘淡轻灵，甘淡入脾，调补脾胃而不壅滞，用药轻灵，重病轻取，起到四两拨千斤的作用。

三、疏肝理脾　木畅土和

高主任遵从《黄帝内经》"百病生于气也"的论述，认为脾胃病症，尤与精神情志因素息息相关，故调理脾胃，重视调和肝脏，则事半功倍。肝在五行属木，脾胃五行属土。《素问·宝命全形论》说："土得木而达。"达有通达、畅通之义。土得木而达，是说肝脏气机疏通的作用，是脾胃功能正常的保证。《金匮要略》说："见肝之病，知肝传脾。"《临证指南医案·木乘土》说："盖肝为起病之源，胃为传病之所。"临床土虚木乘、土壅木郁等肝脾失调、肝胃不和的病证颇多。情志致病，要疏肝理脾，疏肝和胃。通过调肝疏肝，调理脾胃，以恢复脾胃的正常功能。一般肝木为病，有肝气、肝热、肝阳、肝寒的不同。木郁土位，肝郁脾虚，要疏肝健脾；土虚木乘，肝脾不和，当补脾柔肝。醒胃必先制肝，肝郁犯胃，则当疏肝和胃；肝火犯胃，则必清肝和胃；肝阳胃逆，要平肝降胃；肝寒犯胃，当暖肝和胃。总之，疏肝理脾，木畅则土和；调理脾胃，必注重理肝调脾和胃。

四、健脾补肾　滋养化源

高主任临床重视脾肾两脏。脾为后天之本。《医宗必读》说："一有此身，必资谷气，谷入于胃，洒陈于六腑而气至，和调于五脏而血生，而人资之以为生者也，故曰后天之本在脾。"饮食水谷精微转输靠脾气的功能来完成。脾气运送水谷精微，才能散精以养肝柔筋，浊气归心而化生气血，朝百脉而营养五脏六腑，四肢百骸，筋肉皮毛。脾的消化吸收转输水谷精微的功能旺盛，则脏腑周身得养，体力旺盛，精神充沛。《灵枢·决气》说："中焦受气取汁，变化而赤是谓血。"人体气血津液靠脾胃运化的水谷精微以化生。肾为先天之本。《素问·上古天真论》说肾"受五脏六腑之精而藏之"。肾精是人体生命活动的根本，肾精充足，则身体强壮，肾精化气，肾阳温煦脏腑，为全身功能活动的原动力，肾阴是生命活动的物质基础，为人体最宝贵的精微物质。《脾胃论·脾胃虚则九窍不通论》说："真气又名元气，乃先身生之精气也，非胃气不能滋之。"脾胃为后天之本，肾为先天之本，前人有"补肾不如补脾"和"补脾不如补肾"之议。高主任认为脾虚及肾，当健脾为先；脾虚不运，则单补肾无济；肾虚及脾，火不生土，当补肾以培土。临床凡年高体衰，久病虚损，或脾肾两虚者，当健脾补肾并用，以滋养化源。

第四节
调理脾胃的治法

一、调理脾胃正治法

高主任强调，古人将脾胃上升到后天之本的地位，具有非常重要的意义，《脾胃论·脾胃虚实传变论》说："元气之充足，皆由脾胃之气无所伤，而后能滋养元气。"后天的脾气充养着元气。《素问》中的"脾胃者，仓廪之官，五味出焉""谷气通于脾""饮入于胃，游溢精气，上输于脾"，旨在说明脾胃在人体内所扮演着重要的角色。脾胃功能正常，饮食水谷才能正常受纳腐熟，从而化生气血津液，人体四肢百骸、官窍才能得以濡养，各种生命活动能正常进行。因此，临床诊察脾胃的常态与病态，可以从"纳化"的功能失调来窥探。

高主任常用的调理脾胃正治法有：脾胃虚弱证用健脾益气法，脾气虚陷证用升举中气法，脾胃虚寒证用温中散寒法，脾胃阴虚证用益胃养阴法，脾胃湿热证用清热化湿法，胃气上逆证用和降胃气法，胃热腑实证用清热通腑法等。

二、调理脾胃权变治法

脾胃功能健全，则五脏安康。倘脾健胃旺，气化正常，气血旺盛，则五脏六腑、四肢九窍皆能得其所养。反之，若脾胃功能受损，气化不利，气血乏源，则容易殃及其他脏腑，而致其功能紊乱。

高主任临证调理脾胃，注重脾胃与肝、脾胃与肺、脾胃与心、脾胃与肾的关系。常用的调理脾胃权变治法有：健脾调肝法，健脾益肺法，健脾宁心法，健脾补肾法等。

第五节
虚则太阴脾

《素问·太阴阳明论》说："阳道实，阴道虚。"实则阳明胃，虚则太阴脾。脾胃虚证，临床常见脾胃虚弱证、脾气虚陷证、脾胃虚寒证、脾胃阴虚证等。

一、脾胃虚弱证

脾胃虚弱证的临床表现：纳呆食少，食后腹胀，饭后困顿，少气懒言，倦怠乏力，大便溏薄，形体消瘦，面色萎黄，舌淡，脉细弱等。

脾胃虚弱，是脾运化输布水谷精微，胃受纳腐熟水谷的功能减退而导致的病证。病因多因饮食失节，精神情志失调，劳逸失度以及病后的衰弱所致。脾主运化饮食水谷，故饮食失节，常易引起脾胃病变。王履的《医经溯洄集》中提道："夫饥饿不饮食者，胃气空虚，此为不足，固失节也，饮食自倍而停滞者，胃气受伤，此不足之中兼有余。"指出饮食大饥大饱均可使脾胃受伤。饮食过寒，过热亦能损伤脾气。五味偏嗜，则脏气偏胜，偏胜则病。过劳、过逸均能损伤脾气而发病。劳则气耗，《素问·举痛论》就有"劳则喘息汗出，外内皆越，故气耗矣"的论述。思虑伤脾，思乃脾志，"思则气结"，《素问·举痛论》说："思则心有所存，神有所归，正气留而不行，故气结矣。"苦思难释则伤脾。大病损伤脾胃，病后失于调养，往往造成脾虚未复。先天禀赋不足，或母体妊娠期间失于调养，胎儿营养不良，生后未予及时调理，形成脾胃素弱。以上因素，均能使脾气受损，造成脾气虚弱。其中有单一致病者，也有数因相兼而致病者。

高主任认为，脾胃虚弱证特点如下：其一是从饮食上看，表现为食欲不振、不思饮食、饭后腹胀、消化迟滞；其二是从精神气力上看，表现为倦怠乏力、少气懒言、四肢无力、饭后困顿；其三是从大便着手，表现为大便次数多、溏薄稀软、松散不实；其四是从形体面色上观察，一般表现为形体消瘦、体重下降、面色萎黄、没有光泽；加之舌淡有齿痕颤抖，脉细弱无力。胃受纳腐熟水谷，脾运化输布水谷精微，脾胃虚弱则纳呆食少，脾虚不运则食后腹胀，或饭后困顿。脾主四肢肌肉，脾气虚则少气懒言，倦怠嗜卧，四肢乏力。脾虚不运则精微不化，大便溏薄，或见大便粗糙松散，完谷不化。脾气虚弱，不能统血，还会出现鼻衄、便血、尿血、崩漏、皮下出血等病症。

脾胃虚弱证，治以健脾益气法，方用四君子汤。药以人参、白术、茯苓、炙甘草之属。四君子汤为益气补脾之重方，临床上可随证加减，灵活化裁。本方加陈皮名异功散，治疗气虚而兼气滞所致之呕吐、泄泻、不思饮食者。加陈皮、半夏名六君子汤，治气虚兼痰所致的不思饮食、胸膈不利、腹胀便溏、呕吐吞酸者。再加木香、砂仁，名香砂六君子汤，治气虚兼痰食气滞所致的痞满、呕吐者。

二、脾气虚陷证

脾气虚陷证的临床表现：面色萎黄，消瘦，少气懒言，倦怠乏力，头晕目眩，精神不振，不思饮食，脘腹坠胀，大便溏薄，或有发热，或久泄、久痢、崩漏、脱肛、子宫脱垂以及内脏下垂等，舌质淡胖，或有齿痕，脉沉细弱。

脾气虚是脾不健运以及元气不足而形成的。精气夺则虚。气化于精，精生于水谷，而水谷的运化、吸收、输布，皆赖于脾气的盛衰。若脾气不足，脾失健运，则水谷不化，谷不化则精少，精少则气衰。《脾胃论·脾胃虚实传变论》说："脾胃之气既伤，而元气亦不能充，而诸病之所由生也。"若脾气虚弱，不能升清而反下陷，则见短气、声怯、疲乏无力、头晕目眩、自汗、少食、腹坠胀、便溏；脾的清阳之气主升，津液赖脾气上升而输布周身，若脾气不升，则清阳之气下陷，产生久泻、久利、脱肛、崩漏、子宫脱垂、胃下垂等病症。故《素问·阴阳应象大论》说："清气在下，则生飧泄。"清阳下陷，其原因多为饮食不节、劳倦过度、忧思日久、损伤脾土，或禀赋不足、素体虚弱，或年老体衰，或大病初愈、调养失慎等所致。

高主任认为，脾气下陷证其认证，要抓住两个特点，即脾气虚弱和气虚下陷。其一是脾气虚弱：脾虚健运失职，中焦化源不足，气血衰少，则面色萎黄，神失所养，则精神不振；清阳不升，则头晕目眩；脾气虚弱，则气不接续，短气不足以息，少气懒言；脾主四肢肌肉，脾气虚弱，四肢肌肉失养，则四肢无力，倦怠嗜卧，消瘦；脾虚不运，则不思饮食。其二是脾气虚陷：脾虚运化无权，清阳不升，中气下陷，水湿不化，清浊不分，谷气下流，则大便溏泻，或有久泻、久痢不愈，可见脏器下垂，如胃下垂、肾下垂、子宫脱垂、脱肛、崩漏等；阳气虚陷，中气下流，或见发热。其舌脉的特点是，舌质淡质胖大有齿痕，舌苔薄白，脉细弱。

脾气虚陷证，治以升举中气法，方用补中益气汤。李东垣遵《黄帝内经》"劳者温之，损者益之"之旨，选用甘温之品升其阳，以达阳春升生之令。凡脾胃一虚，肺气先绝，故用黄芪护皮毛而闭腠理，不令自汗。元气不足，懒言、气喘，人参以补之。炙甘草之甘，以泻心火而除烦，补脾胃而生气。佐白术健脾，当归和血。用陈皮理气，升麻、柴胡升举下陷之清阳，引胃气以上腾，复其本位，便能行生长之令。凡脾胃不足，喜甘而恶苦，喜补而恶攻，喜温而恶寒，喜通而恶滞，喜升而恶降，喜燥而恶湿者，此方最宜。

三、脾胃虚寒证

脾胃虚寒证的临床表现：面色㿠白，纳减腹胀，脘腹冷痛，喜温喜按，畏寒肢冷，肢体浮肿，下利清谷，口淡不渴，舌淡质嫩，舌苔白滑，脉沉细迟弱。

脾气属阳，脾以阳气为运化，脾中蕴有清阳之气，其性上升，清阳升散，水谷的精微靠脾气上升之力，才能将水谷精微上归于肺，散精于肝，浊气归心，敷布于周身。胃为阳明燥土，以阳气而腐熟。胃燥热则饮食能纳而腐熟；脾胃虚寒，是脾胃虚弱进一步发展的结果，因为阳气温煦功能减退，阳虚生内寒。多因饮食不节，过食生冷，或过用寒凉药物，或久病失养，脾胃阳气受损所致。

高主任认为，脾胃虚寒证其认证特点是：脾胃阳虚，中阳不振，有脾胃虚弱的临床表现，而更明显的是阳虚则内寒的特点。脾胃虚寒，胃失受纳，脾不健运，胃不腐熟，清浊不分，则大便溏薄，完谷不化；脾胃阳虚，则腹中冷痛，畏寒喜暖，四肢不温；脾胃阳虚，颜面失养，则面色㿠白，或苍白少华；气虚阳衰，精神失养，则神疲倦怠；脾胃阳虚，中阳不振，腐熟运化不及，或见食后呕吐，吐物清冷，不酸不臭，或为痰水食物；脾胃虚寒还可以导致胃脘隐痛，绵绵不休，或遇天气变凉，或食入生冷寒凉，可引起剧烈疼痛，喜暖喜按，遇温痛减，或见口鼻气冷，手足厥逆，口不渴或流清涎，食少纳呆，脘腹胀满；因脾胃阳虚，气不化水，导致水湿泛溢肌肤，身肿腰以下为甚，按之凹陷，尿少。其舌脉特点是，舌淡质嫩，舌苔白滑，脉沉细弱，或迟缓无力。

脾胃虚寒证，治宜温中散寒法，方选理中汤。药以人参、白术、干姜、甘草组成。《删补名医方论》程应旄说："理中实以燮理之功，予中焦之阳也。若胃阳虚，则中气失宰，膻中无发宣之用，六腑无洒陈之功，犹如釜薪失焰，故下致清谷，上失滋味，五脏凌夺，诸证所由来也。参、术、炙甘草所以守中州，干姜辛以温中，必假之以焰釜薪而腾阳气，是以谷入于阴，长气于阳，上输华盖，下摄州都，五脏六腑，皆以受气，此理中之旨也。"

四、脾胃阴虚证

脾胃阴虚证的临床表现：不思饮食，或饮食减少，饥而不食，食入不化，口咽干渴，肌肉消瘦，大便干结，低热心烦，舌红少苔，脉细数。

脾胃阴虚证，是阴液耗损，脾胃失其滋荣濡润，多由热病日久，热邪伤阴；木郁克土，肝热灼伤脾胃；母病及子，心火过盛，脾胃阴液受损等导致。脾胃阴虚证常见于温热病后期、胃脘痛、消渴、噎膈等疾病。脾胃阴虚证多见形体消瘦之人，中老年人多为慢性病所致，青少年多为暴病所致，或误用汗、吐、下等法致阴津耗伤。因阴虚则生内热，其低热、口中干渴、舌燥等感觉，常以午后或夜间为显著，逢天时久晴无雨，气候干燥，则内外燥热相加，病势必重。

高主任认为，脾胃阴虚证其认证特点是：饥而不食，口干舌燥、口唇焦裂、低热、大便干结、五心烦热。温热病后期或恢复期常见胃阴虚证。湿温病后期，出现不饥少纳、饮食乏味、口唇干、便秘、舌质红少苔、脉虚细数。胃与大肠皆属阳明，津气相通，故胃津不足，肠津匮乏，因而大便传导艰难，故秘结。情志郁结，五志化火，或天时过燥，耗伤阴液，或脾胃素弱，不能化生精微，阴津不足，胃失濡润引起，出现胃脘隐隐作痛，纳呆而喜稀软，胃燥则气逆而为干哕。胃热化燥，灼津伤阴，则口干舌燥，口渴引饮而不能自禁。胃阴虚，或见其人羸瘦，干呕不食，甚或反胃膈食，晚期则舌质暗红、光剥无苔。脾阴之说，由来已久。明清之际，周慎斋、胡慎柔、吴澄等名贤，代有发挥。从临床实践看，脾阴虚弱也颇多见，滋养脾阴，人多忽之。脾阴有灌溉脏腑，营养肌肉，磨谷消食，濡润孔窍的作用。在病理状态下，诸如暑、燥、湿邪化热，耗津夺液；饮食偏颇，嗜食辛辣厚味；慢性病消耗，特别是长期的脾胃病等，都可损耗脾阴，造成脾阴不足的病证。脾阴虚常见低热，不思饮食，或食入难化，腹胀，四肢无力，肌肉萎缩，口渴心烦，身时烘热，大便溏薄，小便频数，面白但两颧潮红等。脾主健运，脾阳温运，脾阴融化。脾阴不足，运化失常，故不思食，食入难化，腹部胀满。脾阴不足，用阳失健，中气不足以升，故大便溏，小便频数。脾主肌肉，外合四肢，脾阴不足，水谷精微无以濡养肢体，故四肢无力，肌肉萎缩。脾为气血生化之源，脾阴不足，生化无由，气血不能上荣于面，故面色白。其舌脉特点是，舌红少苔，或光剥无苔，脉细数。

脾胃阴虚证，临床以胃阴虚为多见，治宜益胃养阴法，和胃养阴的麦门冬汤为其代表方。《周慎斋遗书·虚损门》说："用四君加山药引入脾经，单补脾阴，再随所兼之证而用之，俟脾之气旺，旺则上能生金，金转能生水，水升而火自降矣。"滋养脾阴，宜用滋润甘凉之品，甘以补脾，润以益阴，滋而不腻，运而不燥，慎柔养真汤和陈氏六神散是其代表方。

第六节
实则阳明胃

《灵枢·平人绝谷》说平人"胃满则肠虚，肠满则胃虚，更虚更满，故气得上下，五脏安定，血脉和利，精神乃居"。脾胃实证，是胃肠更虚更满失调，气不得上下，以多实多热为特点，即所谓"实则阳明胃"。脾胃实证临床常见：脾胃湿热证、胃气上逆证、胃热腑实证等。

一、脾胃湿热证

脾胃湿热证的临床表现：脘腹痞闷，呕恶厌食，肢体困重，头昏沉重，口中黏腻，大便溏泻，黏滞不爽，小便短赤，舌质红，苔黄腻，脉濡数。

脾胃湿热证，多由恣食膏粱厚味，或嗜酒浓茶，损伤脾胃，脾不运化，湿热内生，胃失和降而致。外感湿邪，入里化热，或过食肥甘，饮食不节，食积湿热；或脾虚湿滞，郁而化热等，皆可导致湿热壅滞。湿热合邪，湿性胶着，热性蒸灼，病情常迁延不愈。

高主任认为，脾胃湿热证病机特点是，湿热蕴结，脾胃熏蒸，脾失健运，胃失和降。湿蕴热蒸，搏结难散，则脘腹痞闷；胃失和降，不能腐熟，食滞不化，则呕恶厌食，或见嗳腐吞酸，胃脘嘈杂；湿热留恋，津不上承，则口中黏腻；湿热下注，则大便溏泻，黏滞不爽；脾为湿困热壅，四肢肌肉失养，则肢体困重；湿热熏蒸，身热汗出不解；舌红苔黄腻，脉濡数是湿热的特点。

脾胃湿热证，治以清热化湿法，代表方为甘露消毒丹。邪在脾胃，湿热并重，本方化浊利湿，清热解毒。方中滑石清热利水，茵陈清利湿热，黄芩清热解毒，共为君药。湿热留滞，易阻气机，石菖蒲、广藿香、豆蔻行气化湿，悦脾和中，木通清热利湿，共为臣药。佐以连翘、射干、川贝母、薄荷，清热解毒，散结消肿。

二、胃气上逆证

临床表现：嗳气呃逆，胃脘胀满，不思饮食，恶心欲吐，舌胖苔白或白腻，脉沉滑。

胃以和降为顺，胃气上逆证，是胃失和降，反而上逆的临床表现。《临证指南医案》说："纳食主胃，运化主脾，脾宜升则健，胃宜降则和。"朱肱说："足阳明之气下行，今厥而上行，故为气逆。"本证多因外感六淫，内伤七情，饮食不节，脾胃功能失常，导致胃失和降，壅滞胃脘，胃气上逆而成。

高主任认为，胃为水谷之海，受纳腐熟水谷，胃气以和降为顺，胃气不能和顺下降，壅滞胃脘，则出现嗳气呃逆，胃脘胀满，不思饮食，恶心欲吐等临床表现。胃气上逆，气机升降失常，气逆上不下而成。

胃气上逆证，治当和降胃气法，旋覆代赭汤为其代表方。旋覆花苦辛而咸，降气消痰，软坚散结消痞，赭石苦寒，重镇降逆，配姜夏参枣草，补中益气，和胃化痰，以顺胃气和降之势。胃脘痞满，胃气不降，可用半夏泻心汤，辛开苦降，和胃降逆。

三、胃热腑实证

临床表现为：消谷善饥，渴喜冷饮，胃脘灼热，或有疼痛，口气秽浊，或大便秘结，腹部胀满，潮热谵语，牙龈肿痛，舌红苔黄厚，脉洪数有力。

胃热腑实证，因恣食辛辣、厚味，或五志过极，化火生热，或外邪化热，犯胃而致胃热过盛，腐熟杀谷，胃气熏蒸，腑气不行所致。本证多见于外感入里化热，过食辛辣，膏粱厚味，嗜酒吸烟者。

高主任认为，胃为燥土，喜润恶燥，足阳明胃经多气多血，阳明受邪最易化热，故胃热证临床常见。其特点是胃脘灼热，消谷善饥，或口渴喜冷饮。胃热消谷则多食善饥，体重下降；阳明腑实，则大便秘结，口气秽浊，腹部胀满，潮热谵语，牙龈肿痛。其舌脉特点是，舌红苔黄厚，脉洪数有力。

胃热腑实证，治以清热通腑法。胃热者方用大黄黄连泻心汤，腑实者用小承气汤。邪热内阻于胃，消谷善饥，渴喜冷饮，胃脘灼热，故用大黄黄连泻心汤，清热泻火，以麻沸汤渍之须臾，取其药气而非苦味，清气分邪热而不泻下。阳明腑实，大便秘结，腹部胀满，潮热谵语，牙龈肿痛，以小承气汤微和胃气，不使大泻下。

第七节
健脾胃滋化源

调理脾胃就是以脾胃为中心，认识疾病，治疗疾病。调理即调整、调顺、调和的意思。调理脾胃，在医疗的全过程中始终以顾护脾胃生机为第一要义，调整脾胃功能，调整脾胃脏腑关系，调理脾胃和五脏六腑的关系，使脾胃和五脏六腑功能恢复正常。调理脾胃最重要的是恢复脾胃的正常功能。

脾胃功能失调最常见的是脾胃虚弱证。治疗脾胃虚弱的基本方法是健脾益气法，以四君子汤为主方。四君子汤由人参、白术、茯苓、炙甘草组成。凡脾胃气虚诸证，用之则虚得补而气得旺，脾气旺则化源得滋，五脏受荫，周身之气机运行畅通，水谷之精微顺利敷布，病症焉得不除。四君子汤是益气补脾的重方，一般情况下人参可以用党参代替，但重症则非人参不能胜任。

脾主升清，以升为健，胃主降浊，以降为和，脾胃虚弱则升降失调。《诸病源候论·脾胃诸门》说："脾胃二气，相为表里。胃受谷而脾磨之，二气平调，则谷化而能食。"脾气一虚，鲜有胃气不虚者，两者不能截然分开，故临床称为"脾胃虚弱"。仔细分辨，二者又不尽相同，以脾气虚为主者，运化之功能失健，食少纳呆，脘胀便溏；以胃气虚为主者，则受纳功能不良，嗳气恶心呕吐。脾胃虚弱兼食滞者，治疗应补脾气，辅以消导，方用楂曲六君子汤。

脾胃虚弱的患者，常见脘腹疼痛，多因素体脾胃虚弱，或久病、大病初愈而复伤脾胃，或劳倦过度，致使脾气不能健运而成。疼痛的特点，一是绵绵而痛；二是症状时轻时重，时痛时止，病程长；三是喜温喜按，得暖痛减，得食痛缓。高主任治疗脾胃虚弱，以健脾益气为法，用香砂六君子汤合小建中汤或黄芪建中汤加减。

脾胃虚弱，可见食物不化，表现除脾胃虚弱的特点外，大便则反映出消化不良的征象，大便发散，入水即化，有不消化的食物残渣，如米粒、菜叶之类，一般高主任在六君子汤中加鸡内金、砂仁、谷芽、麦芽、神曲、山楂之属；积滞较重，见脘腹胀痛，不思饮食，嗳腐吞酸，口干作渴，睡眠不安，或有吐泻，舌苔白腻，脉象沉滑者，乃因食停胃脘，郁结胃肠，化谷不行，证属虚实夹杂，治以健脾和胃消导，选用枳实消痞丸、健脾丸。

慢性泄泻，食后泻重，倦怠无力，脘腹痞满，食欲不振，面色萎黄，舌苔薄白，脉细的患者，多属升降失常，清浊不分所致。高主任临床治疗用健脾利湿为主，方用参苓白术散；慢性泄泻重症，完谷不化，五更泄泻，手足不温，属脾肾两虚，高主任健脾补肾，用六君子汤合四神丸。

脾虚不能统血，出现血不循经，溢于脉外，表现为便血、皮下瘀斑等，伴有面色苍白，心悸气短，四肢无力，倦怠喜卧，高主任治疗用健脾益气摄血法，方选归脾汤化裁。

脾胃虚弱证见于水肿患者，其特点是浮肿起于目窠之下，晨起头面较显著，劳累后则下肢肿甚，甚则通体浮肿，小便正常或减少。《杂病源流犀烛·肿胀源流》说"病水者，脾必虚，故必健脾为主""尤当理气养脾，以治其本，使脾气实而健运，则水自行"。高主任治疗取健脾利水法，用六君子汤合五苓散加减。

痰饮者脾胃气虚弱，其痰必清稀，或多泡沫，量多而易咳出。脾气不足，健运失司，水湿内停，湿聚成痰。《医宗必读·痰饮》说："脾土虚湿，清者难升，浊者难降，留中滞膈，郁而成痰。"高主任治痰先健脾，脾复健运之常，而痰自化，方用六君子汤合苓桂术甘汤加减。

目前各种癌症患者发病渐多，许多患者被确诊时已经到了肿瘤晚期，或失去了手术的机会，也有的患者手术、化疗、放疗后，或直接寻求中医治疗调理。凡饮食减少，纳谷不馨，乏力便溏，形体消瘦，面色萎黄，脾胃虚弱者，高主任多用调理脾胃法，先健运中气以滋化源，用六君子汤加味，开胃消谷，化源得滋，每能收到增强体质，改善症状，延缓发展，提高患者生活质量，延续患者生存时间的效果。清热解毒之品多用龙葵、白英等药。根据患者病变部位，如消化系统病变加蛇莓、藤梨根；呼吸系统病变增瓜蒌、贝母、鱼腥草等。

有些冠心病冠状动脉搭桥术后的患者，手术后由于血液循环不好，局部渗出，甚至发生慢性感染，伤口长期不能愈合，西医没有很好的解决办法，高主任接到过多家西医医院的会诊邀请，多数患者面色苍白，不思饮食，食少便溏，神疲乏力，心悸气短，舌淡，脉细弱，辨证属脾胃虚弱，用健脾和胃法，以滋化源，以六君子汤合当归补血汤治疗，每能使伤口较快地愈合。

高主任会诊过几例大面积烧伤的危重患者，烧伤处皮肤结痂，部分清除植皮后生长迟缓，渗出多且有异味，电解质紊乱，血压低而不升，高热不退，或不能饮食，或插管鼻饲维持，腹胀便秘，每治疗以健中气，滋化源，培后天之本，用六君子汤合外科三两三，多取得较好的结果。

第八节
调脾胃治脾胃病

《难经·三十五难》说"胃者，脾之腑"。脾与胃，两者在生理结构上，以膜相连，通过经络相互络属；生理功能上，相互作用，维持人体的健康状态；脾胃在病理上，相互影响，是不可分割的整体。脾胃损伤，功能失常，是发生脾胃病的重要原因。脾胃功能失调，包括脾胃虚弱、脾气不升、胃气不降、脾胃不和，以及夹湿、夹痰、夹瘀、夹食、夹滞等，可导致的多种脾胃疾病，如胃痞、胃痛、呕吐、呃逆、反胃、腹泻、便秘等。高主任治疗脾胃疾病，多脾胃同治，虚实兼顾，升降并举，攻补兼施，用调理脾胃法。

【病案一　胃溃疡】

彭某，男，75岁，2015年4月2日初诊。主诉：胃脘胀痛3个月。病史：胃脘胀痛3个月，曾在北京某医院诊为胃溃疡，反流性食管炎。有糖尿病、高血压病、冠心病病史。现胃胀，隐痛，胃部怕凉，晨起明显，食纳可，不泛酸，大便调，舌暗红，苔黄浊，脉右沉细左弦。

西医诊断：胃溃疡，反流性食管炎。中医诊断：胃脘痛，证属脾虚胃滞，寒热错杂。治法：健脾和胃，辛开苦降，以平胃散合半夏泻心汤加减。

处方：藿苏梗^各10g、苍白术^各10g、厚朴10g、青陈皮^各10g、党参10g、半夏9g、黄芩10g、黄连6g、干姜6g、焦三仙^各10g、香附10g、生龙牡^各30g。7剂，水煎服，日1剂。

二诊：服上药后，胃脘仍胀，自觉食后食物不能向下行，纳谷尚可，大便不干，每日1行，腿软略肿，小便不利，颜色不黄，量不多，舌暗，苔花剥而黄浊，左脉弦滑。治以前法，上方去焦三仙、香附、生龙骨、生牡蛎，改藿苏梗为藿荷梗，加柴胡10g、白芍15g、枳实10g、萆薢10g，7剂，水煎服，日1剂。

三诊：胃已不胀，腿部略肿，排尿困难，夜间明显，尿色黄，夜尿1~2次，怕凉，舌暗红，苔中黄腻，脉浮稍大。

浮肿，脾肾两虚，水湿停滞，治以益气化湿，补肾利水为法，用防己黄芪汤合六味地黄丸加减。

处方：黄芪15g、白术10g、茯苓15g、防己10g、生地黄15g、山茱萸10g、山药15g、牡丹皮12g、泽泻10g、车前子^包10g、川牛膝10g、桂枝6g、白芍15g、生薏苡仁15g、骨碎补10g。7剂，水煎服，日1剂。

四诊：2周来胃脘未再作胀，腿仍肿，小便黄好转，怕凉，膝关节以下无力，舌红，苔黄，脉左弦大。上方去生薏苡仁、川牛膝，加陈皮10g、续断10g。

前后共治疗近3个月，胃脘胀痛未复发，腿肿告愈。

按语：患者以胃胀为主诉，综合分析，病机为脾虚胃滞，寒热错杂，治以健脾和胃，辛开苦降为法，两诊病证消失。病情又以下肢肿为主要表现，方随证转，以益气化湿，补肾利水为主，方用防己黄芪汤合六味地黄丸加减，疗效满意。

【病案二 胃炎】

李某，女，56岁，初诊时间2009年1月16日。主诉：胃脘胀痛不适月余。近1月来胃脘部自觉顶托不下，胃痛连及后背，某医院诊为胃炎。过去有结肠炎病史。现胃脘胀痛，胃部怕凉，泛酸，腹胀、纳后明显，易饱，推之则嗳气，嗳气则舒，不向下行，心烦，腰痛，易劳累，后背凉，大便初头硬，次数不多，小便调。舌淡裂纹，苔黄中稍腻，脉左细右弦滑。

西医诊断：胃炎。中医诊断：胃脘痛，胃气不和证。治法：辛开苦降，理气和胃法。

处方：半夏泻心汤合四逆散化裁。药用半夏9g、黄连6g、黄芩10g、党参10g、干姜10g、厚朴10g、陈皮10g、柴胡10g、白芍15g、枳实10g、旋覆花^包10g、焦三仙^各10g。7剂，水煎服，日1剂。

二诊：2009年2月15日，患者因感冒咳嗽来诊，追问疗效，患者服上方7剂得效，因未能挂上号，自己抄原方服用10剂，病告痊愈。

按语：胃气以和降为顺，本病胃气不和，故胃脘胀痛，纳后腹胀，气不下行，推之则嗳气，嗳气则舒。胃部怕凉，泛酸易饱，大便初头硬，苔黄中稍腻，右脉弦滑，此系寒热错杂，中焦痞塞。《伤寒论》说："伤寒五六日，……但满而不痛者，此为痞，柴胡不中与之，宜半夏泻心汤。"痞而作痛，宜半夏泻心汤，兼以调气，合四逆散。

【病案三 嗳气】

何某，女，38岁，2009年1月5日初诊。主诉：嗳气半年。病史：半年来嗳声频频，脘腹胀满，两胁胀痛，不泛酸，纳谷停滞，饮水上逆，多方求治不效。现嗳气频频，脘腹胀满，两胁胀痛，不泛酸，纳谷停滞，饮水上逆，口不苦，夜寐心中难受，小腹作胀，小便调，舌颤尖红，苔黄厚，脉沉细。

　　中医诊断：嗳气，痰气内阻，胃失和降。治法：理气化痰，和胃降逆法。处方：旋覆代赭汤合柴平汤化裁。药用赭石30g、旋覆花10g、半夏9g、党参10g、藿苏梗^各10g、苍白术^各10g、厚朴10g、青陈皮^各10g、柴胡10g、白芍30g、香附10g、焦三仙^各10g。7剂，水煎服，日1剂。

　　二诊：2009年1月12日，嗳气明显减少，夜寐胃脘平和，胸中不适，右肋疼痛，两少腹作胀，怕凉，纳谷尚好，口干，大便不干，小便正常，舌颤尖红，苔黄，脉细弦紧。胃气稍和，阴虚肝郁，治以养阴血，疏肝郁。柴胡10g、白芍30g、当归10g、女贞子15g、墨旱莲10g、延胡索10g、川楝子6g、枳实10g、郁金10g、党参10g、牡丹皮10g、炒栀子5g、干姜6g、薄荷6g、生龙牡^各30g。服药7剂后，嗳气治愈。

　　按语：患者嗳气频频，脘腹胀满，两胁胀痛，纳谷停滞，饮水上逆，是痰气内阻，胃气上逆的表现，投以旋覆代赭汤调中降逆，配合柴平汤调和肝胃。二诊胃逆气减，肝虚气郁明显，方随证转，以养阴血，疏肝郁取效。

【病案四　泄泻】

　　岳某，女，56岁，2010年11月16日初诊。主诉：腹泻3天。病史：3天前患者出现腹泻，并曾发作便后昏厥，二便失禁。大便日7次，便稀黄散，阴部潮湿不适，尿频尿急，腹部胀满，头晕耳鸣，纳少，夜寐欠安，舌淡暗，苔中根黄浊，脉沉细。患者2006年行宫腔镜手术后，自觉阴部不适，经查为支原体感染，应用多种抗生素治疗未效。

　　中医诊断：泄泻，脾胃虚弱，湿浊阻滞。治法：健脾和胃，清热止泻。处方：香砂六君子汤合葛根芩连汤加减。药用党参10g、苍白术^各10g、法半夏9g、茯苓15g、陈皮10g、砂仁3g、木香3g、葛根10g、黄芩10g、黄连6g、干姜6g、白芍20g。7剂，水煎服，每日1剂。

　　二诊：2010年11月23日，患者药后腹泻症状改善，未发生昏厥，大便质稀，日2次，阴部不适，舌淡暗，苔中根黄浊，脉沉细。原方进退，去木香、砂仁，加生薏苡仁30g、海螵蛸18g、茜草10g，继进14剂。

三诊：2010 年 12 月 14 日，患者药后症状明显改善，大便日 1~2 次，不成形，仍感腹胀，阴部略感潮湿，夜寐欠安，小便调，舌淡暗，苔中根黄浊，脉沉细。病证缓解，仍循原法进退。药用黄芪 15g、党参 10g、苍白术^各10g、山药 15g、莲子 10g、砂仁 3g、法半夏 9g、陈皮 10g、当归 10g、白芍 15g、海螵蛸 18g、茜草 10g、黄连 6g、黄芩 10g、干姜 6g、生龙牡^各30g。7 剂，水煎服，日 1 剂。

四诊：2010 年 12 月 21 日，患者药后症状明显改善，仍感腹胀，夜寐欠安，小便调，舌淡暗，苔中根黄浊，脉沉细。病仍未尽，兼以调肝。药用柴胡 10g、白芍 15g、当归 10g、枳实 10g、醋香附 6g、法半夏 9g、黄芩 10g、黄连 6g、干姜 3g、焦三仙^各10g、海螵蛸 18g、茜草 10g、茯苓 30g、生薏苡仁 30g、生龙牡^各30g，继进 7 剂。

2010 年 12 月 28 日，患者药后诸症消失，继服上方 7 剂，巩固调理。

按语：患者初诊腹泻为主，系脾胃虚弱，湿热阻滞所致。治以扶正为主，健脾和胃，清热化湿，用香砂六君子汤合葛根芩连汤加减，药后显效。其后标本兼顾，加薏苡仁、海螵蛸、茜草清利下焦湿热，治疗阴部不适。三诊患者症状明显改善，加用黄芪、党参、当归、白芍以益气养血扶正。四诊诸症改善，唯感腹胀纳少，夜寐欠安，考虑肝胃不和，方随证转，故以疏肝和胃，养血安神为法。

第九节

从肝论治慢性胃炎

高主任认为，当今社会经济发展，人们工作及生活节奏加快，饮食习惯变化，人际关系复杂，从而容易心浮，急躁，紧张，久之则会出现胃痛，胃胀，泛酸，嘈杂等消化系统疾病。胃病宜以治肝为要务，肝胃同治，肝脾并调，肝气得疏，脾健胃和，胃痛自止。

【病案一　肝郁化火　胃阴亏虚】

尹某，男，42岁，2018年3月23日初诊。主诉：胃脘疼痛伴胁肋胀满，反复发作2年余。刻下症：胃脘疼痛，胀痛为主，无泛酸烧心，餐后胀满感，平素性情急躁，动怒后胁肋胀满明显，口渴多饮，动则汗出，入睡困难，二便调。舌小，舌暗边红，苔薄少，少津，脉弦。3月前于外地某医院查胃镜诊断为慢性胃炎，曾用胃苏颗粒，上述症状略有缓解，但仍有反复。

诊断：慢性胃炎，辨证为肝郁化火，胃阴亏虚。治当疏肝清火，滋阴和胃为法，以柴胡疏肝散加减。处方：柴胡10g、川芎9g、枳壳9g、陈皮9g、醋香附9g、黄连6g、吴茱萸2g、郁金9g、姜半夏10g、木香10g、栀子10g、蒲公英15g、玉竹10g、麦冬15g、北沙参12g。14剂，水煎服，日1剂。

二诊：患者自述服药后胃痛及两胁肋不适均明显减轻，情绪较前舒缓，呃逆、入睡困难较前改善，仍汗多，动则尤甚。病证有所好转，治从前法，上方加浮小麦30g、黄芩12g，14剂，水煎服，日1剂。

2月后患者因外感再次就诊时诉胃病已愈，未再不适。

按语：患者胃痛，两胁胀满不适，生气后加重，伴口渴多饮，舌小边红，脉弦，辨证为肝郁化火，胃阴不足。入睡困难，是胃气不和，《素问·逆调论》说"胃不和则卧不安"。故治以疏肝清肝和胃，胃痛缓解，睡眠改善。

【病案二　肝寒犯胃　脾胃虚寒】

秦某，女，34岁，于2019年3月2日初诊。主诉：胃脘疼痛4年余。自诉胃中如冰，得温则减，喜按，平素呕吐清涎，遇冷加重，纳食不馨，吞酸嘈杂，食少即胀，体瘦，偶颠顶头痛，数分钟能缓解，面白，舌淡，苔白水滑，右关沉弦细，应指无力。

诊断：慢性胃炎，辨证为肝寒犯胃，脾胃虚寒。治以温肝散寒，和胃降逆。方选吴茱萸汤合六君子汤、小建中汤加减。处方：吴茱萸5g、党参15g、大枣12g、生姜15g、炒白术15g、茯苓15g、陈皮6g、姜半夏 10g、砂仁^{后下}5g、白芍 15g、桂枝 6g、炙甘草 6g、海螵蛸 15g。7 剂，水煎服，日 1 剂。

二诊：患者胃痛大为好转，疼痛、胃中冰凉已去大半，呕吐清涎次数减少，吞酸嘈杂仍在，舌淡红，苔薄白，脉弦滑。循原法继进，上方党参加至 30g，以加强补气健脾胃之功，加浙贝母 12g，配合海螵蛸取乌贝散之意，收散并用，抑酸开郁。21 剂，煎服法同前。

三诊：患者诉诸症改善，食欲旺盛，饭量增加，近 1 月体重增长 2kg，偶有腹胀，已无呃逆呕吐清涎，舌淡红，苔薄，脉滑较前有力。上方去姜半夏，吴茱萸减为 2g、党参减为 10g，加生山楂 10g、莱菔子 10g 以理气和胃，嘱患者饮食清淡，可守方间断服用，以固疗效。

按语：高主任指出，患者呕吐清涎，吞酸嘈杂，胃寒，颠顶头痛，系肝寒犯胃之征。《伤寒论》第 378 条说："干呕，吐涎沫，头痛者，吴茱萸汤主之。"吴茱萸汤，温肝散寒，降逆止呕。患者病程长，体瘦，纳少，腹胀，是脾胃虚弱的表现，故选用吴茱萸汤和六君子汤、小建中汤加减。

【病案三　肝火犯胃　脾胃虚弱】

钟某，女，59 岁。2017 年 12 月 13 日初诊。主诉：胃脘烧灼，伴反酸烧心 2 周。曾于黑龙江当地医院就诊，服用质子泵抑制剂类抑酸药，药后反酸能缓解，药停则反复，迁延不愈，来诊。刻下症：胃脘烧灼，反酸，餐后腹胀，不欲饮食，倦怠乏力，口苦，大便黏腻，舌淡红有瘀斑，苔黄腻，脉滑。

诊断：慢性胃炎，辨证为肝火犯胃，脾胃虚弱。治宜疏肝清热，健脾和胃法，方选左金丸合四逆散、香砂六君子汤加减。药用黄连 5g、吴茱萸 2g、柴胡 10g、炒白芍 15g、枳实 10g、党参 10g、炒白术 15g、茯苓 10g、法半夏 10g、砂仁 6g、广木香 10g、干姜 5g、海螵蛸 15g、煅瓦楞子 15g、浙贝母 10g、炙甘草 6g。7 剂，水煎服，日 1 剂。

二诊：吐酸、烧灼明显减轻，仍觉腹胀，继用原方加减，去干姜、茯苓，加厚朴 10g、虎杖 12g，以理气祛湿。续服 7 剂。

三诊：诉诸症改善，泛酸及胃脘胀满十去七八，口苦好转，加黄芩

9g，守方再服 14 剂以巩固。

按语：《素问·至真要大论》说："诸呕吐酸，暴注下迫，皆属于热。"患者胃脘烧灼，口渴多饮，大便黏腻，舌质红，苔黄腻，脉滑，以肝胃郁热为主，餐后腹胀，不欲饮食，倦怠乏力，脾胃虚弱为辅，故初用左金、四逆疏肝清热，香砂六君益气健脾；浙贝母、瓦楞子抑酸平肝，共奏疏肝清热，健脾和胃之功。

第十节
理肝脾验案三则

五脏六腑之中，肝脾（胃）关系尤值得关注。肝属木，脾胃属土，木有疏土之性，土有荣木之功。肝主疏泄，分泌胆汁，以助运化，肝气升发，以助脾脏清阳之气上升；食气入胃，散精于肝，淫气于筋，肝体得养，肝用不亢。肝病及脾，木郁犯土，或土虚木乘，土壅木郁，肝脾同病，肝胃不和者，临床颇为常见。高主任注重肝脾病机，理肝脾以治疗脾胃病，每收佳效。

【病案一　胃脘痛】

陈某，女，47 岁，2018 年 1 月 2 日初诊，患者诉胃脘烧心，反酸，隐痛，不欲食，嗳气，恶心，耳鸣，入睡难，睡眠少，压力大，月经后期，数月 1 行，色淡量少，舌质淡边有齿痕，苔薄白，脉沉细，右关大。有甲状腺结节病史。

中医诊断：胃脘痛，脾虚胃逆，血虚肝郁证。治法：健脾和胃，养血疏肝，以六君子汤合逍遥散加减。处方：党参 10g、白术 10g、茯苓 15g、半夏 9g、陈皮 10g、砂仁 3g、鸡内金 10g、干姜 6g、柴胡 10g、白芍 15g、当归 10g、香附 10g、炒酸枣仁 15g、黄芩 10g。14 剂，水煎服，日 1 剂。

二诊：2018 年 1 月 22 日，胃脘烧心未作，纳谷尚好，有时恶心，头晕，耳鸣，烦躁，睡眠可，小便黄，大便不畅，舌红，苔黄，脉细弦。服药有效，治以前法，去砂仁、干姜、黄芩，加牡丹皮10g、黄柏10g、郁金10g，白芍加至30g。14剂，水煎服，日1剂。

三诊：2018年2月6日，偶见胃脘烧心，已无反酸，胃脘胀，无胃痛，纳食增，头晕，耳鸣，小便黄，大便少，舌淡暗，苔薄白，脉细弦。证属肝胃不和，治以疏肝和胃法。处方：柴胡10g、白芍15g、当归10g、丹皮10g、炒栀子6g、香附10g、半夏9g、黄连6g、干姜6g、蝉蜕10g、骨碎补10g、肉桂1g、炒酸枣仁15g。14剂，水煎服，日1剂。

此后仍以健脾和胃、养血疏肝法调理收功，嘱患者调畅情志。

按语：患者为中年女性，胃脘烧心，隐痛，恶心，不欲食，为脾虚所致。脾虚湿从内生，湿聚为痰，痰气郁结而成痰核。土壅则木郁，肝郁不舒，故入睡难。脾为后天之本，脾胃失运，气血亏虚，故月经后期，色淡，量少。治用六君子汤益气健脾燥湿化痰，逍遥散养血疏肝，脾健胃和，诸症好转。

【病案二　反流性食管炎　萎缩性胃炎】

周某，男，41岁，2008年5月30日初诊。主诉：胃脘至右胁作痛不适3年。曾就诊于北京某医院，胃镜示：胃窦中度慢性炎症，活动三级，固有层腺体减少，黏膜肌增生，局灶肠化，轻度非典型增生。诊为：反流性食管炎、萎缩性胃炎、幽门螺杆菌感染阳性。经治疗症状未见明显好转。现胃脘至右胁作痛不适，偶作胀，喜冷饮食，有口气，饮食尚可，心烦急躁，急躁则胃脘不适，大便可，小便调，舌红裂纹，苔薄黄，脉沉细，左关弦。

西医诊断：反流性食管炎、萎缩性胃炎、幽门螺杆菌感染阳性。中医诊断：胃胁痛，证属肝郁胃逆，治以疏肝和胃法，方选柴胡疏肝散合半夏泻心汤加减。药用柴胡10g、白芍20g、香附10g、枳实10g、牡丹皮10g、半夏9g、黄芩10g、黄连6g、干姜6g、党参10g、藿苏梗各10g、熟大黄3g。7剂，水煎服，日1剂。

二诊：2008年6月6日，病证尚好，右胁痛止，胃脘着急则不适，舌红暗而颤，苔薄，脉左弦右滑。病症平稳，上方加当归10g，以养血柔肝。7剂，水煎服，日1剂。

三诊：2008年6月13日，胃脘未痛，右胁偶痛1次，心烦急躁尚在，口气消失，大便1~2天1次，不干，舌红，苔边黄，脉左弦滑。胃气渐和，去藿苏梗，舌红，苔边黄，肝热未尽，加炒栀子3g，乌梅2g，7剂，水煎服，日1剂。

四诊：2008年6月27日，查幽门螺杆菌感染：阴性。右胁无不适，心烦好转，纳谷佳，腹不胀，大便1~2日1次，不干，舌红裂少苔，脉细弦。仍守原法，加重养阴之力。柴胡10g、白芍20g、枳实10g、半夏9g、黄芩10g、黄连6g、干姜6g、沙参15g、麦冬10g、牡丹皮10g、白术10g、乌梅3g，7剂，水煎服，日1剂。

按语：本例患者胃脘胁痛3年，西医治疗未见显效。高主任诊治，辨证为肝郁胃逆，治以疏肝和胃法，方选柴胡疏肝散合半夏泻心汤加减。二诊右胁痛止，胃脘着急则不适；三诊胃脘未痛，胃气渐和，心烦急躁舌红，苔边黄，脉左弦滑，加强调肝之力，四诊幽门螺杆菌感染转阴性。

【病案三　腹泻】

朱某，男，28岁，2016年8月2日初诊。主诉：反复腹泻4年。现进凉饮食易腹泻，劳累则大便日2~3次，大便溏，如糊或黏，腹痛则便，便后痛止，便中有不消化物，睡时脚凉易泻，疲乏，腰脚无力，精神不振，舌淡，苔黄中稍厚，脉沉细。

中医诊断：泄泻，脾虚肝乘证，治以健脾调肝法，六君子汤合痛泻要方加减。药用党参10g、苍白术各10g、半夏9g、茯苓15g、陈皮10g、木香3g、鸡内金10g、干姜6g、防风6g、白芍30g、炒酸枣仁15g、续断10g。7剂，水煎服，日1剂。

二诊：2016年8月9日，腹泻每日2~3次，大便无不消化物，腹痛偶作，脚凉，纳谷汗出，梦少，仍腰脚无力，运动后加重。继以前法，上方加减，去防风、续断，加麦芽15g、骨碎补10g，7剂，水煎服，日1剂。

三诊：2016年8月16日，腹泻日2次，大便时有不消化物，排便不净，急躁易怒，纳差，腹痛，腰脚无力，舌暗淡，苔薄浊，脉沉细。治以健脾止泻。药用党参10g、苍白术各10g、法半夏9g、陈皮9g、鸡内金10g、木香3g、骨碎补10g、干姜6g、焦山楂10g、焦麦芽10g、柴胡10g、白芍20g、枳实10g。14剂，水煎服，日1剂。

四诊2016年8月30日：大便成形，偶有不消化物，日1~2次，无腹痛，但腹部仍怕凉，无反酸烧心，夜眠梦较前少，手足温，晨稍累，急躁轻，乏力，舌淡暗，苔白，脉沉细。治以前法，加党参10g、九香虫2g、僵蚕10g，7剂，水煎服，日1剂。

此后仍以六君子汤、痛泻要方加减，调理月余收功。

按语：《医方考》说"泻责之脾，痛责之肝；肝责之实，脾责之虚，脾虚肝实，故令痛泻"。患者进凉则泻，腹痛即便，便后痛止，显系肝脾不和。高主任治疗以健脾柔肝，去湿止泻为法，六君子汤合痛泻要方取效。

第十一节
调理脾胃治心病

《素问·玉机真脏论》说："脾脉者土也，孤脏以灌四旁者也。"杨上善注："孤，尊独也，五行之中，土独为尊，以王四季。"王冰注："纳水谷，化津液，溉灌于肝心肺肾也。以不正主四时，故谓之孤脏。"倘脾胃健旺，气化正常，气血旺盛，则五脏六腑、四肢百骸皆得所养，故脾胃健而五脏安。相反若脾胃受损，气化不利，气血匮乏，则易殃及四旁，脏腑俱受其害，而出现五脏病证。

脾为气血生化之源，《灵枢·决气》说："中焦受气取汁，变化而赤是谓血。"心脾共同完成血液的生化与运行，脾气充足健运，血液生化有源，则心血充盈。如脾胃运化失常，不能益气生血，则心失血养而发病。血液在经脉中运行，依赖心气之推动，然而也必须有脾气的统摄，方能维持其运行正常。脾不统血，出血消耗，也会形成心血不足。脾主思，思虑过度，化源不足，暗耗心血，形成心血不足。脾气不足，心血虚弱，心脾两虚，见心悸，失眠，多梦等病症。脾失健运，或聚湿生痰，痰浊扰心，或心脉不畅，化生瘀血，则胸阳痹阻，胸痹心痛等。因此，通过调理脾胃可以治疗心病。

【病案一　心律失常】

齐某，女，75 岁，2009 年 10 月 8 日初诊。主诉：心房颤动 3 年，曾在某西医院治疗日久，用药维持，时有发作，寻求中医治疗。房颤发作 3 天，不能缓解，心悸气短，少气懒言，气不接续，不欲饮食，纳后心悸加重，脘腹胀满，嗳气则舒，四肢无力，大便溏薄，舌淡齿痕，苔薄白浊，脉沉细弱。

中医诊断：心悸，心脾气虚，治以健脾益气法，以六君子汤合丹参饮加减。处方：人参 6g、炒白术 12g、茯苓 15g、半夏 9g、陈皮 10g、砂仁 6g、丹参 30g、红景天 10g、黄柏 10g、炒酸枣仁 20g、谷麦芽^各 10g、生龙牡^各 30g。14 剂，水煎服，日 1 剂。

二诊：2009 年 10 月 21 日，药后进食心悸见缓，气短明显好转，脘腹胀减轻，嗳气止，舌淡，苔薄白，脉沉细。中气有健运之象，仍循前法，去谷芽、麦芽、黄柏，人参改太子参 15g，加当归 10g、黄连 6g，14 剂，水煎服，日 1 剂。

三诊：2009 年 11 月 5 日，心电图：未见房颤。心悸气短不明显，食纳可，脘腹安，大便成形，精神渐恢复，舌淡红，苔薄白，脉沉细。以前方加麦冬 10g、五味子 10g，10 剂，去同仁堂制成丸药，每服 9g，日 2 次，回原籍治疗调理。

按语：本例患者，房颤心悸，不欲饮食，纳后心悸加重，脘腹胀满，嗳气则舒，四肢无力，大便溏薄，证属心脾气虚，治疗健运中气，以滋化源。《素问·经脉别论》说："食气入胃，浊气归心，淫精于脉。"中气健运，胃纳增，心气复，则脉律整。

【病案二　冠心病心绞痛】

刘某，女，67 岁，2009 年 6 月 23 日初诊。主诉：胸憋闷痛 2 年，加重 3 个月。2 年前因胸憋闷痛，在河北某医院诊为冠心病心绞痛，用西药治疗，3 个月来病情加重来诊。现胸闷憋痛，每日发作 2～4 次不等，每次发作 2～3 分钟，多发于饱食、劳累、活动后。伴失眠多梦，头晕目眩，脘痞恶心，不欲饮食，大便溏，口苦口黏，形体丰腴，舌胖淡暗苔黄腻，脉细弦滑。心电图示：下壁 ST-T 改变。

西医诊断：冠心病心绞痛；中医诊断：胸痹。证属脾虚痰浊，心脉痹阻，治以健脾涤痰，宽胸通脉法，方选六君子汤合小陷胸加枳实汤、丹参饮加减。处方：党参 10g、白术 12g、半夏 9g、陈皮 9g、茯苓 15g、瓜蒌 15g、黄连 6g、枳实 6g、丹参 30g、砂仁 6g、石菖蒲 10g、郁金 10g、甘草 6g。7 剂，水煎服，日 1 剂。

二诊：2009 年 6 月 30 日，胸闷憋痛次数减少，脘痞恶心好转，头晕目眩，不欲饮食，大便溏，口苦口黏，舌胖淡、苔黄，脉细滑。病症稍许减轻，仍循前法，上方去白术、石菖蒲，加焦山楂 10g，三七粉^{分冲} 3g，14 剂，水煎服，日 1 剂。

三诊：2009 年 7 月 21 日，患者又取 7 剂。胸痛未发，行急偶有憋闷，休息可止，食欲增加，大便成形，黄苔渐退，脉沉细。服药至 42 剂，复查心电图下壁 ST 段低平。嘱服冠心苏合丸巩固。

按语：本例冠心病心绞痛，胸痹在饱食、劳累、活动后则发，休息可止，不欲饮食，大便溏，舌淡脉细，属心脾气虚；胸闷憋痛，脘痞恶心，口苦口黏，形体丰腴，舌胖暗苔黄腻，脉弦滑，为痰浊痹阻。高主任治以健脾涤痰，宽胸通脉法，用六君子汤合小陷胸汤、丹参饮有效。

【病案三 心肌梗死冠状动脉搭桥术后创口不愈合】

谢某，男性，78 岁，2012 年 9 月 10 日初诊。主诉：1 个月前心肌梗死，在某医院行冠状动脉搭桥术后胸部创口不愈合，认为系营养不良所致，请求会诊。患者心功能不好，心悸气短，胸部创口未愈合，食欲不振，手足不温，疲乏无力，大便或干或稀，口唇色淡，舌淡、苔薄白，脉细弱。

西医诊断：心肌梗死冠状动脉搭桥术后；中医诊断：胸痹，心悸，证属脾虚不运，治以健运中气法，以六君子汤合当归补血汤加减。处方：党参 10g、白术 10g、茯苓 15g、半夏 9g、陈皮 10g、黄芪 30g、当归 15g、金银花 15g、丹参 30g、鸡内金 10g、红景天 10g、炙甘草 6g。7 剂，水煎服，日 1 剂。

二诊：2012 年 9 月 17 日，心悸气短，胸部创口未愈合，食欲增加，舌淡、苔薄白，脉细弱。治以原法，上方再进。10 剂，水煎服，日 1 剂。

三诊：2012 年 9 月 27 日，心悸气短减轻，胸部创口红润，皮肤肉芽生长，饮食大增，手足渐温，体力渐复，舌红苔薄白，脉细。中气健运，气血生养，继续调理，去金银花、半夏、陈皮，加红花 9g、川芎 6g，14 剂，水煎服，日 1 剂。

按语：患者高龄重病，术后心功能欠佳，营养不良，心悸气短，创口延期愈合。高主任以健运中气，益气生血法治疗。脾气健运，心功能好转，气血滋润，输精于皮毛，皮肤渐长。

第十二节
调理脾胃治肝病

脾主运化，肝主疏泄，运化、疏泄相互为用。《素问·宝命全形论》说"土得木而达"。肝属木，脾属土，木以疏土，土亦荣木，相辅相成。高主任认为，脾胃功能失调可影响及肝。食气入胃，散精于肝，土虚则木枯；脾胃不运，肝气难疏，土壅则木郁；或脾虚生痰，风痰上扰；或痰湿中阻，升降失常等，均会产生肝病。临床通过调理脾胃，可以治疗肝病。

【病案一　眩晕】

佟某，男，29 岁，2010 年 2 月 26 日初诊。主诉：头晕 4 个月。病史：4 个月前，精神压力大，引起眩晕，胸脘痞闷。工作时头晕，耳鸣，失眠早醒，白天困顿，疲乏少神，纳少，大便或干黏，小便黄，口唇红，舌淡，苔黄，脉沉细。

中医诊断：眩晕，脾虚肝郁，痰热上扰。治法：健脾疏肝，化痰清热法，以四君子汤合逍遥散加减。处方：党参 10g、白术 10g、茯苓 15g、柴胡 10g、白芍 15g、当归 10g、牡丹皮 10g、炒酸枣仁 15g、天麻 10g、枳实 10g、黄柏 10g、熟大黄 6g、生龙牡^各30g。7 剂，水煎服，日 1 剂。

二诊：2010 年 3 月 4 日，头晕减轻，睡眠可，昨晚因为写论文而失眠，耳鸣尚作，疲乏好转，舌淡尖红，苔薄，脉沉细。头晕减轻，应守原法，上方去熟大黄、黄柏，加栀子 6g、蝉蜕 6g。7 剂，水煎服，日 1 剂。

三诊：2010 年 3 月 25 日，病证有所反复，白天头晕，耳鸣，入睡难，大便黏，舌苔薄，脉右弦左沉。脾气渐运，病证反复，责之于肝，调肝为先。柴胡 10g、白芍 15g、牡丹皮 10g、栀子 6g、枳实 9g、玄参 20g、炒酸枣仁 15g、远志 9g、石菖蒲 9g、蝉蜕 6g、僵蚕 10g、牛膝 10g、生龙牡^各30g。7 剂，水煎服，日 1 剂。

四诊：2010 年 4 月 29 日，白天精神可，平卧时眩晕，睡眠好，偶有咳痰，痰少，大小便可，舌淡颤，苔薄，脉沉细。仅平卧时头晕，病证平稳，以柴胡加龙骨牡蛎汤调理。柴胡 10g、半夏 9g、黄芩 10g、党参 10g、僵蚕 10g、蝉蜕 6g、白芍 25g、天麻 10g、蔓荆子 10g、钩藤 10g、白蒺藜 9g、炒酸枣仁 15g、生龙牡^各30g。7 剂，水煎服，日 1 剂。

按语：患者头晕，胸脘痞闷，辨证为脾虚肝郁，痰热上扰，治疗以健脾疏肝，清热化痰为法。二诊时病情平稳，唯耳鸣尚作，胃肠热象有所减退，故去熟大黄、黄柏，加栀子、蝉蜕，清肝散热；三诊以调肝为先；四诊以柴胡加龙骨牡蛎汤调理。

【病案二　郁证】

李某，女，43 岁，2009 年 1 月 22 日初诊。主诉：情绪低落 1 年。患者 1 年来由于工作压力较大，逐渐出现情绪低落，有时有恐惧感，睡眠不好，晚上睡觉不实，经常醒，醒后尚可再睡，曾在外院诊为轻度抑郁状态，为求治疗来诊。现症：情绪低落，眠差，晚间经常醒，醒后汗出，尚可再入睡，咽中有如痰堵，嗳气，偶有恶心，心悸，大便量少，舌暗，苔薄白，脉左弦，右沉细。

中医诊断：郁证，痰湿中阻，肝气郁结。治法：温胆化痰，疏肝和胃法。处方：温胆汤合四逆散加减。药用竹茹10g、枳实10g、半夏9g、陈皮10g、茯苓15g、柴胡10g、白芍15g、郁金10g、炒酸枣仁15g、远志10g、石菖蒲10g、首乌藤30g、生龙牡^各30g。10剂，水煎服，日1剂。

二诊：2009年2月3日，服药后情绪低落症状不明显，经前腰痛，夜寐尚可，但有时多梦，噩梦，头晕，舌苔白浊，脉小数，右关滑，左细。治以前法，适月经过后，兼以养血清肝。上方加当归10g、牡丹皮10g，7剂，水煎服，日1剂。

三诊：2009年2月10日，药后睡眠明显改善，从晚上11点能睡到第2天早晨5—6点，未见噩梦，恐惧感好转，服药期间只有1次腰部不适，白天尿或频，舌暗苔浊，脉左细右滑。继以前法，以健脾温胆，养血疏肝，用温胆汤合逍遥散加减。竹茹10g、枳实10g、半夏9g、陈皮10g、太子参10g、柴胡10g、白芍15g、当归10g、牡丹皮10g、炒酸枣仁15g、远志10g、石菖蒲10g、首乌藤30g、生龙牡^各30g。7剂，水煎服，日1剂。

继续就诊8次，守法加减，调理4个月后诸症皆除，未见反复。

按语：本病因工作压力大而引起情绪低落，恐惧，抑郁，失眠，多梦。胆为中正之官，胆气不足，痰湿内扰，故见恐惧，多梦，治疗以温胆化痰，疏肝和胃为法，用温胆汤合四逆散加减。二诊情绪低落已不明显，月经过后，兼以养血清肝。三诊患者睡眠改善明显，恐惧好转，辨证准确，守法再进。

【病案三　头痛】

张某，男，54岁，2011年3月22日初诊。主诉：偏头痛，失眠多梦2个月。病史：2个月来，头痛，睡而易醒，来我院就诊。现偏头痛，睡眠轻浅，睡后易醒，多梦，或伴有心烦急躁，纳可，大便不成形，日1~2次，小便调，舌淡尖红裂纹，苔黄，脉细弦。

中医诊断：头痛，脾虚肝旺，心神失养。治法：健脾益气，养血疏肝。处方：归芍六君子汤加减。处方：黄芪15g、当归10g、白芍15g、党参 10g、炒白术 10g、茯苓 15g、法半夏 9g、陈皮 10g、酸枣仁 15g、制远志 10g、石菖蒲 10g、牡丹皮 10g、生龙牡^各30g。14 剂，水煎服，每日 1 剂。

二诊：2010 年 4 月 26 日，患者药后症状有所改善，头痛减轻，仍多梦易醒，舌淡尖红裂纹，苔黄，脉细弦。头痛减轻，原方进退，去黄芪，加黄连 6g，肉桂 1g，继进 14 剂。

患者头痛消失，失眠明显改善，继服前方调理。

按语：本例头痛系脾虚肝旺，心神失养所致，故以健脾益气，养血疏肝为法，用归芍六君子汤加味取效。二诊仍多梦易醒，故合交泰丸以交通心肾。

第十三节
调理脾胃治肺病

《血证论·脏腑病机论》说："土之生金，全在津液以滋之。"脾为气血生化之源，脾运化的水谷精气与肺吸入自然界的清气相合而成为宗气，贯心脉，行呼吸。《医碥》说："饮食入胃，脾为运行其精英之气，虽曰周布诸脏，实先上输于肺，肺先受其益，是为脾土生肺金，肺受脾之益，则气愈旺，化水下降，泽及百体。"高主任临床，注重患者脾胃功能，培土生金，化痰利肺，常调理脾胃以治肺病。

【病案一 肺癌】

邱某，女性，73 岁，2010 年 7 月 10 日初诊。患者素有慢性气管炎，2010 年 3 月感冒，发现右下肺有积液，进一步检查诊为肺癌Ⅲ期 b 型，放化疗术后，坐于轮椅，推入诊室。患者咳嗽，喘促气短，咳声重浊，痰白黏量多，易咯出，痰中有血丝，不思饮食，只能进流食，嗳气，口疮，形体消瘦，疲乏无力，怕冷，大便溏薄，面色萎黄，舌淡暗少苔，脉沉细弱。

西医诊断：肺癌放化疗后。中医诊断：肺积，证属脾虚痰积证，治以健脾化痰法，以香砂六君子汤加减。处方：党参 10g、炒白术 10g、茯苓 15g、半夏 9g、陈皮 10g、木香 3g、砂仁 6g、鸡内金 15g、谷麦芽^各 15g、神曲 10g、知母 10g、瓜蒌 15g。14 剂，水煎服，日 1 剂。

二诊：2010 年 7 月 24 日，患者药后平平，食欲有增，每顿饭可进些许米饭，嗳气减少，口疮消退，体力有增，能步行 300 米，舌淡暗少苔，脉沉细弱。脾气运作，胃纳增加，是为佳兆。再循上法，上方去木香、砂仁、神曲，加川贝母 6g，龙葵 15g、白英 15g、侧柏叶 15g，28 剂，水煎服，日 1 剂。

三诊：2010 年 8 月 21 日，患者咳嗽喘促减轻，痰量减少，痰中有血丝消失，体力大增，能行近 0.5km，食纳正常，大便成形，体重增加 3kg，舌淡红，苔薄白，脉沉细。仍以健脾化痰，清热解毒治疗。处方：党参 10g、茯苓 15g、半夏 9g、陈皮 10g、鸡内金 15g、瓜蒌 15g、川贝母 6g，龙葵 15g、白英 15g、露蜂房 10g。28 剂，水煎服，日 1 剂。

患者以上方制成丸药，服用半年，病情平稳，在当地治疗。

按语：《素问·平人气象论》说"人以水谷为本，故人绝水谷则死"。患者肺癌晚期，面色萎黄，不思饮食，只能进流食，胃气欲绝，故以香砂六君子汤健脾和胃，得谷者昌。胃气来复，故二诊、三诊兼以祛邪。肺癌晚期，健脾和胃，是为正治。

【病案二 肺结节】

顾某，男，56 岁，2009 年 1 月 12 日初诊。2008 年 11 月单位体检，发现右肺有 2 个结节，大小为 2.7mm×2mm、2.5mm×2.3mm。咳嗽阵作，有痰色黄黏稠易咯，或晨起流涕，偶有鼻塞，睡眠不好，断续打呼噜，气短乏力，食欲不振，饭后困顿，胃脘饭后作胀，进凉饮食易腹泻，大便溏薄，日 3 次，舌暗淡，苔边黄厚，脉沉细弱。

西医诊断：肺结节。中医诊断：痰结，证属脾虚痰积证，治以健脾化痰法，方用六君子汤合小陷胸汤加减。处方：党参 10g、炒白术 10g、茯苓 15g、半夏 9g、陈皮 10g、瓜蒌 18g、黄连 6g、枳实 10g、黄芪 15g、姜黄 10g、郁金 10g、浙贝母 10g、僵蚕 10。10 剂，水煎服，日 1 剂。

二诊：2009 年 1 月 22 日，药后平稳，痰量减少，体力有增，大便稍成形，舌淡，苔薄黄，脉沉细。继续以前法治疗，上方加黄芪至30g，九香虫 3g，28 剂，水煎服，日 1 剂。

三诊：2009 年 2 月 23 日，咳嗽止，痰白量少，气短消失，食欲增加，体力恢复，大便成形，舌淡，苔薄黄，脉沉细。患者脾虚见复，咳止痰消，欲回原籍治疗。遂介绍给当地高主任的研究生同学，依法治疗。

按语：肺结节，咳嗽痰色黄稠，鼾眠，是为痰积阻滞；气短乏力，食欲不振，饭后困顿，大便溏薄，显系脾虚。证属脾虚痰积，治以健脾化痰法，方用六君子汤合小陷胸汤加减。

【病案三　咳喘】

康某，女，54 岁，2002 年 10 月 10 日初诊。主诉：咳嗽 10 天。患者素有慢性阻塞性肺疾病、Ⅱ型呼吸衰竭、胸廓畸形、高脂血症。从西医医院出院 1 个月，每天用无创呼吸机 3 个小时。现鼻塞，流涕，咳嗽，吐白痰，胸闷憋气，气短懒言，不思饮食，大便溏薄，日 3 次，小便正常，口唇绀，舌质红，舌苔薄白，脉沉细弱。

中医诊断：咳喘，脾肺两虚，肺痹痰阻。治法：补脾益气，宣肺化痰。方药：香砂六君子汤合三拗汤加减。处方：太子参 15g、炒白术 10g、陈皮 10g、法半夏 9g、茯苓 10g、木香 5g、砂仁 5g、干姜 5g、厚朴 3g、炙麻黄 3g、炒苦杏仁 9g、黄芩 5g、甘草 3g。6 剂，水煎服，日 1 剂。

二诊：2002 年 10 月 17 日，鼻塞流涕等消失，咳嗽减轻，大便减为每日 2 次，仍便溏，小便正常，舌质红，舌苔薄白，脉沉细。脾虚未复，仍事健脾，上方加苍术 10g，继服 6 剂，水煎服，日 1 剂。

三诊：2002 年 10 月 24 日，胸闷憋气明显减轻，诸症好转，纳寐可，二便正常，舌质淡红，舌苔薄白，脉沉细，使用呼吸机可减到每天 1 个小时。病证大减，守法补益脾肺，方用香砂六君子汤，以巩固善后。太子参 12g、炒白术 12g、茯苓 10g、木香 5g、砂仁 5g、陈皮 6g、法半夏 9g、甘草 3g。5 剂，水煎服，日 1 剂。

按语：患者为慢性阻塞性肺疾病，Ⅱ型呼吸衰竭，胸廓畸形。素体虚弱，易致邪侵，病情有复燃之虞。脾肺两虚，外邪骤侵，祛邪恐正气不支，只能正邪兼顾。脾为病本，肺为病标，治从补脾着手，意在正本清源。脾气旺，则肺气固，外邪无以内侵。脾运健，水湿化，痰浊则无以生。故治以补脾益肺，宣肺化痰法，用香砂六君子汤合三拗汤化裁。香砂六君子汤健脾益气，理气化痰，培土生金；佐三拗汤利肺散邪。病情缓解后，专事扶正，补脾益肺，增强体质。

第十四节
调理脾胃治肾病

《脾胃论·脾胃虚则九窍不通论》说："真气又名元气，乃先身生之精气也，非胃气不能滋之。"肾藏先天之精，受五脏六腑之精而藏之，靠胃气以滋养。先天生后天，后天充先天，脾肾相互滋生，互相协调，相互为用。脾病可以及肾，如脾土虚弱，肾精匮乏，或脾失健运，肾水泛滥等等，故调理脾胃可以治肾病。

【病案一　肾癌肺转移】

赵某，男，73岁，2015年10月16日初诊。主诉：左肾恶性肿瘤术后半年。病史：患者半年前因肾恶性肿瘤行左肾切除术。现复查发现肾癌肺转移。服用靶向药物后出现呃逆，气短症状，痰多不易咳出，无反酸烧心，无恶心呕吐，纳眠可，二便调。舌淡有裂纹，苔薄黄，脉数。

西医诊断：肾癌肺转移。中医诊断：肺积，证属脾虚痰阻毒积。治法：健脾化痰解毒。处方：太子参20g、白术10g、茯苓15g、姜半夏9g、陈皮10g、炙黄芪20g、浙贝母10g、全瓜蒌15g、半枝莲15g、山慈菇9g、黛蛤散^{包煎}5g、神曲10g、枳实20g，14剂，水煎服，日1剂。

二诊：气短、呃逆明显改善，咳痰减少，痰中偶有血丝，舌脉同前。治以原法，上方加柴胡 10g、藕节炭 10g，14 剂，水煎服，日 1 剂。

患者症状平稳，此后一直门诊就诊，以上方化裁调理。

按语：肿瘤的治疗，不能一味清热解毒，活血抗癌。脾胃健旺，元气自壮，扶正可以祛邪。高主任治疗肿瘤，注重调理脾胃，遣方用药常选党参、太子参、白术、云茯苓、山药、陈皮、生薏苡仁等药性平和之品，辅以炒谷芽、麦芽、焦山楂、鸡内金等消食和胃之味，常用二陈汤、六君子汤等方，脾胃健，则正气充。本例肺积，证属脾虚痰阻毒积，以健脾化痰解毒治疗调理。

【病案二 水肿】

张某，女，67 岁，2009 年 10 月 13 日初诊。主诉：双下肢浮肿，乏力、纳差 2 月余。患者素有消渴，尿频 20 天。尿频，尿量减少，每日尿量约 1 000 ~ 1 500ml，夜尿 3 ~ 4 次，倦怠乏力，气短懒言，喘憋不能平卧，食欲不振，恶心呕吐，口干，大便干，一日 2 ~ 3 次，睡眠欠佳，入睡困难，面色晦暗有斑，舌质暗，苔黄略腻，脉弦。

检查生化示：血清总蛋白（serum total protein，TP）78.6g/L，白蛋白（albumin，ALB）43.6g/L，血尿氮素（blood urea nitrogen，BUN）13.2mmol/L，肌酐（creatinine，Cr）426.5umol/L，尿酸（uric acid，UA）359μmol/L，血糖（blood glucose，GLU）10mmol/L，钙（calcium ion，Ca）2.3mmol/L，磷（phosphorus，P）1.3mmol/L。

中医诊断：水肿，脾气虚弱，水道不利。治法：益气健脾，和解清利法。处方：补中益气汤合小柴胡汤化裁。药用黄芪 15g、太子参 15g、陈皮 10g、柴胡 10g、黄芩 15g、法半夏 9g、茯苓 15g、车前草 30g、丹参 30g、益母草 12g、郁金 18g、黄精 15g、泽泻 15g、酒大黄 10g。7 剂，水煎服，日 1 剂。

二诊：2009 年 10 月 20 日，患者诉双下肢浮肿好转，食欲增加，乏力减轻，不口干，无恶心呕吐，仍尿频，大便偏干，入睡困难。舌质淡暗，苔黄略腻，脉弦涩。

查生化示：GLU9.87mmol/L，Cr368μmol/L，BUN14.27mmol/L，天冬氨酸转氨酶（aspartate aminotransferase，AST）/丙氨酸转氨酶（alanine aminotransferase，ALT）3.00，白球比 1.0，甲状腺球蛋白（thyroglobulin，TG）2.36mmol/L，高密度脂蛋白（high-density lipoprotein，HDL）0.73，极低密度脂蛋白（very low-density lipoprotein，VLDL）1.07mmol/L。尿常规：亚硝酸盐阳性，尿蛋白总量（total urinary protein，PRO）25mg/dl，GLU 300mg/dl，白细胞（white blood cell，WBC）305.40/ul，细菌 95 122.90/ul，WBC54.97/HP。

病症减轻，治以前法，兼以养阴清热。上方去郁金、黄精，加蒲公英 30g、当归 12g、生地黄 15g。7 付，水煎服，日 1 剂。

三诊：2009 年 10 月 27 日，患者诉浮肿消失，小便次数减少，尿量增加，睡眠良好，唯觉偶尔乏力。

化验回报：TP 61.8g/L，ALB 32.1g/L，BUN 14.08mmol/L，Cr 273μmol/L，GLU 6.41mmol/L。

病情稳定，继续向好，浮肿消失，小便次数减少，尿量增加，唯觉偶尔乏力，故予首诊方，黄芪加至 30g，继服半月，调理善后。

按语：水肿为肾病，其本在肾，其末在肺，其制在脾。《证治汇补·水肿》说水肿"宜调中健脾，脾气实，自能升降运行，则水湿自除，此治其本也"。本例患者虚实互见，阴阳俱病，治疗棘手。患者素有消渴，见倦怠乏力，气短懒言，脉细微等临床表现，故但治其脾，用补中益气法，健脾以运水湿；患者有尿少尿闭，食少纳呆，恶心呕吐等症，是三焦郁闭的表现，又用小柴胡汤和解少阳，通利三焦，启决渎，通水道，上焦得通，津液得下，胃气因和，身濈然汗出而解。

【病案三　尿失禁】

金某，女，51 岁，2015 年 10 月 23 日初诊。主诉：尿失禁 3 年。病史：患者尿失禁，有尿意但无法控制，在咳嗽或活动后也会出现。尿液不能控制而自流出，食欲不振，眠可，大便不成形，舌淡有齿痕，苔黄垢，脉沉细。

西医诊断：混合性尿失禁。中医诊断：遗尿，证属脾气不摄，气机不利。治法：补中益气，调气行水。处方：补中益气汤加减。药用黄芪 30g、党参 10g、白术 10g、升麻 6g、柴胡 6g、陈皮 10g、覆盆子 10g、炒苦杏仁 5g、桔梗 10g、厚朴 10g、枳壳 10g、茵陈 20g、芦茅根^各20g、神曲 20g。7 剂，水煎服，日 1 剂。

酒石酸托特罗定缓释片 4mg，口服，日 1 次。

二诊：患者服用酒石酸托特罗定缓释片后口十严重，故自行停药，尿失禁症状稍有改善，在咳嗽及活动后症状加重不明显，食欲较前好转，纳可，大便不成形，约每日 1 次，舌脉同前。病证稍有改善，宜守法；上方加当归 15g、桃仁 9g，14 剂、水煎服，日 1 剂。

三诊：停用酒石酸托特罗定缓释片，仅服用中药，自述尿失禁症状缓解 70%，纳眠可，大便有时正常，舌脉同前。继服前方 14 剂巩固疗效。

按语：《素问·宣明五气》说"膀胱不利为癃，不约为遗溺""膀胱不约"，排尿障碍，又与肾肺密切相关。肺为水上之源，肾司二便，故气虚、肾虚、膀胱受损诸多因素，均可引起排尿障碍。但脾居中焦，调畅气机，脾气虚损导致的尿失禁，补中益气，恢复膀胱气化功能，是其治疗大法。

【病案四　输尿管结石】

韩某，男，47 岁，2015 年 12 月 15 日初诊。主诉：左下腹疼痛伴呕吐 1 天。病史：左下腹疼痛时作时止，伴随恶心，腹胀，小便可，大便不成形。舌淡，苔黄垢，脉弦数。查尿常规：RBC15.76/HP；双肾超声：右肾积水，肾、输尿管及膀胱平片（kidney ureter bladder position，KUB position）：左输尿管中下段结石（0.4cm×0.5cm），患者拒绝行体外碎石术，平素嗜食烟酒。

西医诊断：输尿管结石。中医诊断：腹痛，证属脾虚不运，湿阻血瘀。治法：益气健脾，通淋排石。处方：党参 10g、白术 10g、茯苓 15g、陈皮 10g、厚朴 15g、鸡内金 10g、金钱草 30g、石韦 10g、冬葵子 12g、滑石粉 10g、乌药 6g、桃仁 9g。7 剂，水煎服，日 1 剂。

二诊：服药 3 剂后症状消失，后又自取中药原方 14 剂，今日复查双肾超声：未见异常；复查肾、输尿管及膀胱平片，未见明显结石影，考虑结石已经排出。嘱患者多饮水，每年定期复查。

按语：尿石症属中医石淋、砂淋、腰痛、尿血等范畴，临床以小便频数、短涩、滴沥刺痛、欲出未尽，小腹拘急引痛，腰痛，尿出砂石等为特征。一般对尿石症的治疗多以清热利湿为主，肾输尿管较大结石（直径＞7mm）用活血化瘀法治疗。小结石重清利，大结石重活血。但凡脾虚湿阻血瘀者，治必益气健脾方中规矩。

第十五节
脾胃病用药规律研究

（本文为2016—2019年，北京市石景山区名老中医高荣林继承工作室孔屹、冯景贺等继承人在中国中医科学院眼科医院京西国医馆跟随高主任侍诊学习期间，结合高主任脾胃病临床用药规律，形成报告。）

中医所言之脾胃病，多见于急慢性胃炎、胃溃疡、十二指肠溃疡、功能性消化不良、肠易激综合征、胆囊炎、慢性便秘等疾病。高主任遵循中医理论，结合多年的临床经验，形成了对脾胃病治疗的独到见解。

一、资料与方法

1. 处方来源与筛选　本研究处方来源于2016年8月—2019年4月高主任于中国中医科学院眼科医院京西国医馆的出诊处方，筛选标准参照《胃脘痛中医诊疗专家共识意见（2017）》《泄泻中医诊疗专家共识意见（2017）》《慢性胃炎中医诊疗专家共识意见（2017）》《消化性溃疡中医诊疗专家共识意见（2017）》《肠易激综合征中医诊疗专家共识意见（2017）》和全国高等中医药院校规划教材《中医内科学》中关于胃痛、腹痛、泄泻、呃逆、胁痛等疾病的论述。共纳入高主任脾胃病处方114副。

2. 处方录入与核对　将上述符合筛选标准的处方录入系统，录入内容包括患者基本信息、中医四诊信息、西医相关检查检验结果及中、西医诊断等。由双人独立，交叉核对，以保证录入数据的准确性。

3．数据标准化 参考《中华人民共和国国家药典》、全国高等中医药院校规划教材《中药学》对中药名称进行标准化。处方中出现的别名统一为常用名，如：草决明统一为决明子，酒军统一为酒大黄。处方中药物以对药形式出现，如青陈皮、赤白芍、生龙牡、焦三仙等均分开录入。

4．统计方法 使用SPSS20.0对一般情况及处方病历特征等进行描述性统计；采用系统聚类，对药物进行数据挖掘。

5．结果

（1）用药频次：本研究纳入114副脾胃病处方，用药频数显示，共涉及中药127味，累计使用频数1 576次。其中使用频数较高（频率＞20%）的中药有白芍、党参、白术、柴胡、半夏、茯苓、陈皮、香附等。

1）用药频率分析：党参、白芍超过80%，白术、柴胡、半夏、茯苓、陈皮、香附超过50%，牡丹皮、当归、干姜、黄芩、苍术、厚朴、黄连、酸枣仁、鸡内金、麦芽超过20%，生地黄、郁金、熟地黄、黄柏、神曲、川芎、砂仁、僵蚕、山楂、续断、枳实、大黄、桂枝、海螵蛸、火麻仁、龙骨、牡蛎、栀子、山茱萸、延胡索超过10%，其他药则在10%以下。

2）高频药物功效分类：补益药4味，占22.22%，清热药3味，占16.67%，理气药2味，化湿药2味，消食药2味，各占11.11%，化痰药1味，利水渗湿药1味，温里药1味，安神药1味，解表药1味，各占5.55%。

3）高频药物药味分析：苦味或微苦药10味，占55.56%，辛味药8味，占44%，甘味药8味，占44.44%，酸味1味，占5.5%，淡味药1味，占5.5%，无咸味药。

4）高频药物药性分析：温或微温药7味，占38.89%，平性药5味，占27.78%，凉性药3味，占16.67%，寒性药2味，占11.1%，热性药1味，占5.5%。

5）高频药物归经分析：入脾经12味，占66.67%，入胃经9味，占 50%，入肝经 7 味，占 38.89%，入心经 6 味，占 33.33%，入肺经 4 味，占 22.22%，入胆经 3 味，占 16.67%，入大肠经 3 味，占 16.67%，入三焦经 1 味，占 5.5%，入肾经 1 味，占 5.5%，无入心包经、小肠经、膀胱经药。

其使用高频药物依次是白芍、党参、白术、柴胡、半夏、茯苓、陈皮、香附、牡丹皮、当归、干姜、黄芩、苍术、厚朴、黄连、酸枣仁、鸡内金、麦芽等 18 味。

（2）基于系统聚类的用药组合规律：结合处方计数，选取高频（频率＞20%）的前 18 味中药进行聚类分析。主要分为 5 组，第一组：干姜、黄连、黄芩；第二组：苍术、厚朴、鸡内金、麦芽、酸枣仁；第三组：牡丹皮、当归；第四组：白术、茯苓、半夏、陈皮；第五组：白芍、党参、柴胡、香附。

二、讨论

高主任治疗脾胃病用药精练，高频药物仅 18 味，呈现高度的聚集性和核心化，以六君子汤、逍遥散、半夏泻心汤等为代表方剂，同时亦可知临证所见以气虚痰阻、肝郁脾虚、寒热错杂等证为多。

从药物功效分类而言，高主任最常使用补益药，此与仲景治理脾胃相似。《伤寒论》和《金匮要略》之处方中以补益药最频，仲景认为"阳明居中，主土也，万物所归，无所传复"，五脏六腑皆有赖于脾胃所化生之水谷精微，脾胃之气强健则外邪不得入侵，或病轻浅而易趋于康复。一旦脾胃受损，则水谷精微不得运化，脾气无以上升，胃气无以下降，则易并生痰湿，内积饮食，气机阻滞，以致百病丛生，故提出了"四季脾旺不受邪""见肝之病，知肝传脾，当先实脾"的理论，在用药上，张仲景常配以人参、甘草、大枣、生姜、粳米、蜂蜜等调胃缓中。高主任常用白芍、党参、白术、当归等药以补气补血，鼓舞正气。

从所选药物性味而言，以味苦辛甘、性温平者最为多见，此与辛开苦降、寒热平调法最为一致。《素问·阴阳应象大论》说："气味，辛甘发散为阳，酸苦涌泄为阴。"辛味药属阳，可发散，可升阳，苦味药属阴，可清热，可降泄。《素问·至真要大论》说："阳明之复，治以辛温，佐以苦甘，以苦泄之，以苦下之。"《临证医学指南》提道："苦降能驱热除湿，辛通能开气宣浊。"高主任常以半夏泻心汤作为辛开苦降的主方，以黄芩、黄连之苦寒，配半夏、干姜之辛温热，并参以陈皮、香附、牡丹皮、苍术、厚朴之苦辛，辛味药与苦味药配伍，"辛以开之，苦以降之""苦与辛合则能降能通"。

从药物归经而言，高频药物多归于足太阴脾经、足阳明胃经、足厥阴肝经、手少阴心经、手太阴肺经、足少阳胆经，表明脾胃病病位以脾胃为主，五脏中与肝、心、肺最为密切，而六腑中与胆、大肠相关，提示气机调顺，腑气通畅在脾胃病治疗中有参考价值。

而基于系统聚类法分析得出的五组药物分别代表了高主任在治疗脾胃病使用的寒热并用、燥湿消积、凉血活血、健脾化痰、疏肝理气等核心治法。第一组中，干姜之辛热，配伍以黄连、黄芩之苦寒，芩连能降能泻，干姜可温可通，三药配伍共凑泄热降逆、温中散寒之功。第二组苦辛温之苍术、厚朴，以燥湿行气，配伍甘平之鸡内金、麦芽以健胃消食、化积导滞，经云"胃不和则卧不安"，参之甘微温之酸枣仁以安神助眠，五药同用可起燥湿消积之效。第三组牡丹皮苦辛凉，当归甘辛温，温中润燥止痛，二者配伍于消化性溃疡最为相宜。第四组即二陈汤去甘草加白术，主以脾虚痰阻最佳。第五组即逍遥散合小柴胡汤类方，主以调和肝胆、疏肝解郁。

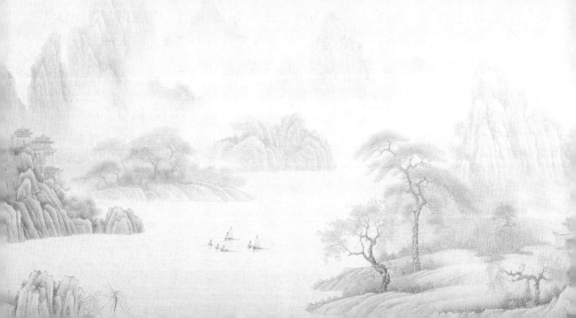

第三章

呼吸系统疾病篇

第一节
呼吸系统疾病涉及五脏

肺居西方，五行属金，其性为燥，其色为白，通于秋气；肺主气，司呼吸，为相傅之官，主治节，主宣发肃降；肺朝百脉，通调水道，上通喉咙，外合皮毛，开窍于鼻，在志为悲，在液为涕，在变动为咳；肺与大肠相表里，手太阴肺经，起于中焦，下络大肠，上膈属肺。肺主气，属卫，为人身之藩篱，外邪侵袭，首先犯肺；肺为华盖，其叶娇嫩，不耐寒热，易致邪侵，故呼吸病临床多见。呼吸系统疾病，病位在肺，但与其他脏腑密切相关，呼吸病涉及五脏。

一、肺与心

肺司呼吸，心主血脉，呼吸和循环相依。诸血者皆属于心，诸气者皆属于肺。气和血通过宗气联系在一起。饮食水谷所化生的营卫之气和吸入的大自然清气相合，积于胸中，便是宗气。《灵枢·五味》说："谷始入于胃，其精微者，先出于胃之两焦，以溉五脏，别出两行，营卫之道。其大气之抟而不行者，积于胸中，命曰气海，出于肺，循喉咽，故呼则出，吸则入。"宗气走息道以司呼吸，贯心脉以行血气。气为血之帅，血为气之母，气行则血行，气滞则血凝。心病及肺，心火克金，心悸气急，干咳少痰，痰中带血。心火进而耗灼肺津，则肺阴亦虚，可并见口干，潮热，盗汗。心气虚损，则不能助肺气宣发敷布，而致肺气亏虚；肺病也能及心，肺气虚损，不能贯心脉，而见心气不足。心肺气虚，出现心悸，气短，呼吸微弱，动则加剧，咳嗽喘促，面浮自汗，易于感冒，甚则肢肿，口唇青紫，常见于咳喘、虚劳、汗证、厥证等病。温邪上受，首先犯肺，逆传心包，则出现高热、神昏谵语等症。呼吸病后期，实际上常常是气血同病，心肺两衰。

二、肺与肝

肺主一身之气，肝主疏泄；肝气升于左，肺气降于右，肝升肺降始能协调。肝主疏泄，参加全身气的升降出入运动，肝气升发，其气自左侧而向上行达头，肝升肺降，则气机通畅，气血和调，经络通达，全身气机通畅和顺。肝气郁结，肺气不降，肃降失职，则出现喘息、水肿等病症。肝气肝火上逆，可见头晕目眩，面红目赤，心烦急躁，胸胁疼痛，吐血咯血。治疗上有佐金平木法。咳嗽日久不愈，往往与肝气、肝火、肝阳有关。高主任治疗肺病时，常常疏肝、清肝、平肝，调整肝肺关系，肺病自愈。

三、肺与脾

肺脏与脾脏，是土与金、母与子的关系。《素问·经脉别论》说："食气入胃，……经气归于肺，肺朝百脉，输精于皮毛。毛脉合精，行气于腑，腑精神明，留于四脏。"脾气运送水谷精微，散精以养肝柔筋，浊气归心而化生气血，朝百脉而营养五脏六腑，四肢百骸。宗气来源于肺吸入之清气和水谷之精气，积于胸中，贯心脉而行呼吸。脾气健旺，则肺气充盛，土能生金。肺气虚，可盗母气，脾气亦虚，症见面色苍白，语言低微，少气乏力，纳呆便溏等症，因此肺病可以用健脾的方法来治疗。脾运化水液，肺通调水道。《素问·经脉别论》说："饮入于胃，游溢精气，上输于脾，脾气散精，上归于肺，通调水道，下输膀胱，水精四布，五经并行。"水液清轻者，通过脾吸收，布散转输，上输于肺，宣发肃降以达周身，其重浊者，经肺肃降，由水道下流膀胱。脾失健运，水湿停留，可见水肿，影响到肺的宣发和肃降，可见咳喘。脾为生痰之源，肺为储痰之器。脾虚不运，水湿化痰，储留于肺，肃降宣发失常，可见咳喘痰多，不能平卧。肺病日久，可影响到脾，出现脾运失常，饮食不化，腹胀便溏、水肿，形成脾肺两虚。

四、肺与肾

肺属金，肾属水，金水相生。金能生水，使肾阴充足，相火不致外越。肾藏精，肺主气，精能化气，水能生金。金不生水，母病及子，肾水不足，心火升腾，则咳嗽咽干，颧红潮热，腰酸遗精，头晕耳鸣。肺为水之上源，通调水道；脾主运化，可以运化水液，运化水湿；肾为水脏，主水液，肾气司二便。水病，其标在肺，其制在脾，其本在肾。浮肿，许多由于肾不化气，水液不能蒸化，成形而蓄留于体内。肺为水之上源，通调水道，下输膀胱。肾为水脏，主水液，肾司开合，故主二便。肺气不降，则水液不利，水湿内停，亦可见浮肿。肺主一身之气，司呼吸，肾主纳气。二者在呼吸上相互协调，《类证治裁》说："肺为气之主，肾为气之根，肺主出气，肾主纳气，阴阳相交，呼吸乃和。"肾不纳气，则气浮于上，会出现喘促，汗出，动则加重，呼吸微弱，呼多吸少，称为肾不纳气。肺的功能从根本上来说靠肾气的温化。肺阴虚日久，可下汲于肾，形成肺肾两虚证；肾阴不足，则不能上滋肺阴，形成阴虚火旺证，或肺肾阴虚证，如腰酸腿软，潮热骨蒸，盗汗不止，干咳喑哑等症。

第二节
治肺八法

肺系疾病临床常见，如感冒、咳嗽、哮病、喘证、肺痈、肺痨、肺胀、肺痿等。高主任在临床中，对肺系疾病颇多思考。肺脏为娇脏，肺主气，司呼吸，开窍于鼻，外合皮毛。六淫外邪易从口鼻、皮毛而入，首先犯肺。针对肺脏的生理特点，其发病分为外感、内伤两方面。实则外邪阻肺，肺失宣肃，升降不利；虚则外卫不固，易受外邪，而宣降无权。高主任临证以虚实为纲，总结出治肺八法。

一、宣法

肺主宣发，外合皮毛。肺的宣发作用使卫气、津液敷布于肌表，从而抗御外邪，启闭汗孔，调节体温，润泽皮毛。肺体清虚，喜宣通而恶壅塞，如外邪束表而皮毛闭，肺气郁；内因生理功能失调而升降受阻，肺气滞。外邪内因均可影响肺的宣发功能。肺宣通畅达之权受碍，则发生种种肺气不宣的病症。如感受风寒、风热等外邪引起的以咳嗽为主要临床表现的病变，多伴有表证；因邪热壅盛于肺者，还可见高热，鼻翼扇动，喘急气粗，痰黄稠等。同时，人体内的浊气通过肺的宣发排出体外，经脾胃吸收的水谷精微和津液通过肺的宣发布散到周身和皮毛，水谷精微化生的卫气也需要肺的宣发布散体表，发挥其抵御外邪和司汗孔开合等作用。肺宣发功能失调，浊气郁于肺内，水谷精微、津液和卫气也不能正常输布，从而出现胸闷，喘息，鼻塞，汗证，易感等不适。

高主任在临床使用宣法时，将宣法归纳为辛温宣肺法、辛凉宣肺法、清热宣肺法、清燥宣肺法、温肺宣肺法、宣郁理气法。

辛温宣肺法，适用于外感风寒，皮毛闭塞，肺气不宣证。临床常见：恶寒发热，咳嗽咯白痰，鼻塞声重，时流清涕，舌苔薄白，脉浮紧。高主任喜用三拗汤宣肺解表，方中麻黄发汗散寒，宣肺平喘；苦杏仁宣肺止咳平喘，甘草调和诸药。诸药合用，发汗解表，宣肺平喘。或用杏苏散清宣凉燥，方中紫苏叶、前胡发汗解表散邪；苦杏仁、桔梗宣肺止咳；半夏、茯苓祛湿化痰；枳壳、陈皮理气宽胸；生姜、大枣调和营卫。诸药合用，共收发表宣肺，利气化痰止咳之功。

辛凉宣肺法，适用于风热犯肺，肺气不宣证。临床常见：身热较著，咳嗽，痰黏或黄，口干欲饮，咽燥，舌苔薄黄，脉浮数。高主任喜用桑菊饮，方中桑叶、菊花疏散风热，清肺止咳；薄荷疏散风热以助桑菊；苦杏仁、桔梗宣降肺气以止咳；连翘清膈上之热；芦根清热生津止渴，甘草调和诸药。诸药合用，共收疏散风热，宣肺止咳之功。或银翘散，方中金银花、连翘既有辛凉透邪、清热之功，又具芳香辟秽解毒之效；薄荷、牛蒡子以辛凉之性疏风清热而利咽喉；荆芥穗、淡豆豉以辛温之性助君药开皮毛而逐邪，芳香辟秽；竹叶清上焦热，芦根清热生津，桔梗宣肺止咳；甘草既可调和诸药，护胃安中，又可合桔梗清利咽喉。

清热宣肺法，适用于外感风寒入里化热，或热邪壅肺，肺气不宣证。临床常见：咳喘痰黏不爽，发热，汗出，口渴，鼻煽，舌苔黄，脉滑数。高主任喜用麻杏甘石汤，方中麻黄辛温宣肺，止咳平喘；生石膏辛甘大寒，清泄肺热，且制麻黄之温燥，合用清热透邪，宣肺止咳平喘；苦杏仁宣肺止咳平喘；甘草调和诸药。诸药合用，清热宣肺，止咳平喘，使肺热得清，肺气宣降复常，咳喘可愈。

清燥宣肺法，适用于感受温燥之邪，伤及肺脏，肺气失宣证。临床常见：身热，干咳无痰，咽喉干燥，鼻燥，口渴，胸闷，舌干无苔，脉浮数。高主任擅用桑杏汤。方中桑叶轻宣肺燥；苦杏仁宣肺止咳；沙参、贝母、梨皮润肺止咳；栀子清泄胸膈之热；淡豆豉疏散透邪。诸药合用，共收清宣燥邪，宣肺止咳之效。

温肺宣肺法，适用于外感风寒，内停水饮，肺气不宣证。临床常见：恶寒发热，无汗，咳喘痰稀，身体重痛，舌苔白滑，脉浮紧。高主任常选用小青龙汤。方中麻黄、桂枝辛温解表，以散其表寒，并能宣肺；干姜、细辛温肺化饮；半夏温化寒痰，以治其内饮；芍药酸敛养血缓急，防温燥药伤阴血；五味子敛肺止咳，防肺气之耗散，甘草调和诸药。诸药合用，共奏解表散寒，温肺化饮，止咳平喘之功。

宣郁理气法，适用于情志不遂，肝气郁滞，胸中气机不得宣畅，影响肺气失宣所致的咳嗽。临床常见：咳嗽，胸闷，脘胁痛胀，生气时加重，喜太息，性急躁，脉弦等。高主任喜用焦树德加减疏气饮子。方中厚朴、半夏化痰开结，行气开郁，下气除满；紫苏梗、青皮、陈皮、大腹皮、瓜蒌皮、枳壳、茯苓、香附理气化痰，疏肝解郁；桔梗宣气化痰；炙甘草调和诸药。诸药合用，共奏疏肝理气，开郁止咳之效。或选用加减七气汤。方中半夏、厚朴化痰开结，行气开郁，下气除满；白芍酸敛养血缓急，防温燥药伤阴血；紫苏、陈皮、贝母理气化痰，苦杏仁止咳平喘；地骨皮、桑皮、黄芩清泻肺热；桔梗宣肺化痰。诸药合用，共奏宣肺理气，化痰止咳之功。

二、降法

痰气上壅，肺气失肃，证见咳嗽不止，痰涎壅盛，头胀目眩，面部浮肿或郁胀者，当用降法。俟上逆之气清肃下行，则咳喘自平。肺喜清肃下降，其性以下行为顺。如外感风热或寒郁化热，肺气壅塞不宣，可导致肺气上逆，清肃失司，而出现咳喘之症。其他脏腑功能失调，累及于肺，亦可导致肺失清肃，气逆于上之症。脾失健运则痰浊内生，而咳嗽痰多；肝郁化火，熏灼肺津，则气逆呛咳；肺阴亏耗，失于清肃，则咳嗽气短。因此临证时均需采用肃肺之法，佐以调整它脏的生理功能，以恢复肺的肃降功能。

高主任经过多年临床，将降法归纳为降气化痰法，清肺降肺法，敛肺降肺法。

降气化痰法，适用于痰涎壅肺，肺气不降证。临床常见：喘咳短气，痰涎壅盛量多，胸膈满闷，咽喉不利，肢体倦怠，舌苔白滑或白腻，脉沉弦。高主任擅用苏子降气汤。方中苏子降气祛痰，止咳平喘；半夏、厚朴、前胡下气降逆，止咳化痰；肉桂温肾纳气；当归养血润燥，且可治咳逆上气；生姜、紫苏叶散寒宣肺；甘草、大枣和中调药。诸药合用，以收降气化痰，止咳平喘之功。

清肺降肺法，适用于邪热壅肺，或肺有伏热，肺失肃降证。临床常见：咳嗽，气急喘息，吐黄黏痰，皮肤蒸热，日晡尤甚，舌苔薄黄，脉数。高主任在临床中擅用泻白散。方中桑白皮善于泻肺火而降气平喘，且可祛痰；地骨皮清泻肺中伏热；粳米、炙甘草养胃和中，以扶肺气。诸药合用，能清肺中伏热，降肺中喘逆，标本兼顾。

敛肺降肺法，适用于久咳不愈，肺气虚弱，肺阴亏损，肺失肃降证。临床常见：咳嗽，日久不愈，咳甚则气喘，自汗，脉虚数。高主任在临床中擅用九仙散。方中罂粟壳、乌梅、五味子敛肺止咳；人参补气益肺；阿胶养阴益肺，款冬花、桑白皮、贝母降气平喘，止咳化痰；桔梗止咳化痰，并载药上行入肺。诸药合用，共收敛肺止咳，益气养阴之功，使肺气得敛，肃降得复，咳喘自平。

三、清法

清法专对肺热而言，清法即清肺热。凡素有肺热或表邪入里化热者，皆可用清法治之。证候特点为咳嗽口干，痰黄黏稠，或痰带腥味不易咯出等。高主任常取泻白散加味治疗。拟方：桑白皮、瓜蒌皮、地骨皮、芦根、百部、黄芩、薄荷、金银花等。另用粳米包煎入药，意在养护肺络，不使灼伤。另外，临证还不时见到肝火犯肺证的肺系疾病，表现为咳而胁肋疼痛，或胀满不舒，每遇忿事而发，高主任认为治宜清肝泻肺，常在泻白散的基础上增加数味，药如桑白皮、地骨皮、鱼腥草、败酱草、牡丹皮、龙胆等；咳甚者，可加入青黛、蛤粉冲服，仍用粳米包煎入药。

邪热壅盛于肺必见发热汗出，咳喘气粗，痰黄黏稠，胸闷胸痛，舌红苔黄，脉象洪数等证，治当清肺泄热，祛邪外达，常用黄芩、栀子、生石膏、鱼腥草、金银花等组方，高主任常选用麻杏石甘汤、清气化痰丸。热毒炽盛，灼伤肺络，郁热内蕴，蓄为肺痈，则伴咳吐脓血，其味腥臭难闻，此时需用千金苇茎汤加金银花、蒲公英、鱼腥草等清热解毒。

高主任在临床将清法总结为清热化痰法，清燥养肺法，清肺泻火法，清肝泻肺法。

清热化痰法，适用于咽喉不清，火气上炎，痰热蕴肺证。临床常见：咳嗽，咽痛，吐黄痰而黏，皮肤蒸热，舌苔薄黄，脉数。高主任喜用清咽宁肺汤。方中栀子清泄胸膈之热；黄芩、知母清泻肺热；桑白皮善泻肺火而降气平喘，且可祛痰；前胡、贝母、陈皮、半夏降气化痰；炙甘草养胃和中，以扶肺气。诸药合用，能清肺中伏热，化痰止咳。

清燥养肺法，适用于温燥袭肺之轻证。临床常见：头痛，身热不甚，口渴咽干鼻燥，干咳无痰，或痰少而黏，舌红，苔薄白而干，脉浮数。高主任擅用桑杏汤。桑杏汤清宣凉散与生津养液并用，透泄温燥而不伤津，凉润肺金而不滋腻。方中药物用量宜轻，所谓"轻药不得重用，重用必过病所"。方中桑叶清宣燥热，透邪外出；苦杏仁宣降肺气，润燥止咳；淡豆豉辛凉解表，助桑叶清宣透热；贝母清化痰热，助苦杏仁止咳化痰；沙参润肺止咳生津；栀子清泻肺热；梨皮清热润燥，止咳化痰。诸药合用，外以清宣燥热，内以凉润肺金，俾燥热除而肺津复。

清肺泻火法，适用于肺有伏火证。临床常见：咳嗽，甚则气急欲喘，皮肤蒸热，日晡尤甚，舌红苔黄，脉细数。高主任喜用泻白散。方中桑白皮甘寒入肺，清肺热，泻肺气，平喘咳；地骨皮甘淡而寒归肺肾经，直入阴分泻肺中伏火，并退虚热。炙甘草、粳米养胃和中，培土生金，以扶肺气，兼调药性。诸药合用，清热而不伤阴，泻肺而不伤正，俾伏火得除，则肺复清肃，咳止喘平。本方治疗肺有伏火证，肺脾并调，甘寒清降肺热，甘平养胃益肺。

清肝泻肺法，适用于肝火犯肺证的肺系疾病。临床常见：咳而胁肋疼痛，或胀满不舒，每遇忿事而发。高主任认为治宜清肝泻肺，常用泻白散加味，药如桑白皮、地骨皮、鱼腥草、败酱草、紫苏子、龙胆等；咳甚者，可加入青黛、蛤粉冲服，仍用粳米包煎入药。

四、温法

温法，即温肺、温阳之法。用于肺寒咳嗽及痰饮不化，肾不纳气所致的肺系疾病。

高主任常用温肺化饮，温肾纳气等法。

温肺化饮法，适用于寒邪客肺，水饮内停证。临床常见：恶寒发热，无汗，喘咳，痰多而稀，或痰饮咳喘，不得平卧，或身体疼痛，头面四肢浮肿，舌苔白滑，脉浮。高主任擅用小青龙汤。方中麻黄、桂枝发汗解表，除外寒而宣肺气；干姜、细辛温肺化饮；五味子敛肺气而止咳嗽；芍药益阴血而敛津液；半夏祛痰和胃而散结；炙甘草益气和中，调和于辛散酸收之间。八味相配，使风寒解，水饮去，肺气复舒，宣降有权，诸证自平。

温肾纳气法，适用于喘促日久，肺病及肾，肺肾俱虚，肾阳不足，肾不纳气证。临床常见：喘促日久，动则喘甚，呼多吸少，气不得续，形瘦神惫，胕肿，汗出肢冷，面青唇紫，舌苔薄白，脉微细或沉弱。高主任喜用金匮肾气丸。方中附子辛热，温阳补火；桂枝辛甘温，温通阳气。肾为水火之脏，内舍真阴真阳，阳气无阴而不化，《类经》说："善补阳者，必于阴中求阳，则阳得阴助而生化无穷。"故又用生地黄滋阴补肾生精，山药、山茱萸养脾补肝益精，以收蒸精化气，阴长阳生之效。泽泻、茯苓利水渗湿；牡丹皮活血散瘀。诸药合用，助阳之弱以化水，滋阴之虚以生气，使肾阳振奋，气化复常。

五、补法

补法，即补虚之法。大抵久咳，多属肾气亏损，且老人咳嗽亦不离乎虚字，故补益法治咳不容忽视。久咳之人，必伤正气，而出现肺、脾、肾虚，证见咳声无力，动则咳嗽气喘，少气懒言，纳呆便溏等，此时应根据辨证分别采用培补肺气、补阴保肺、补肾益肺、补脾益肺之法。高主任认为肺气虚者，咳而汗出，可用保元生脉饮；脾气虚者，咳而眩呕，取苓桂术甘汤合二陈汤；肾气虚者，咳而遗溺，拟七味都气丸，加炒芡实、益智仁、补骨脂等。对于脾虚肾水上泛之咳喘气促，痰涎，舌面光红者，用金水六君煎常获良效，唯方中熟地黄要用砂仁拌炒为宜。

培补肺气法，适用于咳而汗出，肺气虚证。临床常见：咳声无力，动则喘甚，喘促短气，痰吐稀薄，自汗畏风，舌质淡红或有苔剥，脉软弱或细数。《景岳全书·喘促》说："老弱人久病气虚发喘者，但当以养肺为主。"高主任在临床除用保元生脉饮外，喜用生脉散合补肺汤。方中党参、黄芪、冬虫夏草补益肺气，五味子敛肺益气，炙甘草补气。诸药合用，益气养肺。

补阴保肺法，适用于肺病久发，肺阴虚证。临床常见：干咳，咳声短促，痰少黏白，或痰中带血丝，或声音逐渐嘶哑，口干咽燥，或午后潮热，颧红，盗汗，身疲，舌质红少苔，脉细数。高主任在治疗肺阴虚证时喜用沙参麦冬汤以滋补肺阴。方中沙参、麦冬、天花粉、玉竹、百合滋养肺阴，甘草甘缓和中；川贝母、苦杏仁润肺化痰；桑白皮、地骨皮清肺泄热，诸药并用，滋阴养肺。

补肾益肺法，适用于肺肾两虚证。临床常见：短气息促，动则为甚，咳痰质黏起沫，腰酸腿软，心慌，不耐劳累，或五心烦热，颧红，口干，舌质红少苔，脉细数；或畏寒肢冷，面色苍白，舌胖淡、苔白，脉沉细。

高主任擅用《医宗金鉴》加味生脉地黄汤以滋补肺肾。方中熟地黄、山茱萸补肾纳气，人参、麦冬、五味子补益肺之气阴，茯苓、甘草益气健脾。临床常见患者合并肺气虚证，高主任往往加用黄芪、沙参、百合等。

补脾益肺法，适用于肺病日久，肺虚不能主气，脾虚健运无权之肺脾气虚证。临床常见：气短声低，痰多质稀，色白，自汗怕风，倦怠无力，食少便溏，常易感冒，舌质淡，苔白，脉细弱。高主任治疗肺脾气虚证，常选用六君子汤加味。方中党参、白术健脾益气；半夏、陈皮、茯苓、山药补脾化痰；甘草补气调中。诸药合用，健脾化痰，益气补肺。

六、润法

肺为娇脏，喜润恶燥。《素问·至真要大论》说"燥者濡之"。燥分上下内外，上燥治肺，下燥治肾，外燥治气，内燥治血。燥者润之系为燥邪犯肺所设。燥邪为秋季之主气，每从口鼻而入，最易伤及肺系而见口鼻干燥，干咳少痰，声音嘶哑，皮肤干燥等候，治宜清燥润肺止咳，当以甘寒濡润之品，如沙参、麦冬、梨皮、浙贝母等。初秋多为温燥，宜用桑杏汤加减，外以清宣燥邪，内以凉润肺金；深秋多为凉燥，则用杏苏散化裁，功可清宣凉燥，止咳润肺又兼化痰；若属温燥伤肺，气津俱伤而无表证者，临证用清燥救肺汤加减治之。

高主任将润法总结为甘凉滋润法、甘寒生津法。

甘凉滋润法，适用于外燥深入肺脏，伤阴耗气，肺失清肃之证。临床常见：头痛身热，干咳无痰，气逆而喘，咽喉干燥，鼻燥，胸满胁痛，心烦口渴，舌干无苔，脉虚大而数。高主任认为此燥热伤肺之证，宜清燥润肺，多选用《医门法律》清燥救肺汤。方中桑叶宣泄肺中燥热，石膏、麦冬清肺经之热，润肺经之燥；苦杏仁、枇杷叶利肺气，使肺气肃降有权；阿胶、胡麻仁润肺养阴，使肺得濡养之性；人参、甘草益气和中，利肺气；诸药相伍，燥邪得宣，肺热得清，气阴得复，共奏清燥救肺之功。

甘寒生津法，适用于温燥伤肺，气津俱伤者。临床常见：口鼻干燥，干咳少痰，声音嘶哑，皮肤干燥，舌红少津，苔少，脉细数。高主任在治疗此类患者时擅用沙参麦冬汤，甘寒养阴，润燥生津。方中沙参、麦冬、天花粉、玉竹、百合滋养肺阴；川贝母、苦杏仁润肺化痰；甘草甘缓和中。

七、收法

收法专为肺气浮散之证而设，收敛肺气，用于久病不愈，肺胀叶举，咳嗽频频，肺气浮散，咳而少气。《素问·调经论》说："气有余则喘咳上气，不足则息利少气。"故肺喜清敛，而恶浮散，收敛其浮散之气则宁。

高主任临床将收法归纳总结为敛肺化痰法和收肺敛气法。

敛肺化痰法，适用于肺气浮散，伏痰内生。临床常见：咳嗽无力，气短声低，有白痰，少气懒言，咳声断续，自汗，舌嫩少苔，脉浮虚而散者。高主任喜用润肺丸加减。诃子敛肺止咳，五味子、五倍子收敛固涩，益气生津；甘草益气祛痰，调和诸药。

收肺敛气法，适用于高年体虚或久病不愈，肺气涣散者。临床常见：咳喘无力，气不得续，动则气上逆，咳则相引腰背痛，甚则咳涎，形瘦神惫，舌质淡，脉沉细或尺脉大。高主任喜用九仙散。方中罂粟壳善于"收敛肺气，止咳嗽"（《滇南本草》）；五味子、乌梅敛肺止咳；款冬花、桑白皮下气平喘；桔梗宣利肺气，载药入肺；贝母清热止咳。诸药共用以敛肺止咳，化痰平喘。

八、调法

五脏相生相克，关系密切，肺脏尤与肝脾肾紧密相关。在生理上，肺位于膈上，主肃降，应秋气，其气以下降为顺；肝位于下焦，主升发，应春气，其气以上升为顺。肝升肺降，相反相成，维持人体气机的调畅，是谓"肝升于左，肺降于右"。如《医碥·五脏生克》说："气有降则有升，无降则无升，纯降则无升。何则？浊阴从肺右降，则胸中旷若太虚，无有窒塞。清阳则以从肝左升，是谓有降有升。"在病理上，若肝失疏泄，气郁化火，或肝升太过，气火上逆，均可循经上行，灼伤肺津，导致肺清肃失常，出现胁痛易怒，干咳或痰中带血，此谓"木火刑金"，或曰"肝火犯肺"。反之，肺失清肃，燥热下行，亦可影响至肝，导致肝失条达，疏泄不利。而在咳嗽的同时，可兼见胸胁胀满引痛、眩晕头痛、面红目赤等症。

肺与脾的关系，主要体现在气的生成和水液代谢两个方面。在气的生成方面：肺吸入的自然界清气，和脾化生水谷之精所化的谷气，在肺中相结合而生成宗气。脾所化生的谷精、谷气与津液有赖于肺气的宣降运动而输布全身。而肺维持其生理活动所需要的谷精、谷气与津液，又依靠脾气运化水谷的作用以生成。肺气虚和脾气虚常常相互影响，形成肺脾气虚证。在水液代谢方面：肺气宣降以行水，有助于脾的运化水液功能；而脾气运化水液，散精于肺，又是肺主行水的前提。所以，肺脾两脏协调配合，相互为用，是保证津液正常输布与排泄的重要环节。脾失健运，水液不化，聚而生痰成饮，影响及肺，可致肺失宣降；肺失宣降，行水功能失常，又可导致水湿困脾。

肺与肾的关系，肺为水之上源，肾为主水之脏；肺主呼吸，肾主纳气。故肺肾之间的关系主要表现为呼吸和水液代谢两方面。在呼吸方面：肺为呼吸器官，通过肺的呼浊吸清，吐故纳新，完成体内外气体的交换。但肺的呼吸功能，必须依赖于肾主纳气的作用才得以正常发挥。若肾气虚损，摄纳无权，则气浮于上，或肺气虚损，久病及肾，导致下元虚衰，气不归根，均可出现呼吸困难，呼多吸少，动则喘甚之肾不纳气之症，中医或称之为肺肾气虚。在水液代谢方面：肾为主水之脏，具有气化功能，其气化作用贯彻在水液代谢的始终，而肺为水之上源，肺主行水，宣发肃降，通调水道。肺肾等脏相互配合，共同维持人体水液代谢的协调平衡。肺肾功能失调，常互为因果，引起水液代谢障碍。此外，肺肾之间还存在着"金水相生"的关系。肺阴虚损，久必及肾，导致肾阴亦虚；而肾阴虚衰，不能滋养肺阴，亦可致肺阴虚，最终可形成肺肾阴虚，临床可见腰膝酸软，潮热盗汗，干咳少痰，痰中带血等症。

基于以上肺脏与脾肝肾的关系，高主任在临床常常通过调和肺肝，调和肺脾，调和肺肾来治疗肺系疾病。

调和肺肝，适用于肝肺不和证。最常见的为肝火犯肺证。临床常见：咳嗽，口干口渴，痰液黏稠，大便秘结，小便短赤，舌红，苔薄黄，脉弦数。高主任认为本证病在肝肺，肝火犯肺，肺热津伤，肺失清肃，气机上逆。多属实热证，但也有实中夹虚的证候。故本证的治则当是肝肺同治，肝肺并调，治本为主，兼顾治标，或祛邪为主，兼顾扶正。具体治法当是清肝泻肺为主，酌情辅以滋阴润肺，化痰止咳，降气疏肝。清肝方剂可酌情选用咳血方、左金丸、黛蛤散等；泻肺方剂可酌情选用泻白散、白虎汤；化痰止咳可酌选贝母瓜蒌散；清肺润肺宜选清燥救肺汤；疏肝降气可选用四逆散加减。清肝常选用青黛、栀子、黄芩、黄连、牡丹皮、夏枯草等。清肺多选用桑白皮、地骨皮、生石膏、知母、桑叶等甘寒清润之品。

调和肺脾，适用于肺脾不和证。临床常见：咳嗽，吐黄痰，纳呆，便溏或大便不畅，舌体胖大，有齿痕，质淡红，苔黄腻，脉沉细。李东垣认为"脾胃一虚，肺气先绝""肺金受邪，由脾胃虚弱不能生肺，乃所生受病也"。故高主任肺脾同治，通过宣肺清热，健脾化痰，调和肺脾。高主任选用麻杏石甘汤合六君子汤治疗。麻黄、苦杏仁、石膏清肺而不伤脾胃，六君子汤健脾益气而不壅滞，或可加用莱菔子理气化痰消积。

调和肺肾，适用于肺肾不和证。临床常见：咳嗽无力，胸闷，动则气喘，舌红苔薄白，脉沉细。《难经·第四难》说："呼出心与肺，吸入肾与肝。呼吸之间，脾受谷味也，其脉在中。"高主任擅用杞菊地黄丸，补肾纳气，止咳平喘。

第三节

冬温及其坏病探讨

1998 年，岁在戊寅，冬季流行性感冒肆虐京城，高峰期发病人数达 110 万人以上。经过数年时间的沉淀，其眉目渐趋清晰，今据临床，探讨如下。

一、戊寅流感是冬温

冬温常发于冬季，是以发病季节命名的温病。《温病条辨·上焦篇》说："冬温者，冬应寒而反温，阳不潜藏，民病温也。"流感高峰期在戊寅仲冬，本次流感属于中医冬温的范畴。戊寅冬温，其发病或与运气有关。《素问·天元纪大论》说"戊癸之岁，火运统之""寅申之岁，上见少阳""少阳之上，相火主之"。因此戊寅年，其中运为火运，六气又是少阳相火司天，岁之运与气俱主于火，当年系为天符。天符，《黄帝内经》喻之为"执法"，其病速而危。戊寅天符，温气流行，易患温病。《素问·六元正纪大论》说："少阳司天，火淫所胜，则温气流行，金政不平。民病头痛，发热恶寒而疟，热上皮肤痛，……病本于肺。"戊寅年为少阳相火司天，火热炎于上，肺脏受邪，客热内燔，则见头痛、发热恶寒、身痛之类的温病，其病本在于肺脏。其对温病表现的描述与戊寅冬温颇相类似。

戊寅冬温为何发于北京，这与北京当时的气候条件有关。戊寅冬月，北京地区气候反常，气温持续偏高，而雨雪相对罕少，形成少见的暖冬天气。冬应寒而反温，人体受自然界气候的影响，体内蕴伏积热，耗伤阴津。适逢寒流骤袭，风寒之邪外侵，内热外寒交争，因而发病。北京冬温，其势凶猛，病患人数众多，临床表现尤其是全身情况笃重。患者常见发热热势较高，一般在 38.5~40℃，持续不退，头目胀痛，周身骨节肌肉酸困疼痛，恶寒无汗，疲乏无力，并伴有咽喉疼痛，气息灼热，咳嗽等症。一般认为温病是感受温热病毒，必与伤寒迥异，绝忌混淆；但从戊寅冬温来看，系内热外寒相兼为病，非仅温邪为患。试看其表现：发热恶寒，无汗，头痛，周身关节肌肉酸困疼痛，系风寒外束之象；高热不退，胸中气热，咽喉疼痛，舌红苔黄，脉浮数，应为内热炽盛之征。正所谓外寒内热，俗谓之"寒包火"。不分老幼，皆相染易，又为疫疠之气感染而发病。中医历来有"伤寒""温病"之争，后世以温病多由温热病邪所致，似成定论。戊寅冬温外寒内热的临床表现，是为单纯温热为病所不能涵盖，给我们以启迪，值得进一步研究。

囿于西医流行性感冒病毒及中医温热病邪为患的认识，西医对症治疗每用解热镇痛类、抗微生物类药物，中医用清热解表，甚则清热解毒类药物治疗，临床证明其作用均不明显。而按照中医审证求因，辨证论治之法，运用散寒解表，宣肺清热，表里同治，选用柴葛解肌汤、麻杏石甘汤等方加减，均能收到较为满意的效果。

二、冬温误治成坏病

所谓坏病，是指外感初起，经过误用汗、吐、下法或温针等方法治疗，病仍不解，为医药所坏的病症。《伤寒论》说："太阳病三日，已发汗，若吐若下若温针，仍不解者，此为坏病。"戊寅冬温，临床见到的坏病颇多，探其本源，多由医生，尤其是患者及家属误治所引起。冬温初起，很少有人生病即到医院诊治，多先凭借自己的医药知识及家中存储的中西药物自己治疗，严重者或治疗无效时，才去医院诊治。患者或家属自治，往往药不对证。医生诊治基于传统对温病的认识，也有误治的情况发生。冬温演变成坏病，最常见的误治方法首推汗法。患者高热持续不退，恶寒无汗，头疼身痛，为了退烧降温止痛，西药多用解热镇痛类药对症治疗，患者或家属一见高热往往也用阿司匹林、对乙酰氨基酚、吲哚美辛之类的药物解急。但这类药物服后汗出热退痛减，与中医解表发汗，营卫自和，遍身漐漐汗出者不同，系强发其汗，或称为劫汗。或可见大汗出而表不能解，甚则耗伤阳气，劫夺阴津，病症有变，形成冬温坏病。更有汗出热减，旋即复热，反复劫夺，形气大伤者，正所谓"一逆尚引日，再逆促命期"。患者发热恶寒无汗，头身疼痛，若单纯以为外感风寒，未识其内热炽盛及其温病本质，率投以辛温解表的中药，亦属误汗之列。吴鞠通在《温病条辨》中说："温病忌汗，汗之不惟不解，反生他患。"温病最易伤阴，况内热蕴伏，阴液已伤，更用辛温助热劫阴，此系以伤寒法治疗温病，铸成大错。

误用清下之法，是冬温演变成坏病的又一常见治法。流感积热蕴伏于里，高热不退，咽喉疼痛，胸中气热，舌红脉数，此系一派热象。医者或以为内热宜清，积热当下，径投苦寒清热、泻火解毒之类中药。但病邪外束，表证未解，而清之、下之，常引邪内陷，形成冬温坏病。或医者以冬温流感，不审病证表现，擅用辛凉解表、清热抗病毒之类中药，并不对证，也属误治。患者高热不退，或以为夹有细菌、支原体感染，医者或以抗生素、抗病毒类西药治疗，口服、肌内注射、静脉给药皆有之，此类药物多属苦寒清下，而不能宣肺透热，致病邪内闭，再加上寒清伤阳，苦下损胃，徒伤正气，贻害于人。

在现代临床中，吐法、温针、火攻者鲜少，而理疗、温熨、补益等疗法日多，尤其近年来经济条件渐宽，更加注重"健康"，喜以补益提高免疫力者大有人在。冬温患者用此类方法也是误治，或见坏病。此外临床上还可见到累经误治的病例，如反复发汗，先汗后下，继清以补等等，不能罗列。

三、坏病救逆务随证

冬温坏病的治疗，应遵循张仲景"观其脉证，知犯何逆，随证治之"的原则。坏病由于误治，病虽未解，而与冬温初起在病形脉证上确已不同，因此不能沿用原来的治法，必据其脉证，探讨其病机变化，随其证候而施以不同的治疗方法。略举数则，以示一斑。

1．正邪分争用柴胡 《伤寒论》说："血弱气尽，腠理开，邪气因入，与正气相搏，结于胁下，正邪分争，往来寒热，休作有时……"

仇某，患流感数日，自服阿司匹林泡腾片，药后漐汗，遂大汗淋漓，病仍不解。诊见患者恶寒与发热交替出现，自汗出，头疼身痛，口苦而渴，咽干，大便秘结3日未行，舌尖红，苔黄厚，脉左细弦，右关滑。此为冬温坏病，强发其汗，正气损伤，邪气内陷，正邪交争，寒热往来。治以和解表里法，首选大柴胡汤。药用：柴胡10g、半夏10g、黄芩10g、太子参10g、熟大黄6g、牛蒡子10g、僵蚕10g、薄荷10g、大枣10g、生姜6g、甘草6g。5剂，水煎服。患者服药2剂，寒祛热清，汗止便通而愈。

2．过汗伤心法生脉 《黄帝内经》有汗为心之液的论述，《温病条辨》也说："汗也者，合阳气阴精蒸化而出者也。"过汗则损其心，气阴两伤。

曹某，发热 3 天，体温达 39.2℃，经我院诊治，嘱高热时服复方阿司匹林。药后汗出热退，旋又攀升，患者反复用药，几经大汗，遂增心悸气短，于是来中医诊治。诊见患者发热恶寒，体温 38.6℃，自汗出，头身疼痛，心悸，气短，动则喘促，咽痛息热，咳嗽，疲乏无力，舌胖淡，齿痕，尖稍红，苔薄白，脉浮细数。心电图示窦性心动过速（102 次 /min）。诊为冬温坏病，外邪未解，过汗伤心。治以宣肺透表，益气养心，予白牛宣肺汤合生脉散化裁，药用：僵蚕 10g、牛蒡子 10g、桃杏仁^各9g、前胡 10g、薄荷 10g、荆芥 10g、党参 10g、麦冬 10g、五味子 6g、黄芩 10g、甘草 6g。5 剂，水煎服。药后热退汗止心静，诸症亦失。

3．热入结胸宜陷胸 冬温初起，发热恶寒，头疼身痛，其病在表，咽痛息热，舌红苔黄，内热蕴肺，若误用清下，则如《伤寒论》所云："病发于阳，而反下之，热入因作结胸。"

李某，因高热就诊于某医院，诊为流感，高热不退，虑其合并感染，遂予静脉滴注头孢唑林钠、醒脑静注射液，口服羚羊清肺散 3 天。发热未退，体温 38.9℃，胸脘疼痛，咳嗽憋气，黄黏痰不易咯出，头痛，便少，舌红，苔黄厚腻，脉浮滑而数。诊为冬温坏病，因过用寒凉，邪陷胸脘所致，治以宣肺透热，宽胸化痰，重用小陷胸汤合白牛宣肺汤加减。药用：瓜蒌 30g、半夏 10g、黄连 10g、枳实 20g、牛蒡子 10g、僵蚕 10g、薄荷 10g、桃杏仁^各9g、荆芥 6g、黛蛤散^包5g、熟大黄 3g。5 剂，水煎服。药后热减痰利，胸宽便畅，遂去小陷胸汤，合入千金苇茎汤调理。

4．协热下利选葛根 冬温初起，发热恶寒，头疼身痛，外邪未解，误用清下，则邪热内陷，或见协热下利。

王某，壮热恶寒，头疼身痛，气息灼热，自以为内热上火，顿服牛黄清胃丸 4 丸，药后腹中不适，肠鸣下利，遂来诊治。患者发热，汗出，头痛，口渴，腹中肠鸣，大便急迫，便质黄稀如水，肛门灼热，舌红苔黄，脉弦数。诊为冬温坏病，邪陷正虚，协热下利，治以解表清里，主以葛根芩连汤合小柴胡汤，药用：葛根 15g、黄芩 10g、黄连 10g、白芍 10g、柴胡 20g、半夏 10g、太子参 10g、云茯苓 15g、生姜

6g、大枣 10g、薄荷 10g、炙甘草 6g。5 剂，水煎服。药后热退利止。

5．温补火炽任升降　冬温初起，外邪内热，误用补益，闭门留寇，酿成表里大热，形成冬温坏病。

刘某，发热恶寒，周身酸楚，自谓感冒体虚，意欲补益以增加抵抗力，服洋参大补膏数次，翌日壮热恶寒，头身疼痛，心烦躁扰，咽喉肿痛，口舌赤烂，胸膈满闷，目赤鼻衄，舌红，苔黄，脉洪数。此为冬温误补，骤成坏病，内外俱热，治以透热清里，解毒救阴，升降散合清瘟败毒饮化裁。药用蝉蜕 10g、僵蚕 10g、姜黄 10g、大黄 10g、生石膏 30g、牡丹皮 10g、玄参 30g、生地黄 15g、炒栀子 10g、赤芍 10g、水牛角 15g、桔梗 6g、甘草 6g。5 剂，水煎服。药后热息，原方进退，调理善后。

冬温肆虐，患者众多，误治累见，坏病层出，病形脉证非仅数端。然其挽逆救治之法，一言以蔽之曰："观其脉证，知犯何逆，随证治之。"

第四节
严重急性呼吸综合征恢复期病案三则

【病案一　气郁湿阻热痹】

黄某，女性，30 岁，2003 年 5 月 26 日初诊。主诉：四肢关节疼痛 1 周余。病史：患者于 4 周前患严重急性呼吸综合征（severe acute respiratory syndrome，SARS），康复出院 5 天。手足四肢关节疼痛，伴有心慌，食欲不振等症，无发热。复查胸部 X 线检查示：肺纹理粗重。

现症：四肢关节沉困重滞，游走性疼痛，夜间甚于白天，伴心悸，口中黏腻，纳谷不馨，手足心热而汗出，小便色黄，大便不畅，舌质胖，色暗红，苔黄厚腻，脉沉细，右关滑。

中医诊断：痹证，辨证为气郁湿阻热痹。西医诊断：严重急性呼吸综合征恢复期。治法：疏肝清热，化湿宣痹。处方：以逍遥散合宣痹汤加减。药用柴胡10g、当归10g、白芍10g、生地黄15g、萆薢10g、生薏苡仁10g、防己10g、苦杏仁10g、竹叶10g、藿荷梗^各10g、赤小豆30g、六一散^包10g。3剂，水煎服，日1剂。

二诊：2003年5月29日，患者关节痛明显好转，手足心汗止，口中不黏，大便已畅，仍胸闷，气短，偶有胃痛，小便黄，舌胖淡，有齿痕，苔渐退，右脉大。湿热有所好转，但正气未复，脾气虚弱，气不化湿，脉络不通，原方化裁，增强益气通络之力，原方去竹叶，加黄芪15g、穿山龙15g，5剂。

三诊：2003年6月2日，患者胸闷，心悸减轻，咽部干痒，咳嗽，手足心汗出，心烦急躁，夜寐不安，小便稍黄，两腿酸软，舌质暗淡，舌苔黄厚，脉沉细。证属外邪未尽，肝郁肺逆，治以宣肺散邪，养血疏肝，以逍遥散加减。药用：柴胡10g、当归10g、白芍15g、薄荷6g、僵蚕10g、牛蒡子10g、前胡10g、牡丹皮10g、太子参15g、生薏苡仁15g、炒酸枣仁15g、生龙牡^各30g。3剂，水煎服，日1剂。

四诊：2003年6月5日，关节疼痛渐止，气短，汗出，偶有心悸，有口疮，纳谷尚可，大便不畅，夜寐安，足心有汗，小便频，时或有不畅，舌胖，苔薄，脉沉细。证属湿热内蕴，气阴两虚。治以清热化湿，益气养阴，以三仁汤加减。药用：苦杏仁9g、豆蔻6g、生薏苡仁15g、厚朴6g、竹叶10g、通草6g、半夏6g、穿山龙10g、党参10g、麦冬10g、山茱萸10g、六一散^包10g、生龙牡^各30g。7剂，水煎服，日1剂。随访未再复发。

按语：严重急性呼吸综合征出院，西医认为已经康复，但患者症状仍多，恢复期的治疗是中医的优势所在。本案辨证为肝郁湿阻热痹。患者严重急性呼吸综合征初愈，气郁湿滞不化，肝虚失其所养，湿热痹阻经脉，故首诊用逍遥散合宣痹汤；药后湿热减轻，标实缓解，而本虚显现，即加强培补之力；三诊湿邪渐化，而肝郁肺逆，再以逍遥散养血疏肝，兼以宣肺散邪取效；后湿热复起，以三仁汤宣畅气机，清利湿热收功。

【病案二　气阴两虚　虚热上扰】

何某，女性，26 岁，2003 年 5 月 26 日初诊。主诉：心悸气短 1 周余。病史：患者 3 周前患严重急性呼吸综合征，康复出院，休养期间出现心悸，胸痛，气短等症状。复查胸部 X 线检查示：同前对比，肺部阴影大部分消失。

现症：心悸气短，胸痛连及后背，自觉身热，心烦，伴有疲乏无力，汗不多，大便干，小便黄，面赤，舌红，少苔，右脉沉细，左沉细弱，稍数。

中医诊断：心悸，证属气阴两虚，虚热上扰。西医诊断：严重急性呼吸综合征恢复期。治法：益气养阴，清热潜降。用复脉汤加减治疗。处方：炙甘草 10g、太子参 10g、白芍 15g、麦冬 15g、阿胶珠 10g、火麻仁 10g、牡丹皮 10g、生龙牡^各30g、炒栀子 3g、当归 10g、知母 10g。3 剂，水煎服，日 1 剂。

二诊：2003 年 5 月 29 日，患者仍有背痛，心悸气短，疲乏，伴关节痛，纳稍减，面黄，大便干、小便黄有所改善，舌暗，苔薄，脉沉。证属气阴两虚，肝郁气滞。治以益气养阴，理气疏肝。原方去栀子、知母，加柴胡 10g、枳实 10g、首乌藤 15g、穿山龙 15g，7 剂。

三诊：2003 年 6 月 16 日，患者诸症明显改善，但仍或有气短，时欲深吸气，稍劳则咳，有少量痰，色白，少汗，舌尖红，苔薄，脉沉细。证属气阴两虚，肺郁金燥。治以益气养阴，宣肺化痰。以生脉散加味。处方：太子参 15g、麦冬 10g、五味子 10g、黄芪 20g、山茱萸 10g、陈皮 10g、半夏 9g、桑杷叶^各15g、生地黄 15g、穿山龙 15g、桃杏仁^各9g、甘草 6g。14 剂，水煎服，日 1 剂，诸症消失。

按语：气阴两虚证是多种内科疾病恢复期的病理转归，热病后期则更为明显，本案气阴两虚贯穿于疾病始终。患者首诊现阴虚内热之象，用加减复脉汤，以养血敛阴，润燥清热。药后虚热得清，而正虚气滞，即以益气养阴，理气疏肝为法。肝郁得疏而正虚肺燥显现，又以益气养阴，宣肺化痰为法，用生脉散加味治疗。

【病案三 余邪未尽 痰热内蕴】

晁某，女性，46 岁，2003 年 5 月 26 日初诊。主诉：咳嗽，咯少量痰 4 周余。病史：患者 4 周前患 SARS，康复出院。咳嗽时作，痰不多，自服抗炎药无缓解，欲服中药诊治。

现症：咳嗽少痰，声重咽痒，胸闷而痛，气短，四肢酸重，手足心热，胃脘不适，饮食减少，腹胀，口苦，大便可，小便黄，舌暗，苔中根黄厚，脉沉细软，右脉稍大。

中医诊断：咳嗽，证为余邪未尽，痰热内蕴。西医诊断：严重急性呼吸综合征恢复期。治法：宣肺散邪，清热化痰。以白牛宣肺汤合千金苇茎汤加减。处方：桑叶 15g、僵蚕 10g、牛蒡子 10g、桃杏仁^各9g、芦茅根^各30g、瓜蒌皮 15g、生薏苡仁 15g、七叶一枝花 10g、麦冬 15g、半夏 6g、薄荷 3g、谷麦芽^各15g、六一散^包10g。3 剂，水煎服，日 1 剂。

二诊：2003 年 5 月 29 日，患者咳嗽减少，咽痒减轻，胸闷，多言或活动则气短，动则汗出，四肢酸紧怕凉，手心热，大便稍增，舌淡，苔退，左脉关稍大。胸部 X 线检查示肺纹理增重。肺邪见轻，而虚象显露，治以益气养肝，清热化痰。前方去瓜蒌、牛蒡子、薄荷、谷芽、麦芽，加党参 10g、白芍 15g、骨碎补 10g。

三诊：2003 年 6 月 9 日，患者诸症缓解，仍有胸痛，咳嗽，咯少量痰，气短，夜寐不佳，舌暗，苔黄，脉沉细。证属气阴两虚，肝气郁滞，治以益气养阴，兼以疏肝。以当归补血汤合百合地黄汤、逍遥散、四物汤加减治疗。黄芪 15g、当归 10g、柴胡 10g、赤白芍^各10g、川芎 6g、生地黄 15g、山茱萸 10g、党参 10g、百合 10g、薄荷 6g、前胡 10g、桃杏仁^各10g。7 剂，水煎服，日 1 剂。同时，给予蜜炼川贝枇杷膏口服，每次 20ml，每日 2 次；百令胶囊口服，每次 2 粒，每日 3 次。

四诊：2003 年 6 月 20 日，患者症状明显改善，但仍时感胸闷，疲乏，咳嗽明显减少，多梦，舌淡暗，苔薄，脉沉细。证属气阴两虚，心神失养，治以益气养阴，宁心安神，以上方去薄荷、川芎，加炒酸枣仁 15g，远志 10g，7 剂，水煎服，日 1 剂。并继续口服中成药。

五诊：2003 年 6 月 27 日，患者胸闷，咳嗽症状基本消失，自觉眼睛疲劳明显，大便尚可，舌暗，苔浊，脉沉细，肺部 CT 未见异常。证属气血亏虚，肝肾不足，治以益气养阴，疏肝补肾。以当归补血汤合黑逍遥散加减。处方：党参 10g、黄芪 15g、当归 10g、枸杞 10g、生地黄 15g、白芍 15g、柴胡 10g、桑杷叶^各10g、薄荷 6g、瓜蒌 15g、芦茅根^各30g、桃杏仁^各9g。7 剂，水煎服，日 1 剂，诸症渐愈。

按语：患者初诊，余邪未尽，痰热内蕴，以千金苇茎汤合白牛宣肺汤宣肺散邪，清热化痰。药后标实渐去，本虚显露，故增加益气调肝之品。诸症缓解，本虚再显，以当归补血汤合百合地黄汤、逍遥散、四物汤加减，益气养阴疏肝，并配成药润肺止咳化痰。复以当归补血汤、四物汤合酸枣仁汤加减，益气养血，宁心安神。患者肝肾不足与其年龄相关，故再以当归补血汤合黑逍遥散，疏肝补肾以调理善后。

第五节
治疗急性发热的经验

一、解表透邪退热

急性发热多归属于中医的外感热病，六淫和疠气或从体表，或经口鼻，侵袭人体，使肌腠失疏，正邪交争，发为急性发热。由于所感外邪不尽相同，治疗方法也会各异，但总体上以引邪外出为要，解表透邪退热是其基本治法。解表透邪法即通过发汗，宣发肺气，使腠理宣通，透邪出表的治疗方法。高主任认为治疗外感病当"善治者治皮毛"，外感初起，病在表，邪尚轻，治疗贵在早期及时，总以解表为主，注重通过发汗，辛散表邪，透邪外达，汗出而解，截断病势，从而控制疾病的传变，不使外邪入里变化，寓有治疗防变的深层用意。

风寒表证，症见发热恶寒，无汗，宜用辛温散邪透表法，代表方为荆防败毒散，外感风寒重者可用麻黄汤，使周身微微汗出为佳，勿过用，以防伤及正气阴液。高热时可配用辛散轻宣的辛温之品，取因其轻而扬之，发汗解表，疏通毛窍，有药到汗出热退之效。常用药物可选荆芥、麻黄、防风、淡豆豉等。

风热表证，病在肺卫，可根据邪热之轻重不同，分别选用桑菊饮、银翘散，或董德懋经验方银翘桑菊汤，以辛凉透表散热。随着地球植被的破坏，环境的污染，气候日趋变暖，六淫中火热致病日渐增多，而现代人多嗜食辛辣肥甘厚味，喜久坐而少运动，这些不良的生活方式会影响人体的气机正常升降运行，气郁日久化热，郁热内生，再感外邪。临床症见发热、怕冷、心烦、咽干痛、小便黄赤等症，治宜透表清解，兼以宣降气机，可用银翘桑菊汤合升降散加减。高主任多用银翘桑菊汤治疗风热表证，外寒内热"寒包火"之证。并根据四时感邪之不同，药物有所加减，如春天多夹风邪，恶风者重用荆芥；夏天多夹暑邪，烦热口渴者，去辛温之荆芥，加用祛暑清热利湿之荷叶，大豆卷、六一散；秋季天干物燥，燥热易伤津，可酌加北沙参、麦冬养阴润肺；冬季多易感寒邪，可合入麻黄、桂枝。

时行疫毒为感受疫气邪毒，多表现为高热，伴见咽喉肿痛，头痛等症，若病邪轻浅，病在肺卫，早期宜用银翘桑菊汤加减。由病毒引发的流感重症，多高热不退，或热退易反复，一般起病急，传变快，热毒迅速化热入里，易变生他病，病情多危重，治疗上强调透邪解表兼以清热解毒。温疫热毒袭表，宜选苦辛寒清热解毒之品，透邪解毒，开腠理透热外出，并注意加用升降气机之品，气机升降正常，则邪无以隐匿伏藏，方用银翘桑菊汤、麻杏石甘汤加升降散化裁。病毒性疾病、发热性疾病，特别是流感重症，应按照风温病辨证论治，重点抓住疾病的初期阶段，早诊断，早治疗，重祛邪，并指出清热解毒是其治疗的关键所在，在初病时即可适量使用，贯穿始终，热退毒溃，见效即止。

急性发热，亦见于身体虚弱的患者，或老人、小儿，或大病久病后元气亏虚者。症见发热恶寒，鼻塞流涕，肢体倦怠，疲乏无力，治疗当根据其气血阴阳的不同亏虚，运用不同的扶正解表法，"劳者温之""损者益之"，如益气解表可用参苏饮或补中益气汤合桂枝汤加减，滋阴解表法用加减葳蕤汤等。李东垣说"内伤脾胃，百病由生"，高主任认为脾胃为后天之本，气血生化之源，正气存内，则不易导致外感性疾病。热病易伤脾胃，致气血生化乏源，热退不复，故治疗热病须时时顾护脾胃，强调以胃气为本，贯彻治疗疾病的始终。热病易伤津耗气，临证时注意保存津气，使用宣肺解表尤当慎重，宜使周身微微汗出，勿过耗阴液。诚如叶天士所云："救阴不在血，而在津和汗。"若热盛阴伤，可用竹叶石膏汤化裁，以泄热存阴，后期可用甘寒生津，如益胃汤、麦门冬汤等。

二、清解少阳退热

少阳病位于半表半里之间，包括胸腹腔间，其内脏器较多，病变范围广泛，常见胸胁苦满，心下痞，呕吐、下利等症。邪气郁遏于少阳，病欲出于表，则见反复发热，口苦，目眩，治宜和解少阳，方用小柴胡汤，宣通上焦，透散外邪，使津液输布，胃气调和。小柴胡汤亦邪从汗解，但不强发汗。当少阳与太阳、阳明合病时，多以双解为法，或从少阳治疗，以和解为度。如太阳少阳合病，治以宣散表邪，和解少阳，用小柴胡汤合桂枝汤；太阳失治或误治，邪入少阳，病欲入则偏于里，出现腑实之证，即少阳与阳明合病，症见小柴胡汤证腹满作胀而痛，大便干结不通，当和解少阳为主，兼以治里，以通腑泄热，方用大柴胡汤。和解法以大、小柴胡汤为代表方，二者既可解热，又可健胃，疏解通利胆经，同时兼具镇吐利尿的作用。

邪伏膜原即少阳病变在卫、气之间，说明其病变既不在表，也不在里，故不可汗吐下，只有清解、和解之道，通达表里，通过发散和利尿导邪外出，治疗秽湿之疫，方用达原饮。高主任认为治疗少阳证须谨守少阳枢机不利的病机，当以和解少阳、清解少阳为法，发散表邪，调节表里气机，通利三焦，使邪从皮肤、小便分消，给邪以出路，从而退热。而治疗湿温病，当以通利三焦，利湿为要，采用清解少阳之法。胆主春生，其气清轻升发，胆的清阳之气被湿遏热郁，使得少阳枢机不利，症见往来寒热，呕吐痰涎，口黏腻，治以清泄少阳法，清化湿热痰浊，方选蒿芩清胆汤，多用于治疗流感、急性胆囊炎等邪在少阳胆经有湿热痰浊表现者。

三、清气泄热退热

急性发热，特别是高热，主要为触感温热火毒或是外邪失于疏解，入里化热内传阳明，热壅于肺所致。基本病机是无形之邪热内结，热毒炽盛，为实热证，治以清气泄热兼以清热解毒。清气泄热法主要针对温热、火毒所致实热证，使用前应辨别其虚实、寒热。高主任认为热证病因较多，病机复杂，故务必审证求因。对于气分证宜火郁发之，必须掌握辛凉透邪的原则，因势利导，宣气解郁，透达内邪，给邪以出路。根据患者体质强弱，病邪热势的轻重，投以适量的辛凉宣透或苦辛寒清解的清热解毒之品，清热解毒能防止热邪毒变，清解毒邪，防止其向内里传变，变生其他病症。在热毒消减后，逐渐减少清热解毒药物的用量，见效即止，不可过量或久服，以免寒凉败胃伤脾，同时注意兼顾扶正，以安未受邪之地。

外感初起，热邪轻浅，尚在气分，病位处于肺胃阶段，症见发热、咳嗽、咽干咽痛等症，只要邪在气犹可通过透热转卫而解，治以清解透表，方用桑菊饮加石膏汤，银翘散合升降散。邪热入阳明，热邪内结而无结实之候，属阳明里热经证，治以清气泄热，透热达表为法，而不宜用汗法，方用辛凉之剂白虎汤化裁。气分实热者，可加金银花、连翘、板蓝根、栀子豉汤等辛凉宣透，复以苦辛寒的清热解毒之品，透邪解毒，截断病势。若热邪弥漫心膈，症见高热腹胀，口渴，咽痛，咳嗽，大便干结，宜用凉膈散加减，以透邪解毒，通腑泄热。邪热入阳明，热结于里而见胃家实者，属阳明里实热证，用大承气汤，以通腑泄热，外感热病最怕大便秘结，故《伤寒论》阳明腑实之证有三急下症，以逐邪而达到护正的目的。

四、清热化湿退热

不同季节、不同气候的急性发热有不同的特点，其中感受湿热之邪者病湿温，湿温病发于夏秋之间，气候多湿，湿为阴邪，同气相求，素体内伤蕴湿之人，每多容易感受外湿。感湿的途径，无论外感、内伤都与气化相关，气化正常，则内湿无化生之源，外湿可随时排出体外，反之则外湿郁闭而内湿壅塞。湿邪兼于内外，外湿入里，里湿为合，弥漫三焦，闭阻气机，方能发为湿温。湿温初起，秽湿郁遏卫气，肺失输布津液的功能，久则湿浊胶固难解，气机不得畅达，清浊相混，邪气难以透达，留滞经络，壅滞三焦，症见发热，多为低热，周身酸楚困重，大便黏腻不爽。治疗时应首先辨识湿与热二者孰为主导，根据病变部位上中下之不同，采用宣、燥、利法，芳化、苦燥、通利、分消湿热，使湿邪从化，气机畅达，热邪自然亦随之而消退。针对夏季多发的胃肠型感冒、急性胃肠炎等属于湿重热轻者，方选三仁汤、藿朴夏苓汤等。热重于湿予连朴饮加减；湿热并重者，方选甘露消毒丹、黄芩滑石汤加减。暑热内蕴新感于寒，则用新加香薷饮，对于发热重者，可选用银翘散并佐以防风、广藿香、荆芥、淡豆豉等。无论外感湿邪还是内伤生湿都与气和水的流布化生异常有关，这又涉及三焦气机不利，故祛湿必先宣畅三焦气机，使气化则湿化，湿化则热退，同时强调治疗时勿过用苦寒，防止凉遏冰伏，使热郁湿阻，方中宜佐以广藿香、佩兰、紫苏叶等透达之品，以芳化通利，和胃祛湿，以助湿热分消而散。

五、清营凉血退热

感受外邪入里化热，邪热内传营血，耗伤营阴，又分为热入营血和热陷心包两种。热入营分，症见夜间发热，斑疹隐隐，治宜清营透热兼以养阴，使入营之邪透出气分有外达之机，代表方为清营汤。若高热伴见意识不清乃热陷心包之证，予以清宫汤加服安宫牛黄丸；若喉中痰声辘辘兼热痰者，可加竹沥、天竺黄、川贝母以清热涤痰；若高热不退，热毒炽盛，而热尚未入血分者，可重用金银花、连翘或加石膏等轻清宣透之品，使透热转气。邪热毒火进入血分，破血妄行，或是热毒伤及津血，使血液黏稠，停而为瘀，出现发斑、各种出血症，治以凉血散瘀兼以清热解毒法，代表方为犀角地黄汤（水牛角代替犀角）。邪热毒邪炽盛，充斥于表里内外，外及体表肌肤，内至脏腑，气血两燔，而见意识不清，高热不退，斑疹，或各种出血等症，治疗上须气血两清，既要清热解毒泄气分之火毒，又要凉血散瘀散血分之瘀热，代表方为清瘟败毒饮。高主任时常强调急性发热起病急，传变快，处理不及时或不得当，后患无穷，故应早诊断，早治疗，早用药，治疗重在祛邪、截断病势，防止传变。

急性发热在病的不同阶段辨证有异，治疗亦随之而变，须注意因人、因时、因地不同，辨明其感受病邪的性质、病变的部位、人体正邪盛衰及虚实情况，要有整体观，四诊合参，综合辨证，谨守病机，随证施治，方能凸显中医优势，提高疗效。

六、持续高热案一则

李某，49 岁，2002 年 3 月 20 日初诊。主诉：高热持续不退 50 余天。病史：患者 50 余天前在广州出差时，受凉后发热，在当地诊为上呼吸道感染，服中西药无效。返京后在某三甲医院系统检查，并行淋巴结活体组织检查，无明确诊断，住院近 30 天，高热持续不退，遂请会诊。现症高热，每天体温波动在 38～39.5℃，无汗，微恶风寒，咽微痛，咳嗽少痰，皮肤散在红色斑丘疹，身痒，大便干，小便黄，舌质淡红，脉弦紧。

中医诊断：发热，证属外寒内热邪闭。西医诊断：上呼吸道感染。治法：宣肺解表、清金化痰。处方；炙麻黄 3g、桃杏仁^各10g、芦茅根^各30g、生薏苡仁 30g、冬瓜子 15g、羌独活^各3g、柴胡 10g、黄芩 10g、黄连 6g、牛蒡子 10g、僵蚕 10g、党参 10g、茯苓 15g。3 剂，水煎服，日 1 剂。

二诊：2002 年 3 月 23 日，服药 1 剂后，汗出热退，体温降至 37℃以下，但觉口干，仍有红丘疹，身痒，二便调，舌淡红，苔薄白，脉细弦。属热久伤阴，风邪入血。治以解表利咽、养血祛风，调理善后。处方：荆芥 6g、牛蒡子 10g、僵蚕 10g、知母 10g、玄参 30g、干地黄 15g、牡丹皮 10g、赤芍 10g、紫草 6g、蝉蜕 6g、薄荷 6g、甘草 6g、白鲜皮 10g。3 剂，水煎服，日 1 剂。

按语：患者虽高热 50 余天，但仍微恶风寒，无汗，微咳，皮肤有痒疹，此是外邪未除，仍当解表，以三拗汤、人参败毒散合千金苇茎汤立效。

第六节
白牛宣肺汤治疗喉源性咳嗽

喉源性咳嗽是临床常见的病症，以咽喉作痒不止，阵发性咳嗽为其特点，一般病程较长，迁延难愈，属中医久咳范畴。喉源性咳嗽本非大病，但按一般咳嗽治疗确难取效，常久治不瘥，缠绵数月乃至逾年。高主任临床经验丰富，对本病的治疗体会颇深，疗效较好。

一、病主肺系　治重宣肺

肺在变动为咳。咳嗽辨证首辨外感内伤，治疗当分邪正虚实。一般外感新咳，病多突起，实证为多；内伤久嗽，病程已长，虚证较多。喉源性咳嗽病程虽长至数月逾年，但不宜据此来分辨外感内伤、邪正虚实。本病咳嗽皆从喉痒而起，不痒不咳，痒必阵咳，痒息咳止。其咳嗽阵发，咳声重浊，乃因外邪束肺日久，上扰咽喉而致，辨为肺系受邪，肺气失宣之证，病位在肺卫之表，故治疗须因势利导，以宣肺散邪为第一要义。若以久咳内伤，责之脏虚，则犯虚虚实实之戒。临证处方，每投以白牛宣肺汤，以僵蚕、牛蒡子宣肺散邪利咽为君；苦杏仁、前胡宣肺化痰止咳为臣；桔梗、荆芥、薄荷、紫菀祛风散邪利咽止咳为佐；甘草调和诸药为使，共奏宣肺散邪利咽止咳之功。风寒者加炙麻黄，以助散寒宣肺之力；风热者加桑菊，以增清热宣肺之效。

二、注重整体　兼治他脏

喉源性咳嗽虽以肺卫表证为主，但久咳不已，常累及他脏而变生诸症，仅用宣肺之法难除痼疾。临证施治灵活化裁，既主宣表，又不忘清里，既重治肺，又不囿于治肺，顾及整体，兼治他脏。

1. 清肺　由于自然环境及运气的变迁，以及人类活动的影响，使地球气候变暖；而社会的发展，人民生活水平的提高，使居处环境和饮食结构也有很大变化，人们体质增强，内热易生。因此外感之邪风寒渐少，风热日多，即使外感风寒，由于体质的影响，易从阳化热，故喉源性咳嗽亦以风热为多，既为寒邪，也常表现为寒包火。故治疗应注意清肺。清肺之品，宜用桑白皮配黄芩，甘苦并用，清肺而不伤正。

2．化痰 喉源性咳嗽因肺气不宣，水道失调使痰阻于肺，故阵咳不已，每于咳出少许黏痰而气息渐平。凡痰黄或痰白质黏不易咯出，皆辨为热痰而惯用胆南星、葶苈子之属，以清肺化痰，痰邪得除，则咳嗽易止。

3．治肝 五脏六腑皆令人咳，故治咳不独治肺。喉源性咳嗽阵发，常为呛咳，咳嗽频急，连声不止，面赤汗出，询之多有心烦急躁之状，左关脉弦，每见此症，责之为肝侮肺逆所致。肝属木，主疏泄，其气上升；肺属金，主肃降，其气下降，肝升肺降则气机协调，此为常人。若肝气因郁因热上冲，则肺气浮胀，不能肃降，故出现前述诸症。因此治疗必须考虑肺与肝的关系，治肺的同时兼调其肝，肝气安和，木不刑金，阵咳即止。调肝之法，有清肝、平肝、疏肝之别，常据病证表现不同择而用之。一般阵咳甚者，汗出，心急躁，舌红苔黄，脉数为肝热，用清肝之品，如黛蛤散、炒栀子、牡丹皮；呛咳，头晕面赤，舌红苔黄，脉弦为肝亢，用平肝之品，如钩藤、白蒺藜、决明子；阵咳胁痛胀满，心烦易怒为肝郁，用疏肝之品，如玫瑰花、橘叶、柴胡。

4．通腑 咽喉为肺胃之门户，肺与大肠相表里，喉源性咳嗽亦可由腑气不通所累。故凡此类患者，必问其便之软硬通滞，凡便秘、便结、便不畅者，则佐以通腑之法，惯用熟大黄、槟榔等药泻热通腑，行气导滞，腑气一通，咳嗽顿减。

5．润降 喉源性咳嗽久咳不已，咽干而痛，此系久病肺胃阴伤，火随气逆，上灼咽喉，失润而致。每遇此症，则仿《金匮要略》麦门冬汤之意，重用麦冬，佐以半夏，一润肺胃之阴，二降上逆之气，润降相宜，咽干咽痛得除。

三、治肺之道　轻宣为主

明代医家汪机说"肺受病易，药入肺难"。肺为华盖，治肺取效的关键在于使药上达入肺。高主任治疗本病的白牛宣肺汤，取药多为轻清宣散之品，是其第一层次；煎药遵《温病条辨》银翘散煎法，嘱患者将药浸泡20分钟，大火余开后，以小火煮12分钟，香气大出即可，勿过煮，只煎1次，取其轻清味薄，以利上达于肺，此为第二层次；遵《伤寒论》桂枝汤之服法，嘱患者温服，药后温覆，或啜热稀粥，令遍身漐漐微似有汗者益佳，此为第三层次。这三个层次，充分体现了吴鞠通"治上焦如羽，非轻不举"之意，使疗效大增。

喉源性咳嗽病程长，病虽浅而难治，其咳嗽阵发，为害广泛。治疗若能把握以上三法，或有佳效。

第七节

辨治难治性咳嗽学术思想

一、推崇经典理论　借重前贤论述

1. 推崇经典理论　《黄帝内经》有关咳嗽的论述很多，有《素问·咳论》的专篇，更多的则散见于各篇。为系统学习、深入理解，高主任将《黄帝内经》咳嗽作为专题，搜集整理归类研究。总其要点可概括为以下几点。

（1）天气通于肺。

（2）肺在变动为咳。

（3）五脏六腑皆令人咳，非独肺也。

（4）咳嗽始于皮毛，皮毛为肺之合，皮毛先受邪气，邪气从皮毛入肺。

（5）人与天地相参，五脏各以其时受病。

（6）咳嗽有五脏咳、六腑咳，五脏之久咳乃移于六腑。

（7）五脏相关，移皆有次，五脏有病，则各传其所胜。

（8）皆聚于胃，关于肺。

（9）治脏者治其俞，治腑者治其合等。

并作为指导呼吸系统疾病治疗的准绳。治病必求其本，肺的生理功能及相关脏腑的关系，辨病患年龄、性别、症状、所处的季节等，是高主任治疗难治性咳嗽的思路和依据。他经常告诫学生，要反复熟读相关的经文，与临床结合，方可常悟常新，既可加深对经文的理解，又能开拓临床辨治思路。

张仲景《伤寒论》论述外感热病，主张六经辨证，《金匮要略》肺痿肺痈咳嗽上气病、痰饮咳嗽病等和呼吸病临床密切相关，指导对难治性咳嗽的治疗，如治疗更年期久咳用小柴胡汤，气虚脾弱久咳用桂枝汤，寒饮久咳用小青龙汤等。

2．借重前贤论述 高主任不仅注重经典，对后世诸家之学也博览细研，博采众长，融会贯通。对后世医家有关咳嗽的论述反复研读，临床撷精以为己用。关于久咳的病机，他认同沈金鳌《杂病源流犀烛·咳嗽哮喘源流》"肺不伤不咳，脾不伤不久咳"的观点，注重强健中焦在难治性咳嗽治疗中的作用。肺为娇脏，怕寒恶热，故邪气易伤而难治。他非常赞同《医学原理》中"肺受病易，药入肺难"的论断，力主治疗久咳必须宣肺，并想方设法提出"务使药力入肺"。谨遵《景岳全书·咳嗽》"咳嗽一证，窃见诸家立论太繁，皆不得其要，多致后人临证莫知所从，所以治难得效。以余观之，则咳嗽之要，止惟二证。何为二证？一曰外感，一曰内伤而尽之矣""总之咳证虽多，无非肺病，而肺之为病，亦无非此二者而已。但于二者之中，当辨阴阳，当分虚实耳。盖外感之咳，阳邪也，阳邪自外而入，故治宜辛温，邪得温而自散也。内伤之咳，阴病也，阴气受伤于内，故治宜甘平养阴，阴气得复而嗽自愈也"的观点，辨证首分虚实、外感内伤，持简御繁，得其要领。遵照《金匮翼》"治嗽最要分别肺之虚实，痰之滑涩，邪之冷热，及他脏有无侵凌之气，六腑有无积滞之物"的辨治要点，注重痰热燥坚，协调脏腑关系。他推崇《奇效医述》"肺为五脏之华盖，专主于气。清浊既分，则无嗽。清气不分，浊气上干于华盖，加以挟水停饮，肺不得清，则为嗽矣"的观点，主张久咳宜清肺。

二、重视整体协调　注重脏腑关系

1. 重视整体协调　人和自然是统一整体。《素问·五常政大论》提出"必先岁气，无伐天和，无盛盛，无虚虚，而遗人夭殃，无致邪，无失正，绝人长命"。《素问·阴阳应象大论》说："天气通于肺。"高主任认为，难治性咳嗽的发病首先与自然环境的影响有关，要顺应自然，与环境相适应。其治疗要考虑自然界季节交替、天气变化的影响。发生在春季的久咳，选用祛风疏肝之品如僵蚕、玫瑰花等；夏季久咳者，常用健脾化湿的苍白术、生薏苡仁等；秋季久咳者，任用养阴润燥的沙参、麦冬等；冬季久咳者，可用散寒祛邪的麻黄、羌活等。

人和社会是统一的整体，要协调患者和社会环境，达到和谐。调整患者有关社会、工作、家庭等人和人的关系，不但看病而且治人。梳理患者的人事关系，了解患者的情志变化，尽量做一些协调关系的沟通、调节、疏导工作，改善患者的客观人文环境，达到移情变性、调整七情、协助治疗疾病。

要协调患者的生活习惯与疾病治疗的关系，了解患者的生活习惯，进行必要的指导，如饮食习惯、口味偏嗜、睡眠规律、烟酒嗜好等等，凡与疾病及治疗有关的方面，要忠言相告，以利疾病的治疗与康复。

2. 注重脏腑关系　人体的五脏六腑是一个整体，通过经络、气血相互联系在一起，各脏腑之间相互依存，相互制约，相互协调。咳嗽虽为肺系疾病，然正如《素问·咳论》所说："五脏六腑皆令人咳，非独肺也。"肺脏的功能失调会发生咳嗽，其他脏腑的功能失调会影响肺的功能，也可导致咳嗽的发生。高主任认为，难治性咳嗽病因病机较一般咳嗽为复杂，不单病在肺，多涉及其他脏腑，无论是先病在肺而影响其他脏，还是他脏先病而损及于肺，治疗除直接治肺以外，还应重视其他脏腑和肺的关系，通过调整脏腑关系治疗疾病，有利于咳嗽的治疗。在临床实践中，高主任尤其强调肺肝相关、肺脾相关和肺肾相关。

肝与肺的关系表现为在气机的升降协调平衡上。肝气上升，肺气下降。肝与肺又有五行相克的内在联系，金以制木。若肝气郁结，肝郁化火，肝阳上亢，气机升降失调，则气火上冲，影响到肺的清肃下降，木反侮金，发为咳嗽，一般称为"木火刑金"，因此治疗咳嗽时必先调整肺和肝的关系。

《素问·咳论》认为，久咳不已，此皆"聚于胃，关于肺"。久咳不已，多因肺与脾胃关系最为密切。"脾为生痰之源，肺为贮痰之器"。久咳痰多者，以脾肺相关，脾失健运，水谷不能化生精微被人体利用，形成水湿潴留，聚而为饮，凝而成痰，痰湿壅肺，咳嗽不止。治疗当以治脾为先，健脾化痰止咳为要。肺为太阴，胃统阳明，肺气的宣发与肃降，和阳明胃肠有密切的关系，因此久咳或因胃肠功能失调，要调整肺胃（肠）的关系。

从肺与肾的关系看，肺主一身之气，司呼吸，肾主纳气，二者在呼吸上有呼吸之气的出入功能协调关系。《难经·第四难》说："呼出心与肺，吸入肾与肝。"《类证治裁》说："肺为气之主，肾为气之根，肺主出气，肾主纳气，阴阳相交，呼吸乃和。"肺属金，肾属水，正常时金水相生，肺为水之上源，肾水又能上润肺金。肺为娇脏，最怕火刑，水能制火，肾水对心火、肝火、肾中相火均有约制作用。若肾阴不足，则虚火上炎，可以炼金，证见呛咳久咳，因此治疗久咳要调整肺肾的关系。

三、辨证谨守病机　临证讲求调理

1. 辨证谨守病机　肺的基本生理功能为肺主气，司呼吸。《素问·六节脏象论》中说"肺者，气之本也"，《素问·五脏生成论》说"诸气者，皆属于肺"，黄元御在《四圣心源·气血原本》说："凡脏腑经络之气，皆肺气之所宣"，皆指肺通过呼吸运动，具有主持和调节全身脏腑组织之气的作用。肺主宣发，又主肃降，宣发就是指肺气具有向上升宣和向外布散精气的作用，肃降是将肺吸入的清气和由脾转输肺的水谷精微向下布散，并将体内的水液下输肾及膀胱，二者是肺的主要生理功能，且相互依存、相互为用。肺外合皮毛，开窍于鼻，肺在变动为咳；肺居西方，五行属金，其性为燥，其色为白，通于秋气；肺属金，与肝心相克，与脾肾相生；肝升于左，肺降于右；肺与大肠相表里；肺为华盖，其叶娇嫩，不耐寒热，易致邪侵。

肺功能失常则会出现咳嗽、喘满。关于肺病而出现咳嗽的病机，尤其是难治性咳嗽的病机，不是单纯肺的病变，其病机更为复杂。而高主任认为需要辨明三个方面：一是辨自然界的六淫之气。《素问·至真要大论》"病机十九条"，是后世医家论述病机学说的主要依据。其中有"诸气膹郁，皆属于肺""诸痿喘呕，皆属于上""诸病水液，澄澈清冷，皆属于寒""诸转反戾，水液浑浊，皆属于热"等，刘完素补充的"诸涩枯涸，干劲皴揭，皆属于燥"，是对六气为病的病机诠释；二是辨明脏腑。根据病机十九条中"诸寒收引，皆属于肾""诸湿肿满，皆属于脾"，朱丹溪的"相火妄动"，李杲的"内伤脾胃，百病由生"，脏腑的五行生克理论，脏与腑的内外表里相合理论，辨明所病为何脏何腑；三是辨气血痰瘀。根据肺的生理功能，由于难治性咳嗽持续时间长，脏腑功能失调，则会出现气血的不足和瘀滞，而其病理产物痰饮和瘀血会与咳嗽互为因果，使难治性咳嗽的病机愈显复杂。高主任治疗难治性咳嗽，首先根据四诊合参、八纲辨证，辨明病机，所患为何邪，病在何脏何腑，气血、阴阳、寒热、虚实情况，有无痰湿瘀血等，然后谨守病机，根据病机确立治则治法。一方面积极散邪宣肺，降逆止咳治其标；另一方面又重视祛痰化瘀，疏肝清肝，健脾和胃，温肾益肺以治其本。如患者病机为外受寒邪，内有脾虚，无力祛邪外出，久咳不愈，治疗时除祛散寒邪之外，伴有脾虚者还要配用党参、茯苓等健脾之剂；伴有肝郁者要疏肝解郁，选用玫瑰花、青陈皮等；若患者久咳为感受燥邪，又有心肝火旺，则在润燥祛邪的基础上，伍用清心凉肝之栀子、牡丹皮等。

2．临证讲求调理 《素问·生气通天论》说："阴平阳秘，精神乃治。阴阳离决，精气乃绝。"人体内的阴阳互根互生，在阴阳平衡的内环境下，就是一种健康的生理状态；阴阳失去平衡，就会处于一种疾病状态；如果阴阳失去互相依存，各自独立，阴阳离散，就会处于严重的病态，甚至死亡。"正气存内，邪不可干"。人体正气充足，自然界的六淫邪气或人的不正常情绪就无从侵袭干扰人体，不会打破人体内的阴阳平衡状态，就不会患病。高主任认为，基于中医学的阴阳互动理论，在人体的疾病治疗，病愈恢复，疾病预防方面，给我们有重要的启发。一是处于疾病状态的患者，通过正确的药物治疗，正气得充，祛邪有力，使人体的阴阳由失衡状态调整至平衡状态，使疾病向愈；二是处于疾病恢复阶段时，科学的生活习惯，合理的膳食结构，正面的情绪引导等，使人体阴阳逐渐趋于平衡，恢复健康；三是处于健康未病状态的人群，进行科学的身体锻炼，平衡的饮食结构，积极的心态调整等，可以提高机体的应激状态和抵御疾病的能力。对于难治性咳嗽患者，除了药物治疗外，高主任也强调调理，如随季节气候的变化及时增减衣服，加强锻炼增强体质，调整情绪放松心情，杜绝刺激性饮食，保证充足睡眠等，使机体处于一种积极向上的状态，以提高治疗难治性咳嗽的疗效。

第八节
咳嗽辨识六要

一、辨形体

肥人多痰，宋代杨仁斋指出："肥人气虚生寒，寒生湿，湿生痰……故肥人多寒湿。"朱丹溪《格致余论》认为"肥人湿多"。形体肥胖往往是痰湿内蕴的体质，多有脾脏运化功能失职，水谷精微不能运化，而生成痰湿。故在治疗过程中应重视健脾化痰。由于瘦人多火，瘦人多精血津液物质不足，阴不制阳，脏腑功能亢进，易生火热之证。因此在治疗上多须滋阴清热，用药上不能过于温燥。

二、辨时

1．辨时令　春季多风，《温热经解》说："春咳嗽者，风气通肝，人气上升，法当清解。"故高主任在治疗上多选用祛风疏肝之品如僵蚕、玫瑰花等。夏季阳盛，长夏暑湿，易困脾脏，高主任常加用健脾化湿的苍白术、生薏苡仁等。秋季咳嗽，燥气乘金也，高主任常加用养阴润燥的沙参、麦冬等。冬天咳嗽多与感受寒邪相关，风寒袭肺，肺卫失宣，肺气壅遏而发为咳嗽，高主任多选用散寒祛邪的麻黄、羌活等。

2．辨时辰　白天重，多属外感；晨起加重，属阵发性，咳痰后声减，多属痰湿或痰热。午后或黄昏加重，声音轻微，多属肺燥或阴虚；夜间加重，且持续，多属久咳致喘之虚寒，或属阳虚水泛，水气凌心射肺所致。

三、辨病程

新咳多实，多属外感；久咳多虚，多属内伤。但有些咳嗽，病程虽长，甚至数月逾年，但不宜单纯地以新久来分辨外感内伤，如咳嗽声音重浊不扬，咽喉作痒，痒必阵咳，痒息咳止，此为肺系受邪，肺气失宣之征，亦偏实证。

四、辨声

呛咳，多为阵发，一时许或发作数次，或干咳少痰，或咯出黏痰少许而咳嗽渐平。询之多有心烦急躁之状，咳嗽气急，或面赤汗出，切其脉左关独弦滑，高主任责之为肝侮肺逆所致。此乃肝气因热、因郁而上冲，则肺气浮张，不能肃降，肝侮肺逆，治疗上当治其肝，肝气安和，则阵咳即止。咳声重浊，多为实证，因外感风寒，或痰湿聚肺所致。咳声低微，多为虚证，多因肺气虚损。咳有痰声，痰量多易咳，因痰湿阻肺所致。咳声不扬，痰黄稠难咳，多属热证，为热邪犯肺，肺津被灼所致。

五、辨痰

辨痰之要，要看痰之燥滑。先看痰量，量少为燥热或阴虚，量多为痰湿或痰热；再看痰色，色白而清属寒，色黄而稠属热。次看痰质，质黏而稠属阴虚或燥热，痰清或有泡沫属虚寒或寒湿。最后看痰味，腥臭属痰热，味甜属痰湿，夹有脓血则属肺痈，痰咸是肾水上泛。

六、辨饮

高主任常说："治咳勿忘寒饮。"《金匮要略》中说："夫饮有四，何谓也？师曰：'有痰饮，有悬饮，有溢饮，有支饮。'四饮何以为异？师曰：'其人素盛今瘦，水走肠间，沥沥有声，谓之痰饮；饮后水流在胁下，咳吐引痛，谓之悬饮；饮水流行，归于四肢，当汗出而不汗出，身体疼重，谓之溢饮；咳逆倚息，气短不得卧，其形如肿，谓之支饮。'"饮的形成，多由阳气虚衰，过食生冷导致，咳时多吐清稀痰涎。故治疗上高主任多尊"病痰饮者，当以温药和之"。

第九节

治疗咳嗽的经验

笔者多年来随高主任学习，总结了其诊治难治性咳嗽的学术思想及临床经验，以丰富中医治疗难治性咳嗽的思路和方法。

一、对病因病机的认识

高主任指出，咳嗽的病因病机须分外感内伤，别阴阳寒热，辨脏腑虚实，析痰气燥坚。他认为，肺为华盖，主诸气，司呼吸，朝百脉，合皮毛，五脏六腑皆通过经脉与肺相连，因此咳嗽虽发自肺，但因肺与其他脏腑在生理上相互联系，病理亦相互影响，故咳嗽并非只见于肺脏疾患，他脏有疾累及于肺，亦能导致肺失宣降，发为咳嗽。诸如脾虚生湿，湿痰蕴肺；肝火上冲，气逆犯肺；肾虚水泛，水寒射肺；肾阴亏虚，子盗母气；胃寒停饮，饮邪迫肺等。最终使肺的宣降失职而发为咳嗽。正如《素问·咳论》所说："五脏六腑皆令人咳，非独肺也。"然而，对咳嗽的认识虽须着眼整体，更要掌握其核心。《医学三字经》说："《内经》云：'五脏六腑皆令人咳，非独肺也。'然肺为气之市，诸气上逆于肺则呛而咳。是咳嗽不止于肺，而亦不离于肺也。"高主任认为，"不止于肺"与"不离于肺"两语可谓深得经旨，正是咳嗽病机所在，强调了虽然五脏六腑皆可致咳，但肺失宣降是咳嗽发生的根本原因。

二、辨治经验

根据五脏致咳理论，治疗咳嗽宜五脏分治。从肺论治，宜宣肺降逆；从脾（胃）论治，宜健脾化痰；从肝（胆）论治，宜清肝疏肝、养肝柔肝或温胆化痰；从心论治，宜清心泻火；从肾论治，宜补肾纳气。高主任认为，咳嗽治重宣肺，止咳必借调肝，常须清化通润，务使药力入肺，治咳勿忘寒饮。咳之发生因于肺失宣降，治咳之要，还要守住宣肺要义，以求恢复肺主气、主宣发肃降、宣散卫气、主输布津液的功能。在此基础上，兼顾五脏六腑致咳的不同临床特征，随证治之。

高主任临证每投以自拟经验方白牛宣肺汤（由僵蚕、牛蒡子、桃仁、苦杏仁、前胡、荆芥、薄荷、紫菀、甘草组成）化裁，颇多神效。方中以僵蚕、牛蒡子宣肺散邪为君；桃杏仁、前胡宣肺化痰止咳为臣；荆芥、薄荷、紫菀祛风散邪，利咽止咳为佐；甘草调和诸药为使。全方共奏宣肺散邪，止咳利咽之功。

随证加减：肺热者，加黄芩、石膏、桑白皮；呛咳频作、心烦急躁者，加黛蛤散、炒栀子、牡丹皮、白芍；头晕面赤者，加钩藤、菊花；湿痰者，加陈皮、半夏；痰热者，选加胆南星、瓜蒌、黄芩；干咳无痰者，加麦冬、玄参、沙参；大便秘结者，加熟大黄、槟榔、火麻仁。

高主任认为，治疗咳嗽首要分外感内伤、新久虚实，并强调不宜以咳嗽新久来分辨外感内伤、虚证实证。有些患者，咳嗽虽日久不愈，但咳嗽声音重浊不扬，咽喉作痒，痒必阵咳，痒息咳止，此为肺系受邪，外邪未尽，肺气失宣之征，治疗宜宣肺散邪。

三、用药方法

高主任认为，治疗咳嗽取效的关键，在于务使药力入肺。明代汪机说："肺受病易，药入肺难。"咳嗽，其病在肺，饮药则入胃肠，直达中焦，尤其质重味厚之品，难于入肺。所以，高主任从三个层次入手，务使药力入肺。

第一层次：以白牛宣肺汤为核心方，用药多取味辛质轻的轻清宣散之品，因辛味能散能行，发汗宣肺，质轻升浮，向上向外，有利于肺气的宣发和病邪的祛除。

第二层次：《温病条辨》银翘散的煎法说："香气大出即取服，勿过煮，肺药取轻清，过煮则味厚而入中焦矣。"高主任参照该法，治疗咳嗽，特嘱患者煎药宜先泡20分钟，大火氽开后，以小火煮12分钟即可，只煎1次，取药物的香气，清淡芳香，有利于宣散肺邪，激发肺脏的宣发功能。

第三层次：《伤寒论》桂枝汤服法强调"适寒温，服一升，服已须臾，啜热稀粥一升余，以助药力。温覆令一时许，遍身絷絷微似有汗者益佳，不可令如水流漓，病必不除"。据此，高主任要求患者服药时一定要热饮，第一次服药宜于傍晚临睡时，药后盖被睡觉，或并喝热稀粥一碗，以助药力，使遍身微微有汗为佳。

四、病案共享

【病案一　痰浊蕴肺　肝侮腑滞】

赵某，男，81岁，2008年12月30日初诊。2个月前，患者受凉后出现咳嗽、喘憋、咳吐白黏痰，曾到某医院被诊为肺炎，并静脉滴注抗生素治疗，因病情迁延不愈，用药较久，痰中查找到霉菌，故停用抗生素，症状时有反复，近 2 个月先后输液 3 次。1 周前患者又出现咳嗽、痰多、喘憋等。血常规示：白细胞计数 $1.60 \times 10^9/L$，静脉滴注磺酸左氧氟沙星注射液 3 天，疗效不佳。有慢性支气管炎、糖尿病、冠心病、轻度肾功能不全病史。现咳嗽，痰多、质稀，不易咯出，咽部发憋，咽痒，有汗，大便干，须服用通便药始下，心烦急躁，口唇色暗，舌暗红，有裂纹，苔薄黄，脉滑。

西医诊断：慢性支气管炎（发作期）。中医诊断：咳嗽，证属肺气失宣，痰浊蕴肺，肝侮腑滞。治以宣肺化痰，清肝通腑。处方：炙麻黄 3g、桃杏仁^各9g、牛蒡子 10g、僵蚕 10g、胆南星 3g、黛蛤散^包3g、白芍 15g、法半夏 9g、柴胡 10g、前胡 10g、干姜 3g、生石膏 20g、桑白皮 10g、熟大黄 3g、莱菔子 10g。7 剂，水煎服，日 1 剂。

二诊：2009 年 1 月 10 日，患者药后尚好，咳嗽大减，痰量明显减少，易于咯出，咽部舒服，大便调，心不烦，夜寐安，昼间欲寐，舌稍红，苔薄黄，脉细滑。原方去熟大黄，加太子参 10g，继进 7 剂，调理巩固而愈。

按语：本案系慢性气管炎发作期患者，虽病程较长，仍有咽痒作咳等肺系受邪，肺气不宣之征，且兼痰多、便干、急躁等，证属痰浊蕴肺，宣降失司，肝侮肺逆，腑气不畅，故治以宣肺化痰，清肝通腑为法，投以白牛宣肺汤化裁，原方去祛风散邪之荆芥、薄荷、紫菀，加清肺化痰之生石膏、桑白皮、胆南星、莱菔子、半夏，以及疏肝清肝之柴胡、白芍、黛蛤散，加熟大黄清热通腑。药后显效，效不更方，因大便已调，昼间欲寐，故去熟大黄，加太子参补气健脾，以巩固疗效。

【病案二　痰浊蕴肺　肝侮肺逆】

楚某，女，43 岁，2008 年 7 月 8 日初诊。4 周前，患者感冒，出现咳嗽，咽喉不利，有痰，初色黄，后转白色，质黏不多或不易咯出，胸憋。现咳嗽，痰质黏不多、色白，或不易咯出，胸憋，乏力，有汗，夜寐多梦，心烦急躁，大便偏干，舌淡，苔黄厚，脉弦滑、左脉沉细。

西医诊断：上呼吸道感染。中医诊断：咳嗽，证属外邪未尽，表里失和，痰浊蕴肺，肝侮肺逆。治以宣肺化痰，和解表里。处方：炙麻黄 3g、桃杏仁^各9g、牛蒡子 10g、僵蚕 10g、浙贝母 10g、黛蛤散^包3g、白芍 15g、柴胡 10g、法半夏 6g、黄芩 10g、前胡 10g、远志 10g、瓜蒌 10g、薄荷 6g。7 剂，日 1 剂，水煎服。

药后咳嗽、咽喉不利诸症消失。

按语：本例患者感冒后出现咳嗽、咯痰、咽喉不利等外邪未尽，肺气不宣之证，并见胸憋、汗出、烦躁等肝肺不调，表里失和之象，证属外邪未尽，表里失和，痰浊蕴肺，宣降失司，肝侮肺逆，故治以宣肺化痰，和解表里为法，用白牛宣肺汤合小柴胡汤加减。方中薄荷祛邪利咽；浙贝母、瓜蒌清热化痰通便；远志宁心安神；柴胡疏肝清热，和解表里。全方切中病机，疗效满意。

【病案三　外感风寒　痰热内蕴】

吕某，女，35 岁，2009 年 1 月 9 日初诊。半月前，患者受凉而咳嗽，鼻塞流涕。现咳嗽，有痰不易咯出，鼻塞流涕，身痛，不恶寒，少汗，胸痛心悸，咽部不利，咽痒，声音沙哑，大便调，无心烦急躁，舌淡，苔黄，脉沉细。

西医诊断：上呼吸道感染。中医诊断：咳嗽，证属外感风寒，痰热内蕴。治以宣肺清热，化痰止咳。处方：炙麻黄 3g、桃杏仁^各9g、牛蒡子 10g、僵蚕 10g、前胡 10g、荆芥 6g、黄芩 10g、桑白皮 15g、薄荷 6g、太子参 10g、白芍 10g、甘草 6g。7 剂，水煎，早晚分服，日 1 剂。药后诸症尽消。

按语：本例患者就诊时有鼻塞流涕、身痛、少汗，为风寒束表，而咳嗽有痰，咽痒咽喉不利，舌苔黄等示肺热已成，证属风寒外束，肺热内蕴，俗谓"寒包火"，故治以白牛宣肺汤加减，其中荆芥、薄荷解表利咽，另加黄芩、桑白皮清肺，太子参扶正固本。全方共奏宣肺清热，化痰止咳之功，中病取效。

第十节
咳嗽病案五则

【病案一　痰热壅肺案】

李某，男，85岁，2012年10月30日初诊。反复咳嗽30余年。患者于30年前因吸烟出现咳嗽，咳黄痰。经各方诊治，效果时好时差。现咳嗽，痰黏不易咳出，胸憋，咽痒或甜，行动则喘，少汗怕冷，伴心烦，精神一般，纳少，眠可，大便秘，小便可，舌红裂，苔黄中稍厚腻，脉双关弦滑。

中医诊断：咳嗽，痰热壅肺证。治法：清热化痰。处方：白牛宣肺汤合千金苇茎汤、三子养亲汤加减。药用炙麻黄3g、僵蚕10g、牛蒡子10g、芦茅根^各30g、桃杏仁^各9g、生薏苡仁30g、冬瓜子15g、紫苏子10g、白芥子3g、莱菔子10g、白芍15g、牡丹皮10g、黛蛤散^包5g、北沙参30g、火麻仁10g。7剂，水煎服，日1剂。

二诊：2012年11月10日，咳痰减少，不易咳出，痰黏，胸憋，咽痒，行动则喘，少汗怕冷，伴心烦，精神可，纳可，眠安，大便秘，小便调。咳痰减少，处以原方加减。药用炙麻黄3g、桃杏仁^各9g、僵蚕10g、牛蒡子10g、牡丹皮10g、黄芩10g、黛蛤散^包6g、莱菔子15g、紫苏子10g、葶苈子10g、熟地黄10g、当归10g、法半夏9g、柴胡10g、陈皮10g、连翘10g。7剂，水煎服，日1剂。

服药14剂后诸症消失。

按语：患者老年男性，中气虚弱，运化不健，水谷化为痰，痰壅气逆，肺失肃降，以致食少痰多，咳嗽喘逆等，宿疾本趋平伏，偶感风邪受其勾动，是当先治其标，后安其本，故以白牛宣肺汤为主。《韩氏医通》说："三士人求治其亲，高年咳嗽，气逆痰痞，甚切。予不欲以病例，精思一汤，以为甘旨，名三子养亲汤，传梓四方。"老年人中气虚弱，运化不健，精微为痰，痰壅气逆，肺失肃降，以致食少痰多，咳嗽喘逆等，故合用三子养亲汤，方中白芥子温肺利气，快膈消痰；紫苏子降气行痰，使气降而痰不逆；莱菔子消食导滞，使气行则痰行。"三子"均系行气消痰之品，根据"以消为补"的原则，合而为用，各逞其长，可使痰消气顺，喘嗽自平。

【病案二 肾虚痰阻案】

李某，女，78岁，2011年1月25日初诊。咳嗽反复发作3~4年。咳嗽反复发作，喘促，有痰鸣音，冬天加重。咳嗽，行动作喘，痰清量多，痰鸣有声，口渴，饮水作呛，头胀，血压偏高，双腿痛，上下楼无力，时腰酸痛，有时汗出作热，天亮则汗出，纳谷不多，大小便调，面色无华，舌红小裂，苔黄，脉沉细。

西医诊断：气管炎。中医诊断：咳嗽，肾虚痰阻证。治法：补肾化痰。处方：六味地黄汤、生脉饮合二陈汤加减。药用生熟地各10g、山茱萸15g、山药15g、牡丹皮10g、泽泻10g、党参10g、麦冬10g、五味子10g、法半夏9g、陈皮10g、茯苓15g、穿山龙15g、盐知母6g。7剂，水煎服，日1剂。

二诊：2011年2月8日，患者咳嗽较前好转，头晕而沉，耳鸣，无目眩，不恶心，无心烦急躁，膝软，腰酸时作，不怕冷，有汗出，大小便调。处方以杞菊地黄汤合生脉散加减。药用生熟地各10g、山茱萸10g、山药15g、牡丹皮10g、茯苓15g、泽泻10g、枸杞子10g、菊花10g、麦冬10g、五味子10g、蝉蜕10g、骨碎补10g、生龙牡各30g。7剂，水煎服，日1剂。

三诊：2011年3月29日，诸症大减，咳嗽偶发，因患者家在外地，嘱患者前方继续服用7剂，平素可服杞菊地黄丸。

四诊：2011年4月25日，咳喘基本消失，上楼已经不费力，耳鸣，阵头晕，腰酸时作，舌红裂纹，苔黄，脉沉细。治以前法。上方加黄柏3g，穿山龙15g，7剂，水煎服，日1剂。

按语：患者年龄大，病程长，病情缠绵，近3~4年咳嗽不断，动则作喘，是为虚喘。双腿痛，上下楼无力，时腰酸痛，有时汗出作热，责之于肾，故补肾化痰并用，以二陈化痰，六味补肾阴，生脉益气养阴。二诊时咳嗽好转，虚象仍存，改用杞菊地黄丸合生脉散加减调治。

【病案三 肺痹肝侮案】

张某，女性，41 岁，2008 年 6 月 3 日初诊。咳嗽 5 个月。患者平素工作较忙，5 个月前受凉后感冒，自服氨酚咖那敏片、感冒清热冲剂，症状缓解，但后遗咳嗽，时好时坏，偶有咽痒。咳嗽呈阵作，咳时伴有胸中气急，咽干，或有口苦，素心烦易急，偶有两胁隐痛，或走窜痛，月经或后至，大便干，舌质红，苔薄，脉左关弦，右寸小滑。查咽后壁略红，扁桃体（−），双肺清，未闻干湿啰音。

西医诊断：慢性咳嗽。中医诊断：咳嗽，肺气失宣，肝热侮肺证。治法：宣肺清肝法。处方：小柴胡汤加减。药用柴胡 10g、半夏 9g、黄芩 10g、党参 10g、牛蒡子 10g、僵蚕 10g、桔梗 10g、桃杏仁^各9g、白芍 20g、牡丹皮 10g、炒栀子 10g、玫瑰花 10g。7 剂，水煎服，日 1 剂。

二诊：2008 年 6 月 17 日，患者药后咳嗽减轻，由于工作忙，在药店照方继服 7 剂，症状已明显好转，夜间阵咳大减，心烦胁胀，大便略好，舌脉同前。处以原方加青陈皮^各10g，继服 7 剂而愈。

按语：该患者工作忙，肝郁日久，复感外邪，郁而化热，肝侮肺金，故以小柴胡汤和解散邪，清肝调肝，肺气宣降，咳嗽自愈。

【病案四 肝侮痰蕴案】

李某，女，43 岁，2008 年 7 月 8 日初诊。主诉：咳嗽反复发作 4 周。4 周前感冒，出现咳嗽，咽喉不利，有痰，初色黄，后转白色，质黏不多或不易咯出，胸憋，来我院治疗。咳嗽，痰质黏不多，色白，或不易咯出，胸憋，乏力，有汗，夜寐多梦，心烦急躁，大便偏干。舌淡，苔黄厚，脉弦滑，左脉沉细。

西医诊断：上呼吸道感染。中医诊断：咳嗽，外邪未尽，表里失和，痰浊蕴肺，肝侮肺逆。治法：宣肺化痰，和解表里。处方：白牛宣肺汤加减。药用炙麻黄 3g、牛蒡子 10g、僵蚕 10g、桃杏仁^各9g、浙贝母 10g、黛蛤散^包3g、柴胡 10g、白芍 15g、半夏 6g、前胡 10g、远志 10g、瓜蒌 10g、薄荷 6g、黄芩 10g。7 剂，水煎服，日 1 剂。

药后咳嗽、咽喉不利诸症消失。

按语：患者外邪未尽，表里失和，痰浊蕴肺，宣降失司，肝侮肺逆，治以宣肺化痰，和解表里为法，用白牛宣肺汤合小柴胡汤加减取效。

【病案五　胃失和降案】

石某，男，48岁，2014年8月7日初诊。主诉：咳嗽伴喘憋1年。患者于1周前无明显诱因出现反酸烧心，偶有咳嗽伴喘憋，无痰，喉镜检查未见异常，查24小时动态心电图未见明显异常。外院诊断为胃食管反流病，服用雷贝拉挫，咳嗽改善不明显。咳嗽伴喘憋，无痰，偶有反酸烧心，纳少，眠可，大便秘，小便可。舌质暗，苔黄，脉沉细。

西医诊断：胃食管反流病。中医诊断：咳嗽，胃失和降，肺气不宣证。治法：降气和胃，宣肺止咳。处方：白牛宣肺汤加减。药用炙麻黄3g、牛蒡子10g、僵蚕10g、炒苦杏仁10g、大青叶30g、薄荷6g、陈皮6g、砂仁6g、法半夏9g、旋覆花10g、赭石20g、丹参30g、郁金20g。7剂，水煎服，日1剂。

二诊：2014年8月14日，咳嗽有所减轻，偶有反酸烧心，眠可，大便秘，小便调。病症缓解，再循原法，仍以白牛宣肺汤加减。前方再进7剂。

服药14剂后，咳嗽缓解，偶有反酸，其余症状均改善明显。

按语：《黄帝内经》言咳皆"聚于胃，关于肺"，脾失健运，脾病移于胃，则胃气上逆，故呕。因胃气虚不能化食，积滞伤中而致咳嗽者，其人多饱闷吞酸，嗳臭，腹胀气逆，痞闷噎膈，不思饮食，咳嗽痰多。皆由胃中停食不消，致胃气上逆，冲肺而咳，治疗应平胃降气，治咳之方中加旋覆代赭汤化裁，旋覆花性温，下气消痰，降逆止嗳，代赭石质重沉降，善镇冲逆，半夏辛温，祛痰散结，降逆和胃，使胃气和降，咳嗽自除。

高主任治疗慢性咳嗽，首先根据四诊合参，辨明病机，所患为何邪，病在何脏何腑，气血阴阳寒热虚实情况，有无痰湿瘀血等，然后谨守病机，确立治法。积极散邪宣肺，降逆止咳治其标；重视祛痰化瘀，疏肝清肝，健脾和胃，温肾益肺，以治其本。如患者病机为外受寒邪，内有脾虚，无力祛邪外出，久咳不愈，治疗时除祛散寒邪之外，伴有脾虚者，还要配用党参、茯苓等健脾之品；伴有肝郁者，宜疏肝解郁，选用玫瑰花、青皮、陈皮等；若患者久咳为感受燥邪，又有心肝火旺，则在润燥祛邪的基础上，伍用清心凉肝之栀子、牡丹皮等。高主任认为不论外感或是内伤，共同病机是肺失宣肃，肺气上逆。但外感属实，内伤则虚实兼见。所以，外感以祛邪利肺为治疗原则，即祛风寒、散风热、除风燥以宣降肺气。内伤以祛邪扶正为治疗原则，分清邪实与正虚的主次，酌用祛痰、清火、清肝、健脾、补肺、益肾等法，使肺得以主气，宣降有权。要注意外感咳嗽，慎用敛肺止咳，以免留邪为患；内伤咳嗽，慎用宣散之法，以防发散伤正。正确的调护，如预防感冒、戒烟等，对巩固疗效，预防复发等，有重要意义。

第十一节
脾不伤不久咳

《素问·咳论》认为，久咳不已，皆"聚于胃，关于肺"。久咳多因肺与脾胃关系失调所致。肺五行属金，脾胃为土，土能生金，是为母子关系。《素问·经脉别论》有"脾气散精，上归于肺"和"脉气流经，精气归于肺"之论，肺气来源于脾胃，脾胃虚弱，则肺气虚馁，肺津不足，卫气不固，藩篱稀疏，易于感邪。肺气虚馁，宣降失司，久咳不已。肺主气，司呼吸，脾气主升，肺气肃降，升降相因，出入有序，呼吸自如。若脾胃虚弱，清阳不升，肺难清肃，则咳嗽不宁。"脾为生痰之源，肺为贮痰之器"。久咳痰多者，以脾肺相关，脾失健运，水谷不化精微，水湿潴留，聚而为饮，凝而成痰，痰湿壅肺，咳嗽不止。肺为太阴，胃统阳明，肺气宣发肃降，和阳明胃肠气机升降有密切的关系，因此久咳或因胃肠功能失调。《杂病源流犀烛·咳嗽哮喘源流》说："肺不伤不咳，脾不伤不久咳。"故治疗久咳，不能单纯治肺，必兼顾脾胃，始为正治。

【病案一　脾虚痰热案】

陈某，男，53岁，2001年7月29日初诊。主诉：咳嗽，吐黄痰36天。素有咳嗽，反复发作，时轻时重。这次是因开空调受凉，引起咳嗽，素有白细胞减少症，不愿去看西医，自服红霉素3天不效，而求治于中医。咳嗽，吐黄痰，纳呆，寐差，便溏，日4～5次，小便正常，舌胖大，有齿痕、质淡红，苔黄腻，脉沉细。

中医诊断：咳嗽，辨证为脾气虚弱，痰热阻肺。立法为宣肺清热，健脾化痰。方用麻杏石甘汤合六君子汤加减。药用炙麻黄3g、黄芩10g、炒苦杏仁9g、太子参10g、炒白术10g、茯苓10g、陈皮10g、法半夏9g、金银花10g、冬瓜仁20g、芦根15g、炒莱菔子10g、甘草3g。6剂，水煎服，日1剂。

二诊：2001年8月4日，咳嗽减轻，吐少量白痰，饮食增加，睡眠好转，大便减为2～3次，时有自汗，小便正常，舌质淡红，舌苔白腻，脉沉细。辨证为邪退正虚，上方加僵蚕10g，太子参加到12g，继服6剂。

三诊：2001年8月11日，偶咳嗽，咽微痛，痰白，寐可，大便减为2次，舌质淡红，舌苔已退，脉弦细。仍以前法调理。

按语：患者素有白细胞减少症，纳呆，便溏，舌胖大有齿痕，是脾虚之征；咳嗽，吐黄痰，苔黄腻，为痰热之象，清肺则碍脾，补脾或壅肺，治疗较为棘手。故必宣肺清热，健脾化痰，脾肺同治，用麻黄、黄芩、苦杏仁、金银花、冬瓜仁、芦根清肺而不苦寒伤脾胃，六君子汤健脾益气而不壅滞，更用莱菔子理气化痰消积而权衡其间，是为中庸之法。

【病案二　脾虚痰阻案】

李某，男，54岁，2006年11月5日初诊。主诉：有支气管哮喘10年，咳喘发作1周。近1周来天气多变，咳喘气急，喘息有声，痰黄黏量多，不能平卧，纳呆，腹胀，便溏，舌质胖淡嫩，有齿痕，舌苔白，双脉沉缓。有高血压病、糖尿病史近10年。胸部X线检查示：双肺纹理增重，考虑为支气管炎并感染。

中医诊断：哮喘，辨证为痰浊阻肺，脾肺气虚。立法为宣肺平喘，健脾化痰，方用麻杏石甘汤合香砂六君子汤加减。药用炙麻黄 3g、桃杏仁各9g、生石膏先煎15g、太子参 10g、炒白术 10g、茯苓 10g、陈皮 10g、法半夏 9g、木香 5g、黄芩 10g、冬瓜仁 15g、生薏苡仁 20g、厚朴 10g、甘草 3g。5 剂，水煎服，日 1 剂。

二诊：2006 年 11 月 11 日，自诉服药 3 剂后喘息渐平，可以平卧安寐，5 剂后腹胀减轻，食纳有增，大便溏，但便次由 4 次减为 2 次。患者仍有白痰。喘促已安，辨证为脾虚湿困痰阻，拟健脾祛湿化痰法，用香砂六君子汤化裁。药用太子参 10g、炒白术 10g、陈皮 10g、法半夏 9g、茯苓 10g、木香 5g、砂仁 5g、干姜 5g、广藿香 10g、甘草 3g。5 剂，水煎服，日 1 剂。

三诊：2008 年 11 月 19 日，咳喘复发，夜间加重，痰多，纳呆，夜寐不实，大便溏，日 3 次，小便正常，舌质淡红，舌苔白微腻，脉弦细。辨证为肺失宣降，脾虚痰阻，仍方用麻杏石甘汤合六君子汤加减。药用：炙麻黄 3g、桃杏仁各9g、生石膏先煎15g、太子参 10g、炒白术 10g、茯苓 10g、陈皮 10g、法半夏 9g、冬瓜仁 15g、生薏苡仁 20g、厚朴 10g、甘草 3g。7 剂，水煎服，日 1 剂。

四诊：2008 年 11 月 26 日，患者反映仅大便由溏转干，咳喘仍未减轻，并恶心、泛酸，舌脉同前。考虑胃气上逆，宣肺泻肺之力不足。故上方去生石膏、冬瓜仁、生薏苡仁，加桑白皮、莱菔子、葶苈子各10g，以泻肺，加竹茹 5g、煅瓦楞子 15g，以和胃。7 剂，水煎服，日 1 剂。

五诊：2008 年 12 月 3 日，患者恶心、泛酸诸症明显好转，咳喘平，纳寐可，痰减少，二便正常，舌质淡嫩，舌苔白，双脉沉细，唯有腰痛明显，上方去竹茹、煅瓦楞子，加生熟地各15g、大枣 5g，滋阴益气以扶正。7 剂，水煎服，日 1 剂。

六诊：2008 年 12 月 10 日，诸症进一步好转，纳寐可，微腹胀，咳吐少量白痰，舌脉同前。上方加大腹皮 10g，继服 7 剂，以善其后。

按语：哮喘有虚实之辨。本例感受外邪，引发宿恙，而脾虚不运，聚湿生痰，痰湿阻滞，肺失宣降，是其症结所在。治病求本，宣肺平喘，健脾化痰并施。药用10剂病安，患者说："过去不相信中医，从来未用过中药，通过实践相信了。"

【病案三 脾虚痰热案】

贺某，女，71岁，2008年6月10日初诊。主诉：患者咳喘10日。患者有喘息性支气管炎病史多年，咳喘10日，在某医院行胸部X线检查示：双肺纹理增重，诊断为喘息性支气管炎，输液7天后，口服抗生素3天，无效，故来求治中医。患者20天前曾去台湾旅游，旅途疲劳，加之空调冷气吹拂，10日前返京后咳喘不止，夜间为重，咳吐白黏痰、量多，疲乏无力，不思饮食，大便干，2日1次，小便正常，舌质淡红，舌苔白腻，脉弦细。

中医诊断：咳喘，辨证为痰热阻肺，脾虚不运，腑气不畅。立法为宣肺清热，健脾化痰，润肠通便，方用麻杏石甘汤合六君子汤加减。药用炙麻黄3g、桃杏仁^各9g、生石膏^{先煎}20g、太子参10g、炒白术10g、陈皮10g、法半夏9g、茯苓10g、莱菔子10g、火麻仁5g、冬瓜仁15g、瓜蒌15g、甘草3g。7剂，水煎服，日1剂。

二诊：2008年6月17日，咳喘减轻，咳痰减少，大便仍干，舌质淡红，舌苔白微腻，脉弦细。病证已见好转，大便仍干，须守原法，上方将火麻仁增至10g，继服7剂。

三诊：2008年6月24日，诸症进一步好转，咳喘已平，偶吐少量白痰，纳寐可，二便正常，舌脉如常，上方6剂，水煎服，日1剂。

四诊：2008年7月1日，患者精神清爽，诸症消失，疾病向愈，上方去火麻仁，继服3剂，以善其后。

按语：患者痰热阻肺，宣降失司，故咳喘气促；脾虚不运，故疲乏无力，不思饮食，咳吐白黏痰、量多；腑气畅，则大便干。治以宣肺清热，健脾化痰，润肠通便为法，方用麻杏石甘汤合六君子汤加减。方中加莱菔子、火麻仁润肠通腑。脾气健，腑气通，痰热清，宣降复。

第十二节
治疗呼吸重症的经验

【病案一　清热解毒，扶正散邪治高热】

刘某，男，75岁，2005年4月26日会诊。患者发热，反复发作，住北京某三甲医院呼吸科3个月，现在重症监护病房抢救已15天。诊为"脓毒血症、肺部感染、尿路感染、急性肾衰竭、2型糖尿病、高血压病、贫血"。血培养：可见铜绿假单胞菌；痰培养：可见铜绿假单胞菌；尿培养：可见热带念珠菌。请求会诊，希望解决高热不退问题。

诊见患者高热，已十数日不退，体温39.4℃，抚之周身灼热，身无汗出，神识不清，痰黄黏量多，不易吸出，小便极少，大便黄软次频（服本院中医科中药所致），舌红绛，苔黄浊，脉浮数。

中医诊断：高热。证属痰热蕴肺，下焦湿热，毒邪闭郁，属正虚邪实之候。治以清热化痰，利湿解毒，扶正散邪。方以千金苇茎汤合清瘟败毒饮加减。药用芦茅根各30g、桃杏仁各9g、生薏苡仁15g、冬瓜子15g、生石膏30g、黄连6g、黄芩10g、生地黄15g、玄参15g、白芍15g、牡丹皮10g、石菖蒲10g、广郁金10g、僵蚕10g、蝉蜕6g、薄荷6g。3剂，水煎浓缩至100ml，分3次鼻饲。

二诊：2005年4月30日，患者体温2天来有所下降，今晨体温37.8℃，上午10时体温37.4℃，身不灼热，痰量减少，易于吸出，大便日2次，小便色黄，舌红绛稍暗，苔黄，脉左关滑。证属痰热蕴肺，下焦湿热。仍以清热化痰，利湿解毒为主，兼以扶正调和为法，以千金苇茎汤、六君子汤合小柴胡汤化裁。处方：芦茅根各30g、桃杏仁各9g、生薏苡仁15g、冬瓜子15g、党参10g、法半夏9g、陈皮10g、茯苓10g、柴胡10g、黄芩10g、石菖蒲10g、广郁金10g、僵蚕10g、生地黄15g、玄参15g、六一散包10g。6剂，煎服法同前。

三诊：2005年5月8日，患者体温36.5～36.8℃，偶能动手睁眼，身有少许汗出，痰黄量少，小便少，下肢浮肿，舌淡暗红，脉沉细。肺热渐清，正虚显露。治以清热化痰，利湿解毒，益气养血为法。千金苇茎汤合当归芍药散、防己黄芪汤加减。处方：芦茅根^各30g、桃杏仁^各9g、生薏苡仁15g、冬瓜子15g、当归10g、白芍15g、川芎10g、炒白术10g、茯苓15g、泽泻15g、黄芪15g、防己10g、石菖蒲10g、广郁金10g、金银花15g、车前子^包10g。5剂，煎服法同前。

按语：患者高热、痰黄、尿少，是痰湿热毒内蕴之征，身体灼热、无汗、脉浮，为外邪闭郁肺气所致，正虚邪实，治疗棘手。高主任取清热化痰，利湿解毒，扶正散邪法，用千金苇茎汤合清瘟败毒饮加减。二诊身热渐降，故减清热解毒之力，兼以六君子汤扶正，小柴胡汤调和，去白术、生姜、大枣使不壅滞留邪。三诊有少许汗出，体温恢复正常，正虚显露，仍须清热化痰，利湿解毒，兼以益气养血，取千金苇茎汤合当归芍药散、防己黄芪汤加减。治疗理法贯一，方药有序。

【病案二　补肺健脾，益胃和中消腹胀】

陆某，男，79岁，1997年3月20日会诊。患者喘咳多年，每于冬季加重，诊为"慢性支气管炎并感染、阻塞性肺疾病、肺心病、呼吸衰竭"，在北京某三甲医院呼吸科住院2个月，转重症监护病房10天。患者脘腹胀满如鼓，家属要求会诊。患者喘息气短，呼吸急促，气管切开，呼吸机维持，脘腹胀满，腹大如鼓，大便稀溏臭秽，每日4~6次，舌质胖，色暗红，苔黄褐厚腻，脉沉细弱，右关滑。

中医诊断：肺胀，腹胀。证属胃气衰弱，湿浊阻滞。治以补肺健脾，益胃和中为法。方用六君子汤合平胃散加减。药用人参10g、苍白术^各10g、茯苓15g、法半夏9g、陈皮10g、鸡内金10g、藿苏梗^各6g、厚朴6g、生薏苡仁15g、黄连3g、干姜3g、谷麦芽^各15g、莱菔子10g。3剂，水煎浓缩至150ml，分3次鼻饲。

二诊：1997年3月24日，患者脘胀腹满，偶有矢气，大便溏，臭秽气味减轻，日3~4次，舌质暗胖，苔黄厚，脉沉细弱。患者偶有矢气，大便臭秽减轻，便次减少，是脾胃运化、湿浊好转、脘胀腹满似有消息之兆，继以前法调理。处方：人参10g、苍白术^各10g、茯苓15g、法半夏9g、陈皮6g、砂仁3g、广木香3g、鸡内金10g、藿苏梗^各6g、厚朴 10g、生薏苡仁 15g、焦三仙^各10g。5 剂，水煎浓缩至 150ml，分 3 次鼻饲。

三诊：1997 年 3 月 31 日，药后患者喘息气短，呼吸渐缓，肠鸣辘辘，频转清冷矢气，脘胀平，腹满消，大便软，日 3 次，舌胖质暗红，苔白稍厚，脉沉细弱。胃气来复，脾运已动，湿浊渐消，证属脾肺气虚，痰热内蕴。治以健脾益肺，清热化痰法，方用六君子汤合千金苇茎汤加减。处方：黄芪 20g、党参 10g、炒白术 10g、茯苓 15g、法半夏 9g、陈皮 6g、藿苏梗^各6g、桃杏仁^各9g、芦茅根^各30g、生薏苡仁 15g、冬瓜子 15g、穿山龙 15g。5 剂，水煎浓缩至 150ml，分 3 次鼻饲。

按语：《素问·玉机真藏论》说"胃者五脏之本也"。患者不能进食，唯靠鼻饲营养液维持生命。喘息气促，脾肺气虚，脘腹胀满，中焦失运，故"塞因塞用"，治以补肺健脾，益胃和中法，用六君子汤。胃气衰弱，中焦失运，灌注营养，湿浊难化，故脘腹胀满，腹大如鼓，而大便反臭秽次频，又合平胃散燥湿运脾，行气导滞。脾肺健则胀满除，胃气复而泻注止。

【病案三　大补元气，滋养阴液救肺胀气衰】

齐某，男，71 岁，2000 年 12 月 15 日会诊。患者患慢性阻塞性肺疾病、肺心病、呼吸衰竭、心力衰竭，气管切开，机械维持呼吸已达 23 天，住北京某三甲医院重症监护病房，经治疗心力衰竭纠正，呼吸功能好转，病情稳定，曾 2 次试图撤呼吸机，因不能恢复自主呼吸而放弃，请求会诊。患者面色萎黄，形体消瘦，口唇暗紫，气管切开，机械维持呼吸，自汗出，手足冷，舌红绛而干，少苔，脉细弱小数。

中医诊断：肺胀气衰，宗气衰竭，阴液亏虚，痰热未尽。治以大补元气，滋养阴液，清肺化痰。用保元汤、生脉散合千金苇茎汤加减。药用黄芪 30g、西洋参^{另煎}10g、桂枝 10g、麦冬 15g、五味子 10g、山茱萸 15g、芦茅根^各30g、桃杏仁^各9g、生薏苡仁 30g、冬瓜子 15g、丹参 15g、穿山龙 15g、炙甘草 10g。水煎浓缩至 150ml，鼻饲，日 3 次。患者服至第 11 剂，第 3 次试撤呼吸机，自主呼吸恢复。

按语：呼吸是肺脏的本能，肺主治节，司呼吸。肺脏虚损，宗气衰竭，呼吸不能自主。患者患肺胀，呼吸不能自主，治以大补元气，滋养阴液，清肺化痰，方用保元汤、生脉散合千金苇茎汤加减。方中黄芪、西洋参、桂枝、炙甘草大补元气，山茱萸、麦冬、五味子于阴中求阳，芦茅根、桃杏仁、生薏苡仁、冬瓜子、丹参、穿山龙清肺化痰，疏通肺络，以利气机。全方共奏大补元气，滋养阴液，清肺化痰之功，药后自主呼吸恢复。

第十三节
过敏性鼻炎案

蔡某，男性，19 岁，1993 年 8 月 18 日初诊。主诉：鼻流清涕、喷嚏 5 年余，加重半年。病史：受凉感冒后发病，至今 5 年有余，曾经中西医治疗，或有小效，反复发作，异常痛苦，近半年来加重，来马来西亚吉隆坡同善医院请专家诊治。现每日晨起时鼻流清涕，状如流水不止，喷嚏频作，鼻中奇痒，发作 1~2 小时可止，精神短少，无明显鼻塞，稍咳嗽，气短，或见头晕，疲乏，纳谷尚佳，大便调，小便稍黄，舌红，苔薄黄，脉弦细。

西医诊断：过敏性鼻炎。中医诊断：鼻鼽，证属肺肾气虚，宣降失司。治法：补益肺肾，宣降肺气法。处方：辛芪半仙汤加减（高荣林经验方）。药用黄芪 20g、辛夷 6g、半夏 9g、半枝莲 15g、淫羊藿 15g、赤芍 10g、益智仁 3g、山茱萸 15g、乌梅 6g、黄芩 10g、甘草 6g。5 剂，水煎服，日 1 剂。

二诊：1993 年 8 月 24 日，鼻流清涕，喷嚏，鼻中作痒未见发作，精神有增，舌红，苔黄边腻，脉弦细。既见效机，不必更张，以舌苔腻，治兼化浊，加佩兰 10g，5 剂。

三诊：1993 年 9 月 4 日，昨日睡冷气房中，晨起又稍有流涕，舌稍红，苔薄白，脉弦细，仍遵前法，去佩兰，5 剂。

四诊：1993 年 9 月 11 日，过敏性鼻炎未发作，要求巩固，遂以鼻通合剂（马来西亚制剂）口服，10ml，日三次善后。1993年12月、1995年9月，2次追访，病未发作。

按语：过敏性鼻炎与体质有关，以虚为本，责之肺肾，反复发作，不易治疗。辛芪半仙汤为验方，补益肺肾，宣降肺气。高主任在马来西亚学术交流及医疗半年，治疗过敏性鼻炎患者45例，显效30例，有效13例，有效率为95.6%。病延日久，则蕴热内生，其中22例兼夹热象，重视蕴热的兼夹，可以提高疗效。

第十四节
支气管扩张案

高某，男，18岁，学生，2002年7月15日初诊。主诉：不规则低热14天，咯血8天。病史：患者于2002年7月1日运动后用凉水擦身，晚上鼻塞、流涕、咽痛。自服抗感冒药。第2天咳嗽，有痰色黄而黏，发热，体温37.1~38.2℃，7月6日，黄痰增多，早晚为甚，且痰中带血，7月7日出现咯血，急到解放军某医院就诊，诊为"支气管扩张并感染"，收住院治疗，病情控制不佳，仍咯血，今来中医诊治。现发热恶寒，咳嗽咯痰，痰黄量中等，咯血色红，夹有小血块，每天咳1~3次，血量约20~150ml。近2天咳嗽转重，咳声重浊，胸闷，胸中隐隐作痛，心烦，失眠，咽痛，口渴，低热，体温37.2~37.8℃，大便干燥，2日1行，小便短黄，舌质红，苔黄腻，脉弦数。

西医诊断：支气管扩张并感染。中医诊断：咯血，证属外感寒邪，内蕴痰热，灼伤肺络。治法：以清肺化痰，凉血止血法。处方：千金苇茎汤加味。药用芦茅根^各30g、桃杏仁^各9g、生薏苡仁15g、冬瓜仁15g、桑白皮15g、侧柏叶20g、炒栀子10g、生地黄10g、花蕊石20g、牛膝10g、熟大黄3g、三七粉^冲2g。4剂，水煎服日1剂。

二诊：2002年7月19日，患者咳嗽稍轻，咯痰量减少，从昨晚未见咯血，仍痰中有血，发热恶寒、胸痛、咽痛，心烦及睡眠稍有好转，大便已畅，日1行，小便可，舌尖红，苔微黄腻，脉滑小数。热壅血妄渐解，痰浊内盛，尚有表邪，治以清热解表，宣肺化痰。处方：银翘散合千金苇茎汤化裁。药用金银花15g、连翘10g、牛蒡子10g、黑芥穗10g、薄荷6g、芦茅根各30g、桃杏仁各9g、生薏苡仁15g、冬瓜仁15g、炙麻黄3g、瓜蒌皮10g、生地黄15g、玄参30g。7剂，水煎服，日1剂。

三诊：2002年7月26日，患者1周来未咯血，痰中带血于2天前消失，睡眠稍安，周身疲乏，动则汗出，口干苦，嗳气，大便日1行，舌尖红，苔白稍厚，脉滑。治法：和解少阳，清肺化痰。处方：小柴胡汤合千金苇茎汤加减。药用柴胡10g、半夏9g、黄芩8g、党参10g、芦茅根各30g、桃杏仁各9g、冬瓜子10g、生薏苡仁15g、生地黄15g、牡丹皮6g、炒酸枣仁15g、五味子5g。5剂，水煎服，日1剂。

四诊：2002年8月1日，近2周无咯血，咳嗽咯痰亦消失，体温正常，稍有口干，周身乏力，动则汗出，胃脘不舒，嗳气，纳差，眠可，大便稀薄，日行2次，小便正常，舌偏淡，苔薄白，关脉滑。治法：补中益气。处方：补中益气汤加减。药用黄芪15g、白术10g、当归10g、陈皮10g、党参10g、柴胡10g、牛蒡子10g、僵蚕10g、玄参20g、炒酸枣仁15g、浙贝母10g、甘草6g。7剂，水煎服，日1剂。

2002年8月14日其母来述，基本康复。

按语：本案急则治其标，首诊以千金苇茎汤加味，邪散热减，血络得和；二诊表证尚在，合银翘散疏风清热；三诊表邪得解，少阳不利，守方合小柴胡汤，和解少阳，调畅气机。药后邪去正虚，直以补中益气汤。本例中医治有层次，3剂而咯血止，16剂咳嗽、咯痰消失。

第十五节
清开灵治疗肺系急症

20世纪80年代初开始广安门医院在临床急危重症中运用清开灵注射液，该临床经验已经编入《中医内科急症》一书，主要用于发热、疹胀、头痛、出血、发斑、神昏、中风、痉证、厥证、痢疾、黄疸等11种病症，在中医界产生一定的影响。现将广安门医院近年来运用清开灵治疗肺系急症的体会介绍如下。

一、发热早投清开灵

临床治疗外感发热重症，主张清开灵早投，不必拘于外感风寒、外感风热以及"在卫汗之可也，到气才可清气"的成法。清开灵早期应用对清除内热、截断病势、预防传变大有裨益。临床亦每见不明原因高热，暂未明晰病因，多予清开灵治疗，常起到清热退热的效果。

【发热病案】

张某，男性，反复发热2月，于1995年12月26日以"发热待查"为诊断入院。患者各项检查未见明显异常，反复发热，夜间为甚，体温波动在38～40℃，曾用青霉素等抗生素静脉滴注，口服清热解毒汤剂未效。以清开灵注射液与双黄连注射液静脉滴注，3天后热退，2周痊愈出院。发热重症常以清开灵注射液40ml加入500ml液体中静脉滴注，日1次，甚者2次。

二、肺热主用清开灵

清开灵清热解毒，清肃肺气，肺热诸病，足堪任用，疗效较好。

【肺热病案】

李某，女性，36岁，1996年1月12日初诊，门诊以"肺炎"收入院。患者发病1周余，咳嗽频作，咳声重浊，胸憋气促，胸部疼痛，咯黄黏痰量多，发热不恶寒，体温38.9℃，汗出沾衣，舌红，苔黄，脉滑数。血常规：白细胞计数数 17×10^9/L，中性粒细胞比率0.85。胸部X线检查示双下肺纹理增多，有小片状阴影。西医诊为肺炎，中医诊为风温肺热。用清开灵注射液40ml加入5%葡萄糖注射液250ml中静脉滴注，每日 2 次；配用中药汤剂麻杏石甘汤加减。治疗第 4 天体温降至正常，胸痛、喘促、汗出大减，清开灵注射液静脉滴注减为日 1 次，1 周后患者咳嗽、胸闷、咯痰消失，复查血常规白细胞计数和中性粒细胞比率均正常，2 周复查胸部 X 线检查肺部阴影消失，痊愈出院。

肺热证用清开灵治疗，初始用量宜偏大，见效后药量可转为常规用量，一般疗程在 2 周左右。大量应用清开灵，有少数患者初始或见大便稀溏，继用则大便反转硬而成形，肺与大肠相表里，初始大便稀溏是肺热下泻之佳兆，清大肠所以泻肺热，肺热得清大便自硬。

三、肺胀配施清开灵

肺胀是肺系疾病的危重阶段，本虚标实，治疗棘手。临床治疗常以参麦注射液或参附注射液，益气养阴培元，回阳救逆固脱，以治其本；配用清开灵注射液，清肺化痰利湿，肃肺降气解毒，以治其标。扶正祛邪，标本兼顾，常能取效，使病势缓解。

【肺胀病案】

周某，女性，64 岁，1992 年 5 月 7 日来诊。患者旧有痰喘宿疾，反复发作，曾在北京某医院诊为慢性喘息性支气管炎、肺气肿。1989 年 12 月再次发病，喘促气短，动则加重，心悸怔忡，下肢浮肿，诊为肺心病，经治疗缓解。1 月前天气骤冷，感冒发病，现咳喘不止，动则加重，胸满腹胀，痰黄黏不易咯出，唇甲青紫，下肢浮肿，不能平卧，舌红，苔少，脉象细促。查体见桶状胸，胸部叩诊过清音，两肺可闻及哮鸣音和湿啰音，心率 112 次 /min，律齐，心音遥远，肝肋下 3 指可触及。胸部 X 线检查示双肺纹理紊乱，肺通透性增高，右心房饱满膨隆。心电图示窦性心动过速，心电轴右偏，肺性 P 波。西医诊为慢性喘息性支气管炎急性发作，肺气肿，肺心病，心衰，中医诊为肺胀，肺肾气虚，痰热壅盛。治疗以益气固肾培元，清热化痰肃肺为法，用参麦注射液 30ml，加入 5% 葡萄糖注射液 250ml 中静脉滴注，清开灵注射液 40ml，加入 5% 葡萄糖注射液 250ml 中静脉滴注，日 1 次，辅以补肾纳气，平喘利水中药汤剂。治疗 1 月，病情缓解，好转出院。

肺胀一病，属急危重症，治疗以固本为主，用清开灵配合兼顾其标，肃肺清热，对于控制病势有重要作用。

四、肺性脑病急用清开灵

肺系疾病发展至终极期，常见肺心病，甚则出现痰热壅盛，痰迷心窍，蒙蔽神明，痰热动风之象。治疗当清热化痰，开窍息风为大法。病情至急，变化迅速，必抓住时机，急用清开灵以清热化痰，开窍息风，或可挽救其垂危之势，冀求平复，带病延年。

【肺性脑病病案】

董某，女性，69 岁，久患咳喘，反复发作，诊为肺胀，慢性支气管炎，肺气肿，肺心病。累经治疗，缓解出院。近 2 月来劳累受寒发病，服药效果不显，1994 年 10 月 28 日来诊，收住院治疗。患者咳喘痰多，不能平卧，心悸气短，动则有加，下肢浮肿，口唇紫绀，舌暗紫，苔黄厚，脉滑数。近 2 天来患者精神恍惚，面色潮红，时见躁动，大便 2 日未行。今晨咳喘有 10 余分钟，痰咯不利，心烦躁扰，神志不清，颈项强直，手足抽搐，喉中痰鸣。此为痰迷心窍，风痰上扰，急予高流量吸氧，清开灵注射液 60ml 加入 5% 葡萄糖注射 500ml 中静脉滴注，并以尼可刹米、洛贝林各 5 支加入 5% 葡萄糖注射液 250ml 中另开静脉通道静脉滴注，中药以宣白承气汤送服安宫牛黄丸鼻饲。药后热清痉止，病情缓解。仍以原法，清开灵减至 40ml，每日 1 次，用药 5 天，再以中药汤剂调理，2 周后好转出院。

清开灵清热化痰，开窍醒神，息风止痉，肺性脑病神昏抽搐固为急救必用，即使刚见精神恍惚，烦躁不宁，亦应急输，以救其初萌，逆挽其颓势。

第十六节
一贯煎治疗高通气综合征

　　高通气综合征是由于通气过度，超过生理代谢所需而引起的综合征。其特征是临床症状可以由过度通气激发试验复制出来。其临床症状涉及多器官系统，表现为呼吸困难，胸部不适或胸痛，呼吸深或快，心慌或心悸，头昏，视物模糊，手指针刺麻木感，手指、上肢强直，口唇周围麻木、发紧，晕厥，精神紧张或焦虑，恐惧，害怕死亡等。无相应的器质病因。本病临床发病率逐年增高，误诊率较高，容易被临床医师所忽视。本病属于中医郁证范畴，脏气虚弱为内因，情志不畅为主要诱因，正如《杂病源流犀烛·诸郁源流》说："诸郁，脏气病也，其原本于思虑过深，更兼脏气弱，故六郁之病生焉。"高主任临床运用一贯煎治疗高通气综合征多例，疗效颇著。

　　患者程某，女，35岁，2016年3月14日初诊。主诉：胸闷、气短反复发作1年余。诱因：劳累、情绪激动。症见胸闷气短，两胁胀闷，胸骨后梗塞感，咽痒干咳，心悸，手指麻木，口干舌燥，手脚冰凉，焦躁不安。查体：两肺呼吸音粗，未闻及啰音。舌质淡，边尖红，苔薄少，脉弦细数。肺功能检查：通气功能正常。

　　中医诊断：郁证，阴虚血燥，肝气横逆证，治以滋阴疏肝，方用一贯煎加减。药用北沙参12g、麦冬15g、生地黄10g、川楝子6g、天花粉10g、石斛15g、芦根10g、地骨皮10g、桑叶10g、牛蒡子3g、北豆根6g、木蝴蝶3g、前胡10g、炒白术25g、诃子12g。

　　二诊：服药14剂后，患者阴津亏虚症状较前好转，口干舌燥减轻，但仍感手脚冰凉，考虑患者肝肾阴虚，阴损及阳，阳气失于温煦，故在前方的基础上减滋阴生津药物用量，酌情添加少量温补肾阳药物，用量不宜过大，去麦冬、天花粉、石斛、芦根，加桂枝3g、山药15g，继服14剂。

　　三诊：患者病情基本控制，偶感胸闷气短，呃逆反酸，考虑患者肝郁日久，横犯脾胃，在一贯煎基础上加理气健脾药。处方：北沙参

12g、生地黄 9g、川楝子 5g、白前 10g、炒白术 30g、五味子 6g、旋覆花 10g、煅瓦楞子 15g、炒枳壳 12g、姜半夏 8g、厚朴 9g、炒莱菔子 10g、陈皮 12g、茯苓 30g。继服 7 剂。嘱患者进行腹式呼吸训练，后随访未再发作。

患者平素性情急躁，思虑过多，阻滞气机，耗伤肝血。肝藏血属木，体阴而用阳，喜条达恶抑郁，得肾水而生，与脾胃关系密切。肝阴亏虚，肝火上炎，可见两胁胀闷不舒。肝火上炎，灼伤肺津，气机不畅，则见胸闷气短、胸骨后有梗塞感，咽痒，舌质淡边尖红，苔薄少，脉弦细数，辨为郁证，证属阴虚血燥，肝气横逆，治以滋阴疏肝。故用生地黄，滋阴壮水；再入甘寒质润之麦冬、沙参、天花粉、石斛、芦根、地骨皮补养肝胃之阴，使肺胃津旺，金气清肃下行，自能制木；更入少量川楝子，性寒不燥，既能疏泄肝气，又能顺肝木条达之性，且制诸药滋腻碍胃之弊。久咳肺胃津伤，肺肾亏虚，予桑叶、牛蒡子、前胡、北豆根、诃子收敛肺气，清热生津，止咳化痰。纵观全方，具有滋水养阴，以涵肝木；培土生金，以制肝木；寓疏于补，条达肝木的基本特点。全方补、清、疏、敛并用，寓疏于补清之中，使补而不腻，疏而不散，以柔克刚。

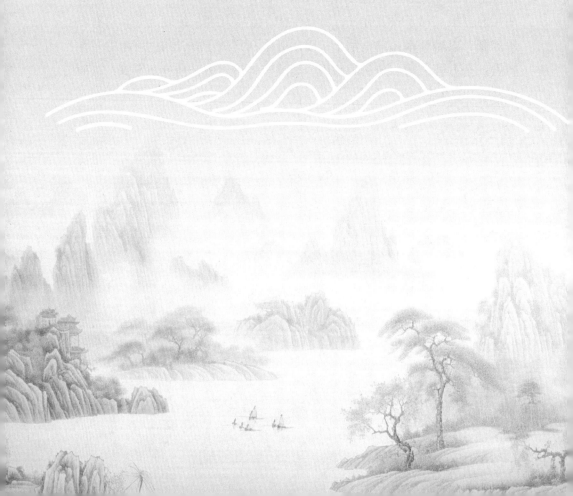

第四章

睡眠医学篇

第一节
中医睡眠学说及其科学内涵

（本文为高荣林、徐凌云发表在《中国中医基础医学杂志》1995年第1卷第1期论文。）

近二十年来，睡眠研究取得了重要的进展，但睡眠学理论还处于发展阶段，睡眠的许多奥秘尚待揭开。笔者认为，中医睡眠学说奠基于《黄帝内经》，包括睡眠的阴阳说、卫气运行说、神主说，有其独特的理论体系和科学的内涵。

一、阴阳睡眠学说

阴阳睡眠学说认为，人体阴阳消长出入的变化，决定了睡眠和觉醒的生理活动。《素问·阴阳应象大论》说："阴阳者，天地之道也，万物之纲纪，变化之父母，生杀之本始，神明之府也。"阴阳是自然界的规律，中医有关睡眠的理论必然统摄于中医的阴阳学说。

自然界阴阳变化，有日节律，人体阴阳消长与其相应，也有明显的日节律。《素问·金匮真言论》说："平旦至日中，天之阳，阳中之阳也；日中至黄昏，天之阳，阳中之阴也；合夜至鸡鸣，天之阴，阴中之阴也；鸡鸣至平旦，天之阴，阴中之阳也。故人亦应之。"天地阴阳的盛衰消长，致使一天有昼夜晨昏的节律变化。人与自然界是统一的整体，人体的阳气，随之有消长出入的日节律运动。平旦时人体的阳气随自然界阳气生发而由里外出，阳气渐长，人起床活动，中午时分人体阳气盛于外部，黄昏则阳气渐消，入夜则阳气潜藏于内，人上床休息，阳入于阴则寐，阳出于阴则寤。《灵枢·口问》说："阳气尽，阴气盛，则目瞑；阴气尽，而阳气盛，则寤矣。"阴主静，阳主动；阳气衰，阴气盛，则发生睡眠；阳气盛，阴气衰，则产生觉醒。这种阴阳盛衰主导睡眠和觉醒的机制，是由于人体阳气入里出表的运动来决定的。

人体阴阳的日节律变化是客观存在的，现代科学研究为此提供了客观依据。人体内激素分泌即表现出阴阳的日节律变化。如人体甲状腺素、胰高血糖素、降钙素、促肾上腺皮质激素、糖皮质激素、肾素、醛固酮、儿茶酚胺、促性腺激素、睾酮及女性雌三醇等均白天分泌增多，夜间分泌减少；而甲状旁腺素、促甲状腺素、肾上腺皮质激素、孕酮、生长激素、催产素、抗利尿激素等则夜间分泌增多，白天分泌减少。现代睡眠学认为，人的脑部存在着两个系统，一个促进睡眠，一个促进觉醒，称为睡眠与觉醒系统。要使睡眠得以发生，力量相对较强的觉醒系统充分发挥作用，以致进入睡眠。觉醒系统过强，或睡眠系统力量不足，则不能发生睡眠。觉醒系统活动增强，睡眠系统作用减弱，人就觉醒了。现代睡眠与觉醒系统的理论，与中医阴阳睡眠学说如出一辙，觉醒系统为阳，睡眠系统为阴，阴阳相互矛盾，相互斗争，又相互依存，相互协调，共同来完成睡眠和觉醒的生理活动。这充分说明了，产生于数千年前的中医阴阳睡眠理论，有其相当科学的内涵。

二、卫气运行睡眠学说

卫气运行睡眠学说统摄于阴阳睡眠学说之内，阴阳睡眠学说中阳气消长出入的阳气，指的就是卫气。卫气运行睡眠学说认为，由于卫气运行于阳经而觉醒，卫气运行于阴经及五脏而产生睡眠。

卫气来源于水谷精气，营运不休，属人体的阳气范畴。《灵枢·营卫生会》说："人受气于谷，谷入于胃，以传于肺，五脏六腑，皆以受气，其清者为营，浊者为卫，营在脉中，卫在脉外，营周不休，五十而复大会。阴阳相贯，如环无端。"卫气的运行规律是，白天运行于阳经二十五周，夜间运行于阴经及五脏二十五周。平旦时卫气出于目，循足太阳经，手太阳经，足少阳经，手少阳经，足阳明经，手阳明经之外运行，再从手阳明入掌中，足阳明入足心，行阴分至目为一周。夜间卫气运行于阴经及五脏，正如《灵枢·卫气》所说："阳尽于阴，阴受气矣。其始入于阴，常从足少阴注于肾，肾注于心，心注于肺，肺注于肝，肝注于脾，脾复注于肾为周。"即以肾、心、肺、肝、脾，五行相克的顺序周行。白天卫气运行于阳经二十五周，人体阳气盛于外，温煦周身，卫外而为固，人寤而活动；夜间卫气入里，运行于阴经和五脏二十五周，人则卧寐休息。卫气通过阴阳跷脉，来司目的闭睁。由于卫气昼夜运行变化的规律，人体出现寤、寐的不同生理活动。

卫气运行睡眠学说，主张卫气运行规律周期变化引起睡眠和觉醒的生理现象，与长期以来占统治地位的主张睡眠是大脑休息的静止被动状态的睡眠学说有着本质区别，而与现代睡眠学说相通融。只是近二十年来，人们才认识到睡眠是一种复杂的主动的过程，并非大脑完全休息，而是改善了活动方式。睡眠时神经系统、循环系统、内分泌、肌肉和各种神经反射活动均有明显的改变。如非快速眼动睡眠时，全身肌肉松弛，内脏副交感神经活动占优势，心律和呼吸减慢，血压降低，胃肠蠕动增加，基础代谢率降低，大脑总的血流量减少；而眼球快速运动睡眠时面部和肌肉有很多次发作性小抽动，手足徐动，内脏活动高度不稳定，胃液分泌增加，有阴茎勃起，脑血流量比觉醒时明显增加，脑的耗氧量也有明显的增加。由此可见卫气运行的运动睡眠学说——睡眠时卫气运行于阴经和五脏是相当先进的，值得进一步研究。

三、神主睡眠学说

神主睡眠学说认为，睡眠、觉醒由神的活动来主宰。正如张景岳所说："盖寐本于阴，神其主也。神安则寐，神不安则不寐。"

神是人体生命活动的外在表现，又指人的精神、意识、思维活动。《灵枢·本神》说："生之来谓之精，两精相搏谓之神。"神随先天之精，孕育于父母，分而为五，即神、魂、魄、意、志，分藏于五脏，主宰于心。《灵枢·邪客》说："心者，五脏六腑之大主也，精神之所舍也。"心主神明，统摄协调五脏，主持精神意识和思维活动。神在人体具有重要的地位，神充则身强壮，神衰则身虚弱。神机旺盛，则精神充沛，面色红润光泽，两目炯炯有神，动作灵活，思维敏捷。神的活动，具有一定的规律性，随自然界阴阳消长而变化。白天属阳，阳主动，故神营运于外，人寤而活动；夜晚属阴，阴主静，故神归其舍，内藏于五脏，人寐卧而休息。《血证论》说："寐者，神返舍，息归根之谓也。"又说："肝藏魂，人寤则魂游于目，寐则魂返于肝。"神安静守舍则能寐，若神不能安其舍，游荡飞扬，则会出现不寐、多梦、梦游、梦语等多种睡眠障碍病症。

现代睡眠学认为，人的睡眠中枢在大脑。中医神主睡眠学说，则认为睡眠和觉醒由神的活动来主宰，神统摄于心，关乎五脏，也就是说睡眠和人体全身的功能活动状态有关。近年来的研究证明，睡眠是复杂的主动过程。睡眠的"黑匣子"尚未打开，睡眠时神经系统、循环系统、内分泌、肌肉和各种神经反射活动等均有明显的改变。应该说睡眠是人体整体的生命活动形式，中医神主睡眠学说的整体睡眠观，给我们开辟了广泛的研究领域，同样中医从整体调节治疗睡眠障碍的方法丰富多彩，为现代睡眠障碍的治疗开创了广阔的光明前景。

中医睡眠的三个学说，相互关联，共同组成了中医睡眠的理论体系。阴阳睡眠学说是中医睡眠理论的总纲领，揭示了睡眠和觉醒的基本原因；卫气运行睡眠学说是阴阳睡眠学说的具体化，揭示了睡眠的运动本质；神主睡眠学说突出了中医的整体睡眠观，揭示了睡眠是人整体的生命活动形式。中医睡眠学说与现代睡眠学的认识相通融，具有科学的内涵；对中医睡眠学说的研究将促进现代睡眠学的发展。

第二节
五脏六腑功能失调皆令人失眠

依据中医睡眠学说，睡眠是人体整体的生命活动形式，睡眠与人体阴阳、气血、脏腑息息相关。阴阳的和调平秘，气血的充盛调畅，脏腑的协调统一，气机升降的和顺，神魂魄意志的安宁，是睡眠的必要条件。因此，失眠发生的机制也是多元性的，人体阴阳、气血、脏腑不论哪一个环节失调，都会出现睡眠障碍，可以说五脏六腑皆令人失眠。

一、心

《灵枢·本神》说："所以任物者谓之心。"心具有接受外来信息的作用。古人之所以把心称作"五脏六腑之大主"，是与心主神明的功能分不开的。五志唯心所使，故《类经·疾病类》指出："心为五脏六腑之大主，而总统魂魄，兼该志意。故忧动于心则肺应，思动于心则脾应，怒动于心则肝应，恐动于心则肾应，此所以五志唯心所使也。"失眠总体是神志不安其舍所致，神志总统于心，各类失眠皆由心生，故心功能失调令人失眠。具体就心而论，心主血脉的功能失常，如心气不足，心血虚少，心阴亏损，心阳衰弱，血脉运行不畅，均会影响心神，出现失眠。《类经·疾病类》说："情志之伤，虽五脏各有所属，然求其所由，则无不从心而发。"心之官则思，五志或扰动心神，会发生失眠。正如张景岳所说："心为事扰则神动，神动则不静，是以不寐也。"心为阳中之太阳，五行属火，心火欲潜欲降，下交于肾，心火上炎，心肾不交，会产生失眠。心为君主之官，聪明智慧，不为邪侵，若痰热沃心，心神不宁，也是失眠的重要原因。治疗心因性失眠，常需养心、清心、通心、宁心。养心常用补益心气，养心安神；滋养心血，养心安神；滋补心阴，养心安神；温补心阳，养心安神法等。清心，常用泻火导热，清心安神；滋阴降火，交通心肾，清心安神等法。通心，或化痰泄浊，宽胸安神；或活血化瘀，通脉安神等法。宁心，可用龙骨、牡蛎、龙齿、琥珀、羚羊角粉等重镇安神药，或用炒酸枣仁、首乌藤、柏子仁、远志等滋养安神药。

二、肺

肺为相傅之官，主宗气，司呼吸，统治节。肺主一身之气，肺吸入自然界之清气，与谷气合而积于胸中，成为宗气。宗气司呼吸，贯心脉，行气血。肺主气，司呼吸，是人体基本的生命体征。宗气旺盛，贯心脉，行气血，血脉周流。呼吸节律，出入有序，宣降调畅。息道宣通，则卫津敷布周身；水道通调，则水液下输。如是心神安宁，肺魄守舍，则睡眠安稳。若肺气虚弱，或影响肺气的宣发，气道不利；或宗气不足，波及心血的运行，血脉瘀滞；或肺不温煦，魄神失养；或肺失濡润，津伤魄躁；或痰浊阻肺，呼吸不畅；或肺气不降，水道不利；或卫气虚损，营卫不和。凡此种种，皆可导致失眠。肺脏引起的失眠，可用补肺、养肺、宣肺、肃肺、调和营卫的方法治疗。补肺，重在补益肺气，可用保元汤；养肺是指养阴润肺，可予百合地黄汤；宣肺旨在宣表通窍，常用白牛宣肺汤；肃肺主以降气利水，每用苏子降气汤；调和营卫，可用桂枝汤加味。

三、肝胆

《灵枢·本输》说："肝合胆，胆者中精之腑。"胆藏精汁，与其他五腑传化物，转糟粕不同，故称中精之腑。《素问·灵兰秘典论》云："胆者，中正之官，决断出焉。"中正之官，故能主决断。《素问·六节脏象论》说："凡十一脏取决于胆也。"肝主藏血，体阴而用阳，能够疏泄条达，调节情志，疏调气血，促进胆汁分泌与排泄，协助脾胃消化，又疏通水道，调理冲任。《灵枢·本神》说："肝藏血，血舍魂，肝气虚则恐，实则怒。"魂以血为养，肝血充足，则魂得血养，魂安其舍，夜寐安宁；肝气健行，魂得温煦，运作自如，睡眠平和。肝主疏泄，气机疏通畅达发泄，升降出入有序，气血和调，脏腑协调，魂魄安康，睡眠和谐。肝主疏泄，调畅气机，血液运行，经脉流畅，营卫营周不休，夜半而大会，人即安眠。肝主疏泄，调节情志，精神舒畅，魂守其舍，人能安眠。肝阴、肝血不足，魂失所养，魂魄飞扬，失眠多梦。肝血亏损，筋脉不荣，拘挛抽搐转筋，发生失眠。肝藏魂，与睡眠的关系尤为密切。肝气虚则恐，魂受惊扰，忐忑不安，发生失眠。思虑、喜怒过度，致肝气郁结，肝失疏泄，气血不和，魂不安其宅，发生失眠。或气郁化火，火热扰心，可致失眠。怒则气逆，肝阳上扰，血随气涌，亢而不下，升降失调，魂魄不宁，发生失眠。或肝郁化火，火热内逼，神魂被扰，发生失眠。或情志不遂，疏泄失职，生痰（湿）化火，痰（湿）热内扰，也会出现失眠。胆主决断，心胆虚怯，心神失养，神不收持，胆难决断，则发生失眠。胆气郁阻，肝失条达，气机不畅，魂不守舍，发生失眠。肝脏功能失调令人失眠，治疗常从补肝、柔肝、疏肝、平肝、清肝、温胆等方面来治疗。肝阴、肝血不足者，治以补肝，阴血充而魂自安，常用一贯煎、四物汤等。肝气血不足，筋脉失养，或肝阳上扰者，治以柔肝、平肝，常用芍药甘草汤、镇肝熄风汤。肝气郁结者，常用逍遥散、柴胡疏肝汤。肝郁化火者，治以清肝，用丹栀逍遥散，而痰热、湿热者，治以清热化痰、清利湿热，可予黄连温胆汤、龙胆泻肝汤。心胆虚怯者，治以温胆宁心，可用十味温胆汤。邪郁少阳，胆郁痰热者，治以和解利胆，方用柴胡加龙骨牡蛎汤、安神定志丸。

四、脾胃

胃为水谷之海，受纳腐熟水谷，其气通降下行，与脾以膜相连，脾胃相表里。《素问·五脏生成》说："脾胃大肠小肠膀胱三焦者，仓廪之官，营之居也，名曰器，能化糟粕，转味入出者也。"脾主运化，为后天之本，气血生化之源，脾胃健运，散精于肝，浊气归心，精气归于肺，留于四脏，脏腑调和，人得以安眠。脾胃是气机升降的枢纽，脾的清阳之气主升，津液赖脾气上升而输布周身，胃的浊阴之气主降，糟粕得以下行，六腑满而不实，升降出入，新陈代谢，气机和谐，人能安眠。若脾胃功能失调，后天虚馁，气血乏源，脾胃气虚，心血不足，肝失血养，肺气不续，肾精匮乏，脏腑失和，发生失眠。脾胃功能失调令人失眠，治疗当调理脾胃，补脾、运脾、和胃、通腑，以复其常，人即安眠。补脾，可用四君子汤。运脾，可用六君子汤。和胃选用平胃散、半夏泻心汤之类。通腑，常用熟大黄、焦三仙、莱菔子、火麻仁等药。

五、肾

肾精是人体生命活动的根本，肾精充足，则身体强壮，肾精化气，肾阳温煦脏腑，为全身功能活动的原动力，肾阴是生命活动的物质基础，为人体最宝贵的精微物质，肾精充盛，气化健旺，五脏得养，动力有源，脏腑和调，睡眠安和。心火肾水，一阴一阳，心火下降，肾水上升，水火既济，心肾相交，阴阳交通，人即安眠。肾阴充足，滋养肝木，肝阳和平，人得安眠。若肾阴亏虚，阴不敛阳，阳气浮越，发生失眠；肾气不足，精神不振，神思恍惚，则睡不深沉；肾阴亏耗，不能上济，心火浮躁，心肾不交，发生失眠；肾居下焦，为湿热秽浊留聚之所，若湿热下注，熏蒸上扰，神魂不宁，发生失眠。肾功能失调令人失眠，治以补肾、温肾、清肾、交通心肾法。补肾可选六味地黄丸、杞菊地黄汤；温肾可用右归丸、金匮肾气丸；清肾或用知柏地黄丸；交通心肾用交泰丸等。

人是统一的整体，五脏相关，发生失眠各脏腑可能会相互影响，或为多个脏腑的功能失调，治疗当统筹兼顾，和调脏腑关系，灵活运用，不必拘泥。神统摄于心，无论什么原因发生失眠，治疗时均应治心调神以为常法。

第三节
辨治失眠学术思想撷菁

一、治病求本　强调辨证论治

高主任治疗失眠的主要学术思想，就是辨证论治。失眠的患者，由于发病原因复杂，性别、年龄不同，体质多样，症状体征因人而异，就不能固守一方一法，而应根据年龄、性别、病因、症状、体征的不同，因人而异，治病求本，辨证论治。

早在《黄帝内经》中就强调了天、地、人相应的整体观，如《素问·著至教论》说："上知天文，下知地理，中知人事，可以长久。"《素问·阴阳应象大论》说："治不法天之纪，不用地之理，则灾害至矣。"在《素问·征四失论》《素问·疏五过论》等篇中，叙述了辨证论治的具体方法，如《素问·疏五过论》说："圣人之治病也，必知天地阴阳，四时经纪，五脏六腑，雌雄表里，刺灸砭石，毒药所主，从容人事，以明经道，贵贱贫富，各导品理，问年少长，勇怯之理，审于分部，知病本始，八正九候，诊必副矣。""凡欲诊病者，必问饮食居处，暴乐暴苦，始乐后苦，皆伤精气。精气竭绝，形体毁沮。暴怒伤阴，暴喜伤阳。"指出诊病要知病因。东汉张仲景最讲究辨证论治，《伤寒论》《金匮要略》为中医辨证论治建立了较为系统的理论体系，为后世历代学者视为圭臬，莫不宗之。如《伤寒论》第 76 条云："发汗吐下后，虚烦不得眠，若剧者，必反复颠倒，心中懊憹，栀子豉汤主之。若少气者，栀子甘草豉汤主之；若呕者，栀子生姜豉汤主之。"《伤寒论》第 319 条云："少阴病，下利六七日，咳而呕渴，心烦不得眠者，猪苓汤主之。"指出同为失眠，由于病因不同，临床表现不同，所采取的治疗方法也就随之不同。清代喻嘉言将"先议病后用药论""议病式"冠于《寓意草》之首，主张"先议病、后用药"，认为辨证是论治的前提。在病证明确以后，才能决定治法方药，创立了"议病式"，包括四诊、八纲的具体运用，在辨证明确的基础上指导治法、方药的选用等。"与门人定议病式"中提出议病用药的具体方法为为："某年某月，某地某人，年纪若干。形之肥瘦长短若何？色之黑白枯润若何？声之清浊长短若何？人之形态苦乐若何？病始何日？初服何药？次后再服何药？某药稍效？某病不效？时下昼夜孰重？寒热孰多？饮食喜恶多寡？二便滑涩无有？脉之三部九候，何候独异？二十四脉中，何脉独见？何脉兼见？其症或内伤？或外感？或兼内外？或不内外？依经断为何病？其标本先后何在？汗吐下和寒温补泻何施？其药宜用七方中何方？十剂中何剂？五气中何气？五味中何为味？以何汤加减和合？其效验定于何时？一一详明。务令纤毫不爽。"指出了辨证论治的具体方法，这在我们今天的临床实践中仍具有重要的指导意义。治病求本、强调辨证论治时要详辨如下因素。

1. 年龄　历代医家均很重视年龄因素在疾病中的作用。《灵枢·营卫生会》说："老人之不夜瞑者，何气使然？少壮之人不昼瞑者，何气使然？……壮者之气血盛，其肌肉滑，气道通，荣卫之行，不失其常，故昼精而夜瞑。老者之气血衰，其肌肉枯，气道涩，五脏之气相搏，其营气衰少而卫气内伐，故昼不精，夜不瞑。"指出由于年纪不同，生理状态不同，引起失眠的原因也就各异。《素问·示从容论》说："年长则求之于腑，年少则求之于经，年壮则求之于脏。"指出年龄在疾病论治中的作用。高主任认为，人在一生的不同年龄段，生理特点不同，疾病的表现各有偏重，治疗方法也就因人而异。人的一生大体可分为3个年龄段：青少年期，壮年期，老年期。青少年期脏腑娇嫩，形气未充，出现失眠，多为脏腑气血不足，元气未充所致，病性以虚为主，常常伴有梦游、梦魇、梦惊、遗尿等表现；壮年期，工作压力大，思虑多谋，所欲不遂，发为失眠多与情绪不畅、肝气郁结、郁而化火有关，病性以实为主；老年阶段，具有"脏腑脆弱，形气消减"的生理特点，多由于"老者之气血衰，其肌肉枯，气道涩，五脏之气相搏，其营气衰少而卫气内伐，故昼不精，夜不瞑"（《灵枢·营卫生会》），"年高人阳衰不寐"（《证治要诀·虚损门》），因此发病具有"多病相兼，虚实夹杂"的特点。老年人脾胃虚弱，气血化源不足，不能奉养心神；或心肝阴血亏损，虚热内生，扰乱心神；或肾精亏于下，火气炎于上，水火不济，心肾不交；或脾虚不运，痰湿内生，痰热内扰，心胆不宁等因素，均可导致不寐。又由于"壮年人肾阴强盛则睡沉熟而长，老年人阴气衰弱，则睡轻微易知"（《冯氏锦囊·方脉不寐合参》），故老年失眠发病率明显高于年轻人。因此，高主任治疗青少年睡眠障碍，多以健脾益肾，益气养血为主；治疗青壮年失眠，多以疏肝理气，清肝泻火，清热化痰为主；治疗老年失眠，多根据脏腑阴阳气血盛衰情况，"补其不足，泻其有余，调其虚实，以通其道而去其邪"（《灵枢·邪客》）。

2. 性别　高主任认为，人体的脏腑经络气血的活动，男女基本相同，但女性在解剖上有胞宫、胞脉，在生理上有月经、胎孕、产育和哺乳等不同于男子的特点，因而女性的脏腑气血活动也就有其特殊规律。一般来说，女性以血为本，女性在经、孕、产、乳期间，由于数脱其血，以至于机体常处于血分不足，气分有余的状态，如《灵枢·五音五味》说："妇人之生，有余于气，不足于血，以其数脱血也。"故女子失眠也多与血虚有关。心藏脉，脉舍神，血虚失于濡养，血不养心，则心神不宁；肝藏血，血舍魂，血不柔肝，则魂不守舍，神魂不安，发为失眠。另外，现代社会中，女性和男性一样参与激烈的社会竞争，往往又承担了更多的繁重家务劳动，压力使得情绪波动，心思敏感，肝气易郁；经前气血蕴壅，易郁易怒；加之更年期，"天癸竭"，肝肾阴虚，肝阳易亢，均可导致肝气郁结，郁而化火等，故肝气郁结，情志所伤是女性失眠的重要原因。又女子属阴，胆气固弱，惊恐卒至，决断无权，神魂不宁，亦可致失眠。因此，女子失眠有多虚、多郁的特点，虚多为肝血虚，所谓"肝为女子之先天"；郁多为肝气郁，所谓"百病不离乎郁，诸郁皆属于肝"。故治疗女性失眠，以调气、养血、柔肝为治疗大法，调气多用四逆散、柴胡疏肝散、逍遥丸、丹栀逍遥散、加味乌药汤等以疏肝理气，宁心安神；养血多用四物汤、当归补血汤、当归芍药散、酸枣仁汤等养血补血，和营安神；柔肝多用一贯煎、补肝汤、杞菊地黄汤、芍药甘草汤等柔肝滋阴，润木安神。若胆气虚弱，决断无权者，用温胆汤或院内制剂温胆宁心颗粒，益气温胆，静心安神。

3. 病因　《三因极一病证方论》说："凡治病，先须识因；不知其因，病源无目。"古代医家均很重视病因在失眠诊治中的作用，如张仲景在《伤寒论》中就有许多是根据不同病因而制定的不同的治疗方法，《伤寒论》61条中"下之后，复发汗，昼日烦躁不得眠，夜而安静，不呕不渴，无表证，脉沉微，身无大热者，干姜附子汤主之"即是根据使用下法后再用发汗法造成阳虚失眠的病因所采取的治疗方法。高主任认为，造成失眠的原因很多，既有个人因素，家庭因素，还有社会因素；既有六淫侵袭，又有七情所伤，而后者在失眠的发病中具有更重要的作用，《素问·举痛论》说："百病生于气也，怒则气上，喜则气缓，悲则气消，恐则气下，……惊则气乱，……思则气结。"情志变化过甚，必然影响脏腑的功能活动，脏腑功能活动异常，常会扰动心神，而发为失眠；另外，"饮食自倍，肠胃乃伤"，饮食不仅损伤脾胃，也能影响睡眠，所谓"胃不和则卧不安"。高主任治病，常根据致病因素的不同，采取不同的治疗方法，"同病异治""审因论治"。如产后失眠，考虑产后哺乳，乳为血所化，易致气血不足，加之养育胎儿，耗气劳神，心情不畅，故辨治产后失眠，着重虚、郁的特点，治疗多求之于肝脾，以疏肝解郁，补益气血为治；对于暴饮暴食、喜食膏粱厚味之人，考虑食积不化，易生痰热，故治疗着重痰、热的特点，多以温胆汤化裁健脾和胃，清热化痰；而对于七情所伤而致失眠，又当注重疏肝理气，解郁安神，同时还要疏导患者情绪，心身同治。

4. 舌象 高主任在诊治疾病时，重视四诊合参，尤其重视望舌诊病。因为舌通过经络直接或间接地与五脏相通。《临证验舌法》说："查诸脏腑图，脾、肝、肺、肾无不系根于心。核诸经络，考手足阴阳，无脉不通于舌。则知经络脏腑之病，不独伤寒发热有苔可验，即凡内外杂证，也无一不呈其形，著其色于舌。""据舌以分虚实，而虚实不爽焉；据舌以分阴阳，而阴阳不谬焉；据舌以分脏腑、配主方，而脏腑不差，主方不误焉。"人体内脏腑的虚实，气血的盛衰，津液的盈亏，以及疾病的轻重顺逆，都可呈现于舌，察舌即可测知内脏的功能状态。如淡白舌，常是阳气不足之象，临证常用党参、黄芪、骨碎补、桂枝等，补益心、肾之阳；裂纹舌，多是热盛伤阴，或是血虚不润，或是脾虚湿侵。如曾用逍遥丸合四乌鲗骨一藘茹丸治疗失眠，伴有经行腹痛、关节痛而见舌淡红，有小裂纹等证，即认为其裂纹舌是由于血虚不润所致。另外，脏腑在舌面上有不同的对应区间，一般来说，舌尖属心肺，舌边属肝胆，舌左边属肝，右边属胆，中心属脾胃，舌根属肾。若见舌尖红，多为心火炽盛，常予黄连、竹叶、通草、炒栀子等清心泻火，导热下行；若见舌中苔黄厚浊多为脾胃痰热，常予黄连温胆汤清热化痰，理气降浊。

5. 脉象 脉象的形成，和脏腑气血关系十分密切，脏腑气血发生病变，血脉运行受阻，均可通过脉象反映。正如《素问·阴阳应象大论》所说："善诊者，察色按脉，先别阴阳……按尺寸，观浮沉滑涩，而知病所生。"高主任尊崇《黄帝内经》寸关尺分候脏腑的说法，认为左寸关尺分候心、肝（胆）、肾；右寸关尺分候肺、脾（胃）、肾；不同的部位，不同的脉象反映不同脏腑的不同病变。如切诊为脉左尺沉细、寸大，右关滑，即表明肾阴不足，心火亢盛，心肾不交，夹有痰热；切诊为胃脉大，即指右关大，若大而有力，表明胃热炽盛或痰热中阻；若大而无力，则表明脾胃虚弱，或是正衰邪盛。如曾治疗崔姓女性失眠患者，症见脘腹胀满、纳谷呆滞、泛酸嗳气，舌淡胖裂纹，脉现胃滑肝弦，脉症均表现为肝胃不和，以《景岳全书》之柴平汤化裁治疗，收效甚好。高主任认为，脉诊固然重要，但因"在心易了，指下难明"，临证当参以望、闻、问诊，四诊合参，方能诊治无误。如曾治疗一陈姓男性失眠患者，症见失眠盗汗，腰膝酸软，健忘耳鸣，舌红苔薄，显为肾阴不足表现，细察其脉，右尺沉细，左呈弦脉，治疗则既要滋补肾阴以顾其症，还要疏肝理气以顾其脉。

二、协调脏腑　注重心肝胆胃

中医的辨证方法很多，大体有八纲辨证、气血津液辨证，脏腑辨证，经络辨证、六经辨证、卫气营血辨证、三焦辨证等。高主任辨治失眠尤重脏腑辨证。人体是一个有机的整体，以脏腑为中心，以精、气、血、津液为物质基础，以经络为联系通道，共同完成各种生理活动。睡眠是人体的生理活动之一，故睡眠活动是脏腑功能的体现。脏腑功能正常与否直接影响着人体的睡眠，正如《素问·病能论》中所说："人有卧而有所不安者何也？……藏有所伤，及精有所之寄则安，故人不能悬其病也。"高主任认为，睡眠障碍固与五脏六腑的功能失调有关，但与心肝两脏、胆胃两腑关系最为密切。

1. 心脏　心主血脉，又主神明，为君主之官，是五脏六腑之大主，精神之所舍。人的精神情志、意识思维活动，不仅分属五脏，更主要的由心统摄，并称为"心神"，故"所以任物者谓之心"（《灵枢·本神》）。睡眠与人的精神情志、思维活动密切相关，精神情志的好坏直接影响睡眠活动，也就是心所主的"神"对睡眠起主导作用，正常的睡眠有赖于心神的功能正常。正如《景岳全书·不寐》中所说："寐本乎阴，神其主也，神安则寐，神不安则不寐也。"如劳心过度，耗血伤阴；或女性崩漏日久，产后失血；老人气虚血少等，导致气血不足，心失所养，心神不安可致失眠。或久病体虚，肾阴耗伤，不能上奉于心，水不济火，心火独炽；五志过极，心火内炽，不能下交于肾，心肾不交，心火亢盛，扰及神明亦可致失眠。

2. 肝脏　肝主疏泄和藏血，为将军之官，魂之居。其疏泄功能可以调畅气机，促进脾胃运化及胆汁的分泌与排泄，并能调畅人的情志，其藏血功能可以安养神魂。魂随睡眠、觉醒而有动静，人动则血运于诸经，魂游于外；人卧血归于肝，魂返于舍。当人睡眠时，神气已处于静养状态，若魂魄尚未随之宁息，仍处于游动状态，已不受神之控制而有所离散，飞扬于外，则人夜卧不安。此即《普济本事方·卷第一》中所说："平人肝不受邪，故卧则魂归于肝，神静而寐。今肝有邪，魂不得归，是以魂扬若离体也。"《血证论·卧寐》亦云："夜梦不宁者，魂不安也。"失眠的主要病因之一是情志所伤，而七情致病，首伤于肝。若由于情志不畅，或暴怒伤肝，肝失疏泄，肝气郁结，或气郁化火皆可使魂不能藏，而发生失眠。

3. 胆腑　胆是六腑之一，为中正之官，主决断，可以调节情志，防御和消除不良精神刺激，维持气血的正常运行，确保脏腑间的协调关系，即"凡十一脏取决于胆也"（《素问·灵兰秘典论》）。胆气的盛衰，决定胆主决断的功能。胆气壮则决断出，十一脏即安；胆气怯则犹豫不决，十一脏皆受影响。若体虚气弱之人，或情志过极，或饮食起居失常，损伤中焦，均能损耗胆气。胆气亏虚，一方面疏泄失常，影响对食物的消化吸收作用，使心失奉养；另一方面决断失司，脏腑间协调关系被破坏，尤以心受的影响最为关键。因心与胆通，胆气怯弱之人，谋虑不决，处事易惊，常处于忧虑恐惧之中，即谓之"胆病者……心下澹澹，恐人将捕之"（《灵枢·邪气脏腑病形》）。日久伤神，使心虚神动不安。《类证治裁·不寐》中说："惊恐伤神，心虚不安。"由此可导致睡眠不宁，易于惊恐。《中藏经·论胆虚实寒热生死脉证之法》提出："胆热多睡，胆冷则无眠。"因胆气宜温，胆气虚，温升不足则生寒，表现为忧虑恐畏，不敢独卧，虚烦不眠。胆喜清静，不耐邪扰，若外邪入侵或饮食情志失调，邪客于胆，使胆气郁滞，而失清静，肝脏疏泄不利，气血运行不畅，神气运行亦失常，引起失眠。或胆郁痰扰，心神不安而失眠。

4. 胃腑　脾与胃为表里脏腑，同为后天之本，《素问·玉机真藏论》说"五脏者，皆禀气于胃，胃者五脏之本也"，其参与化生的气血精微奉养五脏与心神，构成睡眠活动的物质基础。胃气的强盛，及升降功能的调畅，均可影响睡眠的质量。胃气强盛，能更好地助脾运化精微，上奉心神，心神得养，则卧寐正常；脾胃升降功能正常，一方面，有助于心肾水火相济，脾气和志达，阴阳相交而寝安寐香；另一方面，可避免宿食停滞，壅滞中焦，化生痰热，扰动心神。若饮食不节，损伤脾胃，运化失常，气血乏源，心失所养；或暴饮暴食，过食肥甘，造成饮食停滞，壅塞中焦，胃气挟痰、食、热之邪上逆，扰动心神，均可致不寐。此即《黄帝内经》所谓："胃不和则卧不安。"

基于以上认识，高主任在调治失眠时，注重调整心、肝、胆、胃的功能，常选用补益心脾、滋养心血、益气温胆、滋阴降火、交通心肾、宁心安神、疏肝解郁、清肝泄热、疏肝和胃、清胆化痰、健脾和胃、消食导滞等法。

第四节
治疗失眠制方用药特色

一、善用经方

方剂是中医治病的主要工具，早在《黄帝内经》中即有"大小缓急奇偶复"之所谓七方，而尤以其中之复方更为医家所习用。中医之所以能对各种不同的疾病进行辨证论治而皆有效验，与方剂之不同配伍、灵活应用密切相关。高主任认为，经方是历代前贤临床经验的总结，是留给后人的宝贵遗产，多数经方组织严密，配伍精巧，疗效可靠。经方之所以经几千年临床的考验而久用不衰，必是经历了去伪存真，去粗取精，大浪淘沙的过程，多数是方中精品，拿来依法使用，必能收到事半功倍的效果。高主任临证，善用经方，如治疗肝郁血虚之失眠，常配《黄帝内经》之四乌鲗骨一藘茹丸以养血活血，柔肝安魂；治心肾不交之失眠，用《伤寒论》之黄连阿胶汤合《韩氏医通》之交泰丸以交通心肾，泻南补北；阴虚火旺之失眠，用《金匮要略》之百合知母汤或百合地黄汤，壮水之主，以制阳光；心虚神怯者，用《伤寒论》之桂枝甘草龙骨牡蛎汤，以温摄心阳，宁心安神；余热扰膈者，用《伤寒论》之栀子豉汤合竹叶石膏汤，以清热除烦，和胃宁心；阴阳两虚之失眠，用《伤寒论》柴胡加龙骨牡蛎汤，以调和阴阳，安神除烦等，以上辨证论治思路皆是在中医理论指导下，结合前人经验，参以自己体会，灵活制定的。

二、古方活用

高主任用方灵活多变，在长期的医疗实践中，潜心研究中医理论，研究方剂的性能功效，并结合现代社会疾病的变化情况，师古而不泥古，灵活运用古方，或是根据辨证的结果化裁古方，或是不囿于故知，古方新用，发前人所未发。如桂枝加龙骨牡蛎汤，原为阴阳两虚之遗精、梦交而设，在《金匮要略·血痹虚劳病脉证并治》中说："夫失精家，少腹弦急，阴头寒，目眩发落，脉极虚芤迟，为清谷，亡血，失精。脉得诸芤动微紧，男子失精，女子梦交，桂枝加龙骨牡蛎汤主之。"高主任认为失眠的主要病机之一就是阳不入阴，阴不敛阳，阴阳失调，故常用本方治疗阴阳失调之失眠，或是更年期失眠而见失眠、头晕、纳呆、神疲乏力、易惊心悸、畏寒肢冷，时有肢体麻木、发热汗出，舌质淡、苔薄白，脉细弱等症，疗效显著；麻黄汤原为外感风寒之太阳表实证而设，具有发汗散寒，宣肺平喘之功，高主任认为此方不单可用于外感风寒之表实证，对于风寒湿等外邪侵袭引起的痹症亦有很好的治疗作用，如曾用麻黄汤合阳和汤治疗一位类风湿性关节炎合并失眠之女患者，收到较好效果；当归芍药散原为妊娠肝脾不和的腹痛而设，《金匮要略·妇人妊娠病脉证并治》中说："妇人怀娠，腹中㽲痛，当归芍药散主之。"考其组成，既有调肝养血之当归、川芎、白芍，又有健脾利湿之茯苓、泽泻、白术，高主任常用此方治疗产后失眠或老年人气血不足之失眠，疗效满意。

三、标本兼治

"急则治其标，缓则治其本"是中医治疗学的重要原则之一，所谓"本"，是指疾病的病机而言，而病因、病性、病位、邪正关系等，均是病机的要素；所谓"标"，是指疾病表现于临床的现象。高主任治疗本病多标本兼治，因失眠多病程较长，病势不如外感、失血之急，本着"治病求本"的原则，故以治本为主；但失眠又严重影响着患者的身心健康，需要尽快纠正，故也应兼顾其标。失眠最直接的原因是神魂不安，神不安则烦躁不寐，魂不安则多梦易醒，故治疗失眠，无论属实属虚，均根据神魂不安的特点，在调整脏腑阴阳气血的基础上酌情加入镇心安神或滋养安神之品以治其标。镇心安神药多用生龙骨、生牡蛎等介类安神药，严重者或用羚羊角、琥珀、珍珠粉、磁石等，而朱砂、生铁落等因其不良反应较大，很少选用；滋养安神药多用炒酸枣仁、柏子仁、茯神、远志、首乌藤、阿胶等，因其作用和缓，疗效持久而经常选用。

四、对药连用

高主任认为，中药是中医赖以治病的有效武器，业医者当熟练掌握药之性能偏胜、四气五味、归经所属、升降浮沉、七情和合，方能调兵遣将，游刃有余。高主任临床喜用对药，或是协同提高疗效以扬其长，或是互消其不良反应而避其短。如谷麦芽、藿荷梗、藿苏梗、生龙牡经常连书，黄连、肉桂比肩，远志、石菖蒲同现。对于女性失眠，伴有月经异常，诸如月经过少，月经后期、月经过多、痛经、闭经者，喜海螵蛸、茜草并用，即《黄帝内经》之四乌鲗骨一藘茹丸，认为海螵蛸既能收敛止血，又能固涩止痛；茜草能凉血止血，又能活血祛瘀。二药合用，动静相宜，具有止血而不留瘀，活血而不耗血之特点。对于心过于热，肾过于寒的心肾不交失眠患者，高主任喜黄连、肉桂同用，即《张氏医通》之交泰丸，以交通心肾，宁心安神；或是石菖蒲、远志同用，认为石菖蒲入心，通心开窍化痰，远志入肾，启肾水上济于心，亦可交通心肾。另外，具有交通心肾作用的对药，尚有生龙骨与生牡蛎、黄连与阿胶、半夏与夏枯草等。对于胃气失和之失眠，高主任常在调和脾胃的基础上，加用谷芽、麦芽，认为麦芽升脾气为主，谷芽降胃气为主，二药合用，既可增加启脾和胃，宽中消积作用，又能调畅脾胃气机。至于藿荷梗、藿苏梗又分别适用于湿阻中焦，气机不畅而见胸闷不畅，神疲肢倦，身热不扬等症，及湿阻中焦，肺胃气逆出现嗳气呕恶，胸腹满闷，食谷不化等症。

五、轻剂缓图

药味精专、用量精当是高主任的制方用药特点。张仲景制方，只有少数几个如鳖甲煎丸、薯蓣丸、大黄䗪虫丸等药味较多，一般的方子很少超过 10 味。李东垣方药味多，照顾面广，但有章可循，用量少，仍为轻剂；叶天士更以方小量轻为特点。高主任继承导师路志正制方经验，亦以处方精当，药轻力专闻名。宗《黄帝内经》"勿使过之，伤其正也"之意，主张轻量缓图，循序渐进，稳中取胜，反对孟浪用药，戕伐脾胃，浪费药材，加重患者经济负担。高主任用药一般 12 味左右，用量除甲介类安神药药量稍大（多为 30g）之外，其他药物用量多在 10g 左右，在精确的辨证基础上，通过药物君臣佐使的恰当配伍，以及相须、相使、相畏、相杀的相互作用以巧取胜而不是以多取胜，所谓"四两拨千斤"。如其治疗心肾不交之失眠，常用交泰丸，一般黄连用量多在 6g 以下，以防苦寒药过多伤阴碍胃，即使用黄连温胆汤治疗痰火扰心之失眠，黄连用量最多不超过 10g；肉桂一般选用上肉桂，剂量多用 1g、偶尔 2g、3g。治疗失眠一般疗程较长，用药不宜峻猛。实证治疗，多注意理气而不耗气，祛痰而不伤正；虚证治疗，多注意补益心脾而不过燥，滋养肝肾而不过腻。俟脏腑功能纠正，气血来复，失眠自然好转，不能急于求成，欲速则不达。

第五节

脾胃不和卧难安

《素问·五脏生成论》说："脾胃大肠小肠膀胱三焦者，仓廪之官，营之居也，名曰器，能化糟粕，转味入出者也。"脾胃是气血生化之源，气机升降的枢纽，为后天之本。

一、脾胃和睡眠的关系

1. 化生精微，散精于肝，浊气归心　脾胃为仓廪之官，胃主受纳，脾主运化，共同完成饮食的纳化，水谷精微的输布。《素问·经脉别论》说："食气入胃，散精于肝，淫气于筋。食气入胃，浊气归心，淫精于脉。脉气流经，经气归于肺，肺朝百脉，输精于皮毛。毛脉合精，行气于腑。腑精神明，留于四脏，气归于权衡。"食气入胃，散精于肝，说明脾胃所化水谷精微营养肝脏，肝体得养，肝体阴而用阳，肝脏的生发功能才得以正常发挥。食气入胃，浊气归心，精微物质营养心脏，有了物质基础，心主神明功能才能正常发挥。人体是有机的统一整体。脾胃为后天之本，孤脏以溉四旁，五脏六腑皆秉脾胃之气以生息。元气是人体生命活动的原动力，由先天之精化生而来，其后则赖后天之精不断地补充滋养。正如《脾胃论·脾胃虚则九窍不通论》所说："真气又名元气，乃先身生之精也，非胃气不能滋之。"因此，脾胃发生病变，必然影响到其他脏腑，引起疾病。如脾胃气衰，则元气不足，心火独盛，营血大亏，而生心病。脾胃虚弱，不能散精于肝，或土壅木郁，而见肝病。脾胃在整体中具有重要地位，善治脾胃者，可以调五脏。同时，调五脏也可以治脾胃之病。

2. 升清降浊，交通心肾，和胃安神　脾胃位于中焦，心位于上焦，肾位于下焦，正常情况下，心火下降于肾，肾水上济于心，心肾相交，人体阴阳平衡。病理情况下，心肾不交，肾水不能上济于心而致心悸、怔忡、失眠、健忘、遗精等一系列病证。朱丹溪《格致余论》中说："人之有生，心为之火居上，肾为之水居下，水能升而火能降，一升一降，无有穷矣，故生意存。"指出只有水火既济，阴阳相应，才是人体的正常情况，同时亦指出，水火阴阳相济，全赖于升降，心火下降于肾，使肾水不寒，肾水上济于心，使心热不亢。阴阳、水火相互补充，相互制约为用。然而心处上焦，膈膜之上；肾居下焦，卧于腰府，位置一上一下，相距甚远，心肾又是通过何种途径相交呢？《血证论·阴阳水火气血论》说："水火二脏，皆系先天。人之初胎，以先天生后天。人之既育，以后天生先天，故水火两脏全赖于脾。"从先天后天的关系之中阐述了心肾与脾胃的关系，脾为后天之本，气血生化之源，脾气健运，将摄入的水谷转化成精微物质，一方面化生先天之精藏于肾，使先天得后天之滋养；另一方面化生的精微物质在心火作用下，化生血液，藏之于肝。《血证论》说："血生于心火，而下藏于肝。气生于肾水，而上主于肺。其间运行上下者，脾也。"脾气健运，生化无穷，则心火壮，肾水盈，升降有源而充沛。又脾气主升，胃气主降，脾胃为气机升降之枢纽，水火运行的通道。《四圣心源》说："脾为己土，以太阴主升，胃为戊土，以阳明为降……中气者合济水火之机。"由此可察，肾可借太阴之升而升，心火可倚阳明之所降而降，使水火交泰，坎离互济。《四圣心源》又说："脾升肾肝亦升，故水木不郁；胃降则心肺亦降，故金火不滞。火降则水不下寒，水升则火不上热。平人下温上清者，以中气之善运也。"表明只有中焦脾胃升降得畅，则水火既济。若有形之实邪困阻脾胃，清气不升，浊阴不降，转枢失灵，水火不得升降，交通受阻，或脾胃气虚，心肾乏滋，水火交通无源，致心肾不交，水火不济。《张聿青医案·不寐》说："不知水火之不济，非水火之不欲济也，有阻我水火相交之道者，中枢是也。"此中枢即脾胃。以上充分说明中焦脾胃的功能对心肾相交的作用。

二、脾胃失调失眠的病因

1. 思则气结七情为病 《黄帝内经》有"百病生于气"的论断。《素问·举痛论》说："百病生于气也，怒则气上，喜则气缓，悲则气消，恐则气下，寒则气收，炅则气泄，惊则气乱，劳则气耗，思则气结。"脾在志为思。现代社会竞争激烈，人们生活节奏快，不得不投入大量精神和体力，容易形成多思虑，费心计的特点。思则气结，《素问·举痛论》说："思则心有所存，神有所归，正气留而不行，故气结矣。"脾气健运，气血化生，五脏得养。思虑过度，损伤脾胃，脾胃功能减弱，脾胃气虚，可以影响睡眠。脾气不运，精微不生，营卫虚少，浊气不能归心，则心神乏养，不能散精于肝，肝血不足，则魂失所养，神魂不安，发生失眠。脾气郁结，纳呆不饥，或食而不化，脾气不升，胃气不降，气机失调，中焦滞塞，正所谓"胃不和则卧不安"。《景岳全书·不寐》说："劳倦思虑太过者，必致血液耗亡，神魂无主，所以不眠。"这就是说，气血生化不足，致气血亏虚，不能养心，心神失其所养，可以导致失眠。思虑过多，可生湿成痰。脾运失常，饮食不能化生精微，留而为湿，聚而生痰，湿痰阻滞，则见失眠。

2. 饮食劳倦 现在饮食不节，宿食停滞，致脾胃受伤者临床非常多见。《素问·痹论》说："饮食自倍，肠胃乃伤。"脾胃过劳，功能损伤，形成脾胃虚弱的病症。同时肥甘厚味，高粱醇酒，酿痰生湿化热，湿热、痰热壅塞脾胃，胃气失和。正如《张氏医通·不得卧》说："脉滑数有力不眠者，中有宿滞痰火，此为胃不和则卧不安也。"西风东渐，生活的快节奏，使人们偏爱快餐和方便食品、饮料，西方的快餐业如肯德基、麦当劳、必胜客等都大举进军中国，迅速占领中国餐饮市场，高蛋白、高脂肪、高糖的一些所谓垃圾食品。快节奏的生活，还形成了人们进食过快的习惯。《素问·五脏别论》说："所谓五脏者，藏精气而不泻也，故满而不能实；六腑者，传化物而不藏，故实而不能满也。所以然者，水谷入口，则胃实而肠虚；食下，则肠实而胃虚。故曰，实而不满，满而不实也。"脾胃常实而满，违背了"仓廪之官，营之居也，名曰器，能化糟粕，转味入出"的特性。有些人，饮食不规律，饥一顿饱一顿，损伤脾胃生气。也有些人为了满足社会某些偏见，过分追求"形体之美"，节食、少食，甚至不吃主食，长此以往，损伤脾胃，形成脾胃虚衰，食欲大减，人体消瘦，气血亏虚。凡此种种，正在不知不觉中损伤人们的脾胃，影响脾胃运化和升降出入，是失眠的重要原因。《素问·举痛论》说"劳则气耗"。有些人迫于生计，过度劳累，日夜操劳，生活毫无规律，"劳则喘息汗出，外内皆越，故气耗矣"。气耗津伤，损伤脾胃。正如《类证治裁·不寐》所说："思虑伤脾，脾血亏损，经年不寐。"

3. 痰热 因平素心胆虚怯，决断无权，胆气不足，复由情志不遂，胆失疏泄，气郁生痰，痰浊内扰，胆胃不和。胆为清静之腑，胆为邪扰，失其宁谧，导致胆怯易惊，心烦失眠。如《杂病源流犀烛·不寐多寐源流》说："有心胆俱怯，处世易惊，梦多不祥，虚烦不寐者。"

4．素体不强、病后体虚 先天不足，后天失调，或病后体虚，脾胃功能虚弱，不能化生水谷精微，导致心、脾、肾（肝）亏虚，气血衰少，不能养心，也可致失眠。

三、脾胃失调失眠的病机

1．脾胃阴阳失调 中医认为，脏为阴，腑为阳。就脾胃而言，脾为脏，属阴，胃为腑，属阳。脾与胃由筋膜相连，互为表里，成为阴阳对立的统一体。同时，脾胃自身的阴阳则是脾胃功能的特点体现。《养生四要》指出："受水谷之入而变化者，脾胃之阳也；散水谷之精气以成营卫者，脾胃之阴也。"同时，《灵枢·营卫生会》说："人受气于谷，谷入于胃，以传于肺，五脏六腑，皆以受气，其清者为营，浊者为卫，营在脉中，卫在脉外，营周不休，五十而复大会。"营气、卫气都属于人体的营养物质，来源于脾胃运化所产生的水谷精微。若脾胃功能失常，化生精微不足，则使营卫虚少，致运行迟滞，使卫气当出于阳而不出，当入于阴而不入，常常引发不寐。可见脾胃气机不畅引发失眠的原因在于阴阳失调、营卫不和。因此，治疗上需着重调补脾胃阴阳，进而调畅脾胃气机，交通三焦，令营卫循行有序。同时又因脾胃为后天之根本，万物皆生于土，因此脾胃阴阳失调常可致他脏之阴阳失和。

2．心脾两虚 心藏神，心脾有母子关系，脾胃与心经络相通。《黄帝内经太素》杨上善注："足太阴脉注心中，从心中循手少阴脉行也。"血液充盈，则心有所主，而只有当脾胃运化功能正常，其化生血液的功能方能旺盛。李东垣说"心主荣，夫饮食入胃，阳气上行，津液与气入于心""若胃气正常，饮食入胃，其荣气上行，以舒心肺"。若脾胃虚弱化源不足，则子病及母，而至心失所养。《景岳全书·不寐》说："无邪而不寐者，必营血之不足也，营主血，血虚则无以养心，心虚则不守舍。"

3．脾虚生痰 脾喜燥恶湿，燥则脾之清气上升；胃喜润恶燥，润则胃之浊气下降，如果脾胃气机运动升降失常，则清阳不升，津液不化，浊气不降反而随经脉上逆，聚生痰湿。若因痰生热，壅遏于中，痰热上扰，心神不宁，而致失眠。《张氏医通·不得卧》说："脉数滑有力不眠者，中有宿食痰火，此为胃不和则卧不安也。"

4. 肝与脾胃不和　肝属木，主条达气机，正是由于肝的升发与疏泄，能协助脾胃功能正常，因此在生理和病理的关系上，肝和脾胃之间影响最为密切。肝的疏泄正常，则气的升降出入有序，脾胃气机调畅，运化正常，气血和调，使人心境平和，神魂安定。正如《丹溪心法》说："郁者，结聚而不得发越也。当升者不升，当降者不降，当变化者不得变化也。"若肝由外邪、情志等致病因素所伤，郁而不畅，就会直接影响脾胃的运化功能，从而出现如上述阴阳失调、心神失养、痰湿积聚等病理变化以致失眠。

5. 虚实互见　相互演变，虚证多因脾失健运，气血生化不足，心脾两虚，心神失养而致多梦易醒，心悸健忘；或心胆虚怯，痰浊内生，扰动心神，则不寐多梦，易于惊醒。实证多因饮食失调或宿食停滞，痰湿化火，痰热上扰，则失眠，头痛，痰多胸闷。总由邪火扰心，心神不安所致。两者之间可以相互转化，虚实共见，或以虚为主，或以实为主。

第六节
调理脾胃治疗失眠

一、健脾益气法

临床表现：失眠，入睡困难，多梦易醒，心悸健忘，头晕目眩，体倦乏力，面色少华，舌淡，苔薄，脉细弱。

证候：脾气虚弱。

治法：健脾益气安神。

方药：六君子汤加减。

【病案一 脾虚不运 痰湿中阻】

许某，男，55 岁，2009 年 12 月 24 日初诊。主诉：失眠 2 个月。现病史：右侧肺癌切除术后。2 个月来睡眠不好，平卧后出现腹中不适而欲起床，入睡困难，睡浅易醒，醒后或不能再睡，房颤时作，痰中有血，大便日 7 ~ 8 次，不成形，无腹痛，面色暗，舌红，苔边黄，脉细弦。

中医诊断：失眠。证属脾虚不运，痰湿中阻。治法：健脾益气，化痰安神。方药：六君子汤合温胆汤加减。

党参 10g、白术 10g、半夏 9g、陈皮 10g、茯苓 15g、竹茹 10g、枳实 10g、炒酸枣仁 15g、远志 10g、石菖蒲 10g、白扁豆 10g、侧柏叶 10g、生龙牡^各30g。7 剂，水煎服，日 1 剂。

二诊：2009 年 12 月 31 日，睡眠有明显改善，大便稀好转，但仍未成形，次数减少，腹中不适有改善，痰中仍有血，舌边尖红，苔黄稍腻，脉右关滑。辨证准确，前法有效。上方去白扁豆、侧柏叶，加芦茅根^各30g、黄连 2g、肉桂 1g，7 剂，水煎服，日 1 剂。

按语：患者失眠起自肺癌术后。患者气血虚弱，加之精神紧张，出现失眠。大便日 7 ~ 8 次，不成形，此为脾虚的表现，脾气虚弱，生化失常，水谷不化生精气，反成痰湿，痰湿中阻，上扰心神，故而失眠。治疗以扶正祛邪并进，用六君子汤健脾扶正，温胆汤化痰理气和胃，炒酸枣仁、远志、石菖蒲、生龙骨、生牡蛎安神。二诊时睡眠明显改善，大便好转，脾虚得以缓解，原方加用交泰丸，交通心肾安神以取效。

二、补益心脾法

临床表现：失眠，多梦易醒，心悸健忘，头晕目眩，肢倦神疲，面色少华，舌淡、苔薄白，脉细弱。

证候：心脾两虚。

治法：补益心脾安神。

方药：归脾汤加减。

【病案二 心脾两虚 肝热扰神】

王某，男，51岁，2010年11月30日初诊。主诉：失眠7年。现入睡需1～2小时，多梦，睡中易醒，脱发，疲乏无力，心烦急躁，手心汗出，纳谷不馨，体重下降，大便溏薄，舌质淡稍暗，有齿痕，舌苔薄，脉沉细。

中医诊断：失眠。心脾两虚，肝热扰神。治法：补益心脾，清肝安神。处方：归脾汤加减。

党参10g、白术10g、当归10g、茯苓15g、炒酸枣仁15g、远志10g、龙眼肉10g、半夏9g、陈皮10g、白芍15g、牡丹皮10g、石菖蒲10g、生龙牡^各30g。7剂，水煎服，日1剂。

二诊：2010年12月7日，失眠减轻，入睡稍快，有梦，睡中易醒，醒后可再睡，心烦消失，气短乏力，手心汗出，大便正常，舌质淡红，有齿痕，苔薄，脉沉细。病证减轻，治疗有效，守法以治，上方加黄连3g、谷麦芽^各15g，7剂，水煎服，日1剂。

三诊：2010年12月14日，失眠减轻，入睡好，睡中易醒，多梦，气短疲乏减轻，腰酸痛，手心汗出，大便干，4～5天1次，舌质淡尖红，有齿痕，苔薄，脉沉细。病证好转，兼以和胃通腑。上方去谷芽、麦芽、龙眼肉，加熟大黄5g、炒栀子3g，7剂，水煎服，日1剂。

四诊：2010年12月21日，多梦，睡中易醒，气短，太息，腰酸，大便日1次，痔疮，舌质淡，苔薄，脉沉细。仍以前法，上方去熟大黄、栀子，加地榆10g、肉桂1g，7剂，水煎服，日1剂。

按语：本例失眠，入睡困难，多梦，睡中易醒，脱发，疲乏无力，纳谷不馨，体重下降，大便溏薄，舌质淡稍暗，有齿痕，舌苔薄，脉沉细，是心脾两虚的表现，失眠，心烦急躁，手心汗出，为肝热扰神。治以补益心脾，清肝安神取效。

三、清热化痰法

临床表现：症见失眠不寐，胸闷心烦，头晕目眩，呕恶痰涎，纳谷呆滞，舌红苔黄厚腻，脉滑数。

　　证候：痰热扰心。

　　治法：清热化痰安神。

　　方药：黄连温胆汤加减。

【病案三　脾胃失和　痰热扰心】

　　张某，男，82 岁，2010 年 10 月 17 日初诊。主诉：失眠 15 年。患者失眠 15 年，入睡困难，每天必须服用安定后才能入睡，半夜会醒，醒后入睡困难，每天睡 4～5 小时，胸闷，心烦急躁，腿软，周身乏力，耳鸣，大便干，小便频，舌胖暗，苔中黄稍厚腻，脉左弦，胃脉滑。

　　中医诊断：失眠。证属脾胃失和，痰热扰心。治法：清热化痰，和胃安神。方药：黄连温胆汤合交泰丸加减。

　　黄连 6g、肉桂 1g、竹茹 10g、枳实 10g、陈皮 10g、半夏 9g、炒酸枣仁 15g、远志 9g、石菖蒲 9g、白芍 15g、生地黄 15g、熟大黄 6g、生龙牡^各30g。7 剂，水煎服，日 1 剂。

　　二诊：入睡仍然困难，服用安定，胸闷，恶心，乏力，头晕，大便干，耳鸣，心烦急躁，不欲饮食，小便夜 2～3 次，舌淡，苔中黄厚腻，脉左沉细。病证同前，再循原法。黄连 6g、肉桂 1g、陈皮 10g、半夏 9g、竹茹 10g、枳实 10g、炒酸枣仁 15g、远志 9g、石菖蒲 9g、白芍 15g、玫瑰花 10g、火麻仁 10g、生龙牡^各30g。7 剂，水煎服，日 1 剂。

　　运用上法加减治疗 3 个月，患者入睡困难消失，偶服用安定，每夜可以睡眠 6～7 小时。

　　按语：患者病史较长，每天睡眠时间少，有胸闷，心烦急躁，大便干，舌胖暗，苔中黄稍厚腻，胃脉滑，明显是脾胃失和，痰热扰心的表现，故以调理脾胃，清热化痰治疗。经过近 2 个月调理后，又酌加骨碎补、党参等补肾益气，取得了较好的疗效。

四、理气和胃法

　　临床表现：失眠、眩晕、头重、痰多目眩、胸闷恶心、腹胀纳呆、舌质淡、舌体胖或有齿印，苔薄白、脉濡滑。

证候：胃气不和。

治法：健脾和胃安神。

方药：平胃散或半夏泻心汤合温胆汤。

【病案四 胃不和则卧不安】

李某，男，53岁，2009年2月27日初诊。主诉：失眠30年。现每日睡眠3～4小时，反酸，烧心，纳可，耳鸣，腿痛，四肢无力，大便正常，小便调，舌质红，苔黄浊，脉左弦。

中医诊断：失眠。胃气失和。治法：和胃安神。方药：半夏泻心汤合四逆散加减。

半夏9g、黄芩10g、黄连6g、干姜6g、党参10g、柴胡10g、白芍20g、枳实10g、炒酸枣仁15g、远志9g、石菖蒲9g、生龙牡^各30g。7剂，水煎服，日1剂。

二诊：入睡难，每日睡眠5～6小时，胃脘灼热，泛酸，心烦易怒，耳鸣，周身酸软无力，大便正常，小便调，舌颤质暗红，苔薄，脉沉细。仍以和胃安神为主，兼以补肾平肝，半夏泻心汤加减。半夏9g、黄芩10g、黄连6g、干姜6g、党参10g、牡丹皮10g、生熟地^各15g、砂仁3g、白芍20g、炒酸枣仁15g、远志9g、石菖蒲9g、生龙牡^各30g。7剂，水煎服，日1剂。

三诊：入睡难，睡眠6小时左右，胃脘灼热消失，泛酸，心烦急躁，耳鸣，四肢无力，大便正常，小便调，舌质红，苔薄，脉沉细。证属肝热扰心，治以清肝宁心法，丹栀逍遥散加减。柴胡10g、白芍15g、当归10g、白术10g、茯苓15g、牡丹皮10g、炒栀子6g、香附10g、炒酸枣仁15g、远志9g、石菖蒲9g、生龙牡^各30g。7剂，水煎服，日1剂。

按语：患者初诊时失眠，每日睡眠3～4小时，反酸，烧心，四肢无力，为脾胃失调，水湿不运，阻滞中焦，郁久化热，寒热错杂，故用半夏泻心汤合四逆散加减。二诊兼以补肾平肝，三诊时睡眠改善，胃脘症状消失，心烦急躁，故改用清热疏肝法调理善后。

五、疏肝和胃法

临床表现：睡卧不安，心烦急躁，胸脘痞满，不思饮食，或食后嗳气泛酸，泛恶呕吐，腹胀，大便秘或黏滞，舌淡红，苔黄浊，脉左弦右滑。

证候：肝胃不和。

治法：疏肝和胃降逆。

方药：逍遥散合温胆汤。

【病案五　血虚肝郁　痰浊扰心】

占某，男，22岁，2008年6月10日初诊。主诉：失眠2个月。2个月来失眠，脱发，每天睡眠少于6小时，白天容易疲乏，入睡可，容易醒，多梦，纳佳，小便可，大便调，舌淡暗，苔黄浊，脉右沉细。

中医诊断：失眠、脱发。证属血虚肝郁，痰浊扰心。治法：养血疏肝，化痰安神。

柴胡10g、白芍20g、当归10g、女贞子15g、墨旱莲15g、川芎6g、竹茹10g、枳实10g、炒酸枣仁15g、首乌藤30g、牡丹皮10g、生龙牡^各30g。7剂，水煎服，日1剂。

二诊：夜寐尚可，夜间已经不醒，多梦减轻，周身疲乏，舌质暗，舌苔黄厚腻，脉沉细。患者舌苔黄厚腻，痰热渐显，改用黄连温胆汤加味。黄连6g、肉桂1g、枳实10g、竹茹10g、半夏9g、陈皮10g、茯苓15g、柴胡10g、白芍15g、炒酸枣仁15g、远志9g、石菖蒲9g、生龙牡^各30g。7剂，水煎服，日1剂。

三诊：夜寐尚可，夜间不醒，多梦减轻，疲乏好转，舌暗，苔黄厚腻，脉沉细。前方加胆南星3g，7剂，水煎服，日1剂。

四诊：夜寐入睡可，夜间不醒，脱发已不明显，疲乏消失，大便正常，舌胖稍暗，苔黄浊，脉沉细。上方去黄连、肉桂、胆南星，加首乌藤15g、生地黄15g。7剂，水煎服，日1剂。

按语：本例失眠，脱发，多梦，易醒，既有肝郁血虚，又有痰浊扰心。初诊以疏肝养血为主，患者痰热渐显，随证改为清热化痰法为主，待痰热清，渐加养血安神之品取效。

第七节
调中安神汤治疗失眠研究

（本文由高主任指导章波、卢建新完成，发表在《中国临床医生》2013 年第 41 卷第 1 期。）

一、临床资料

本组共收集 2009 年 6 月至 2011 年 9 月在本院门诊和住院部治疗的失眠病例 79 例，未按规定服药无法评价疗效者 5 例，自行退出 5 例，最终完成临床观察病例 69 例。其中男 45 例，女 24 例；年龄 21～85 岁，平均（59.64±16.32）岁；病程 2～36 个月，平均（19.23±14.41）个月。两组数据经统计学分析（计数资料 Fisher 精确检验、计量资料秩和检验），在性别、年龄、病程、匹兹堡睡眠质量评分、中医证候评分等方面均差异无统计学意义（$P>0.05$）。

二、研究方法

1. 研究方法　治疗组采用高主任临床常用的调理脾胃治疗失眠的代表处方调中安神汤，将 2 次药液混匀后，早晚分服。疗程：4 周。对照组采用艾司唑仑片，每日 2mg，睡前温开水送服，疗程 4 周。

2. 纳入标准

（1）符合西医失眠症的诊断标准。

（2）中医辨证符合痰热扰心证者。

3. 排除标准

（1）患有全身性疾病，如疼痛、发热、咳嗽、手术等，及外界环境干扰因素引起者。

（2）合并有心血管、肺、肝、肾和造血系统等严重原发疾病者，精神病患者。

4．诊断标准

（1）中医诊断标准

1）入睡困难，或睡而易醒，或醒后不能再睡，或彻夜难眠，连续4周以上。

2）常伴有多梦、心烦、头昏头痛、心悸健忘、神疲乏力等症状。

3）无妨碍睡眠的其他器质性病变和诱因（参照中华中医药学会发布，中国中医药出版社2008年出版的《中医内科常见病诊疗指南中医病证部分》）。

（2）西医诊断标准

1）主诉或是入睡困难，或是难以维持睡眠，或是睡眠质量差。

2）这种睡眠紊乱每周至少发生3次并持续1个月以上。

3）日夜专注于失眠，过分担心失眠的后果。

4）睡眠质量的不满意引起了明显的苦恼或影响了社会及职业功能（参照1993年人民卫生出版社出版的《ICD—10精神与行为障碍分类》）。

（3）中医证候诊断标准

1）主症：失眠时作，噩梦纷纭，易惊易醒。

2）次症：头目昏沉，脘腹痞闷，口苦心烦，饮食少思，口黏痰多。

3）舌脉：舌质红苔黄腻或滑腻，脉滑数（参照"国家中医药管理局'十一五'重点专科协作组不寐诊疗方案"中痰热扰心证）。

5．剔除、脱落标准

（1）未按研究方案规定治疗者。

（2）治疗期间加用其他治疗方案者。

（3）临床研究中自行退出者、失访者。

（4）患者发生不宜继续接受临床研究情况者。

6．观察指标及方法

（1）疗效判定标准：采用匹兹堡睡眠质量指数（Pittsburgh sleep quality index，PSQI），按照尼莫地平法计算评分减少率来评定疗效。该量表将睡眠情况分成7部分分别给予评价，具体包括睡眠质量、入睡时间、睡眠时间、睡眠效率、睡眠障碍、催眠药物、日间功能。通过治疗前后的评分变化来客观评判疗效。

PSQI 评分减少率 =（疗前评分 − 疗后评分）/ 疗前评分 × 100%。

临床治愈：PSQI 评分减少 ≥75%。

显效：PSQI 评分减少 ≥50%。

有效：PSQI 评分减少 ≥30%。

无效：PSQI 评分减少 <30%。

（2）证候判定标准

1）中医痰热扰心证判定标准：参照《中药新药临床研究指导原则》《中医病证诊断疗效评价标准》制定。采用半定量记分的方法。主症：失眠时作，噩梦纷纭，易惊易醒；次症：头目昏沉，脘腹痞闷，口苦心烦，饮食少思，口黏痰多。舌脉：舌质红苔黄腻或滑腻，脉滑数。必须具备主症及次症任 3 项，参照舌脉可诊断。

2）中医症状分级量化标准：见表 4-1。

表 4-1 中医症状分级量化标准表

症状		程度	评分
主症	失眠	无	0
		睡眠易醒，或睡而不实，或晨醒过早，不影响工作	2
		每日睡眠小于 5 小时，难以坚持正常工作	4
		彻夜不眠，难以坚持正常工作	6
	噩梦	无	0
		偶尔发生	2
		1 周超过 3 次	4
		持续每天发生	6
	易惊易醒	无	0
		偶尔发生	2
		1 周超过 3 次	4
		持续存在	6

	症状	程度	评分
次症	头目昏沉	无	0
		偶尔发生	1
		每天发生	2
		持续存在，影响日常工作或生活	3
	脘腹痞闷	无	0
		偶尔发生	1
		经常发生	2
		整日频繁发作	3
	口苦心烦	无	0
		偶有	1
		经常发生	2
		整日频繁发作	3
	饮食少思	无	0
		偶有	1
		经常发生	2
		整日频繁发作	3
	口黏痰多	无	0
		偶有	1
		经常	2
		整日发作	3
舌脉			不计分

3）中医证候疗效标准：根据《中药新药临床研究指导原则》结合中医证候问卷中症状、证候得分结果作出疗效评价。

中医证候问卷临床证候疗效评价量表治疗前后的减分率 =［（治疗前总积分 – 治疗后总积分）÷ 治疗前总积分］× 100%。

临床痊愈：中医证候总积分减少≥95%。

显效：中医证候总积分减少≥70%，<95%。

有效：中医证候总积分减少≥30%，<70%。

无效：中医证候总积分减少<30%。

三、结果

1. 匹兹堡睡眠质量指数量表评分情况 治疗组 39 例患者痊愈 6 例，显效 10 例，有效 17 例，无效 6 例，总有效率 84.62%。对照组 30 例，痊愈 5 例，显效 8 例，有效 13 例，无效 4 例，总有效率 86.67%。经独立样本 t 检验，两组疗效差异无统计学意义（$P>0.05$）。分别分析两组数据，经配对样本 t 检验，两组病例治疗前入睡时间、睡眠效率、睡眠障碍及日间功能方面差异有统计学意义（$P<0.05$）。经独立样本 t 检验，两组治疗后总评分差异无统计学意义（$P>0.05$），在日间功能改善方面差异有统计学意义（$P<0.05$）。

2. 中医证候疗效

（1）证候总分的改善情况：治疗组 39 例患者中临床痊愈 8 例，显效 12 例，有效 16 例，无效 3 例，总有效率为 92.3%。

（2）睡眠症状改善情况：分别分析两组数据，经配对样本 t 检验，在治疗前后评分差异均有统计学意义（$P<0.05$）。经独立样本 t 检验，两组在治疗后噩梦纷纭方面差异有统计学意义（$P<0.05$）。

（3）次症（脾胃症状）改善情况：分别分析两组数据，经配对样本 t 检验，在治疗前后评分差异均有统计学意义（$P<0.05$）。经独立样本 t 检验，两组在治疗后头目昏沉、脘腹痞闷、口黏方面差异有统计学意义（$P<0.05$）。

四、讨论

研究者收集了高主任 2009 年 3 月至 2010 年 1 月临床治疗失眠的病例，共得 558 例次。将 588 例次临床资料输入计算机，采用人机结合、以人为主的方法，进行统计分析。统计了复诊 3 次以上的患者 54 例，从初诊证候诊断情况看，其中肝郁脾虚胃滞痰扰证 15 例，脾虚胃滞，痰热内扰证 11 例，肾虚、肾虚湿热和肾虚肝旺证 11 例，血虚肝郁和血虚肝热证 10 例，气血不足，心脾两虚证 5 例。其中脾虚胃滞，痰热内扰和气血不足，心脾两虚的共 16 例，是从脾胃入手治疗的，肝郁脾虚胃滞痰扰的 15 例是从脾胃和肝胆两方面入手治疗的，共占病例总数的 57%。可见调理脾胃的治疗方法在高主任治疗失眠思想中占据重要的地位。

高主任重视肝胆脾胃脏腑失调在失眠中作用，常从脾胃肝胆着手治疗，统计的 588 张治疗失眠的处方中从脾胃入手治疗的有 152 张，从肝胆入手治疗的有 143 张，兼顾脾胃肝胆同时治疗的有 130 张，其他的治法有 133 张。也就是说，一共有 282 张处方涉及调理脾胃的治疗方法，占全部处方的 47.96%。

高主任治疗失眠用药规律及频次统计，用药 113 味，用药频次 100 214 次。其中药用频次前 20 味药，由高到低依次为：生牡蛎 517 次，炒酸枣仁 516 次，生龙骨 512 次，远志 480 次，石菖蒲 472 次，白芍 444 次，牡丹皮 342 次，枳实 314 次，柴胡 301 次，黄连 299 次，半夏 281 次，茯苓 270 次，当归 269 次，肉桂 255 次，陈皮 236 次，竹茹 172 次，党参 170 次，白术 138 次，首乌藤 134 次，栀子 98 次。以上 20 味药共计 6 220 次，占全部用药频次的 62.07%。

根据以上的统计结果以及高主任调理脾胃治疗失眠的用药规律，总结出调理脾胃方治疗失眠的核心方剂调中安神汤。

药物组成：黄连、肉桂、竹茹、枳实、陈皮、半夏、茯苓、炒酸枣仁、远志、石菖蒲、生龙骨、生牡蛎。

本方是由宁心安神汤合温胆汤、交泰丸化裁而来。

功能：调中化痰，清热安神。

主治：脾胃失调而致的失眠。

证见：失眠，入睡困难，睡而易醒，心烦少寐，胸闷脘痞，头晕恶心，不欲饮食，舌红舌苔黄腻，脉滑小数等症。

方解：本方以酸枣仁甘平，入心脾肝胆经，有养心、益肝、安神的功用，主治虚烦不眠，故用为君药。半夏辛温，归脾胃肺经，燥湿化痰，和胃降逆，助酸枣仁以和胃安神，黄连苦寒，归心脾胃胆大肠经，清心经亢奋之实火，为治疗心烦失眠之要药，清心以助酸枣仁安神，共为臣药。远志、石菖蒲助酸枣仁安神。石菖蒲入心胃经，功能和胃化痰、开窍宁神，远志苦辛温，入心肾经，功能安神益智，祛痰解郁，两药配伍交通心肾，化痰安神。肉桂辛甘大热，入肾脾心肝经，引火归原，配合黄连交通心肾，以安睡眠；竹茹甘微寒，入肺胃经，清热化痰，除烦和胃；枳实辛苦酸温，下气化痰，消积导滞；陈皮苦辛温，入脾肺经，健脾理气，燥湿化痰；茯苓甘淡平，入心脾肾经，健脾利水，化湿宁心，助半夏以健脾化痰，和胃安神，上药共为佐药。龙骨甘涩平，入心肝肾大肠诸经，牡蛎咸凉，入肝肾经，两药功能敛阴潜阳，化痰安神，共为佐使。全方共奏调中化痰，清热安神之效，用于脾胃失调而致的失眠，症见失眠、入睡困难、睡而易醒、心烦少寐、胸闷脘痞、头晕恶心、不欲饮食，舌红苔黄腻，脉滑小数者，甚为合拍。

我们在研究中体会到，脾胃功能的特点是运和通。脾胃功能失调的病机特点是壅滞不通。脾气不运，则精微不化，湿浊留滞，痰湿内生。脾气不升，则不能散精，中焦滞塞，气机不通，肝气不升，肺气不降，肾水不能上承，心火不能下潜。十二经脉始于手太阴肺经，肺经起于中焦，下络大肠，还循胃口，中焦壅塞，则十二经脉气血不畅，气血壅滞。脾胃壅滞，易留湿、酿痰、停水、瘀滞，久而化热。因此，调中安神汤调中化痰，清热安神，在脾胃失调引起的失眠治疗中能够广泛应用。

本研究的不足：原设计方案共观察 120 例，最终纳入临床病例 79 例，其中未按规定服药无法评价疗效者 5 例（治疗组 2 例，对照组 3 例），自行退出 5 例（治疗组 2 例，对照组 3 例），最终完成临床观察病例 69 例，没有完成全部病例。原因是对调中安神汤疗效估计较低，中医证候仅选了痰热扰心证，对患者依从性（尤其是对照组）的困难程度认识不足，但研究结果证明了调中安神汤的临床疗效。

第八节
从心论治失眠的经验

引起失眠的原因很多，五脏六腑的功能失调均可导致失眠，其中心脏功能失调在失眠的发生中起着至为重要的作用。心为君主之官，主血脉，主神明，是五脏六腑之大主，精神之所舍。心藏神，神在人体的生命活动中占有重要地位，作为人体重要生理功能的睡眠，也是由心所主的神来决定。故治疗常从清心、养心、宁心三方面论治，清心常用泻火导热，滋阴降火，清热化痰等法；养心常用补益心气，滋养心血，温补心阳，滋补心阴等法；宁心常用龙骨、牡蛎、珍珠母、琥珀、羚羊角粉等重镇安神药，或炒酸枣仁、柏子仁、首乌藤、远志等滋养安神药，或安神定志丸等法，宁心定志，镇静安神。

一、滋阴降火　亢火制则神宁

《病因脉治·不得卧》说："心血虚不得卧之症，阴虚则阳必旺，故心血不足，皆是火症。宜壮水之主以制阳光。治宜滋阴降火，用归芍天地煎，黄连安神丸；虚人，天王补心丹。"高主任认为，素体阴虚，或思虑劳心过度，耗伤心脏阴血，心失所养，不能藏神，阴虚火旺，邪火扰动心神，神不得安，均可致不寐。治疗当以滋阴降火、宁心安神为法，亢火制则神宁寐安，方选天王补心丹，或二阴煎加减。

【病案一　阴虚火旺】

陈某，男，31岁，2003年12月2日初诊。3个月前因工作压力大，出现失眠多梦，入睡困难，间断服用安眠药治疗，不服则入睡困难，伴心悸口干，五心烦热，盗汗，小便不利，舌红裂纹，苔薄少，脉沉细。

中医诊断：失眠，辨证为阴虚火旺。治法：滋阴降火。处方：予天王补心丹合交泰丸化裁。药用生熟地^各10g、天麦冬^各10g、丹参15g、玄参15g、太子参15g、炒酸枣仁15g、远志10g、石菖蒲10g、黄连

6g、上肉桂 1g、萆薢 10g、生龙牡^各30g。7 剂，水煎服，日 1 剂。

二诊：入睡难有改善，五心烦热好转，仍多梦，后背凉，小便尚利，舌红有小裂纹，苔薄白少津，脉沉细。仍宗前法，入睡好转，后背凉，故上方去黄连、肉桂，加骨碎补 15g，7 剂，水煎服，日 1 剂。

三诊：已能入睡，心悸好转，有时梦多，仍口燥咽干，小便通利，舌红有小裂纹，苔薄白少津，脉细数。考虑心火渐平，阴虚未复，上方去萆薢，加首乌藤 15g，再进 7 剂。

以此方加减调治 4 周，失眠好转，舌质裂纹消失，随访 3 个月未发。

按语：本例患者劳心过度，心阴暗耗，日久化火，扰动心神所致。心阴不足，则心悸口干，五心烦热，舌有小裂纹，脉沉细；火热扰心，则失眠多梦，盗汗；心火移热于小肠，则小便不利。遵《灵枢·邪客》"补其不足，泻其有余，调其虚实"的原则，用天王补心丹滋阴降火，补心安神；合交泰丸交通心肾，引火归原，阴液复亢火制，则失眠改善。

二、补益心脾　气血足则神充

《类证治裁·不寐》说："思虑伤脾，脾血亏损，经年不寐。"《景岳全书·不寐》说："无邪而不寐者，必营血之不足也，营主血，血虚则无以养心，心虚则神不守舍。"高主任认为，思虑劳倦太过，损伤心脾，心伤则心血暗耗，神不守舍；脾伤则无以化生精微，不能奉养于心。治疗当补益心脾，养心安神为法，气血足则神充寐安，方选归脾汤合酸枣仁汤加减。

【病案二　心脾两虚】

张某，女，39 岁，2005 年 11 月 3 日初诊。主诉：失眠 5 月余。平素月经量多色淡，行经约 6 天。2005 年 6 月生二胎以后，出现失眠，入睡困难，多梦易醒，醒后不易再睡，每晚服艾司唑仑片方能入睡。伴有心悸气短，倦怠乏力，不思饮食，大便溏薄，舌质淡，苔薄，脉沉细弱。

中医诊断：失眠，辨证为心脾两虚。治法：健脾养心。处方：给予归脾汤合酸枣仁汤化裁。药用黄芪 25g、党参 10g、炒白术 12g、当归 15g、茯苓 15g、炒酸枣仁 15g、远志 10g、知母 10g，川芎 10g，白芍

15g、石菖蒲 10g、生龙牡^各30g。7 剂，水煎服，日 1 剂。

二诊：药后有 2 天未服艾司唑仑片，失眠改善，仍夜眠易醒，心悸气短，头晕乏力，脘腹胀闷，舌淡，苔薄，脉细。脘腹胀闷，上方加厚朴 10g，7 剂，水煎服，日 1 剂。

三诊：本周仅 2 天服用安眠药，已能入睡，睡梦减少，脘腹胀闷渐消，时有心烦急躁，心悸气短、头晕乏力减轻，舌淡红，有齿痕，苔薄，脉细弦。阴血渐复，气血得补，月经将至，原方去厚朴、川芎，调经加柴胡 10g、海螵蛸 18g、茜草 10g，7 剂，水煎服，日 1 剂。

四诊：夜寐转好，偶服安眠药，仍有心悸，偶作汗出，舌淡红，苔薄，脉双关滑。月经已过，行经 5 天，量中等，上方去海螵蛸、茜草，再进 7 剂。

后仍以归脾汤合酸枣仁汤进退，服药近 3 个月，停安眠药，睡眠安宁。

按语：患者年近四十，生产二胎，身体耗损，心脾两虚，气血虚少，血不养心则失眠多梦，醒后不易再睡；心气不足，则心悸气短，脾气亏虚则倦怠乏力，不思饮食，大便溏薄，故治以补益心脾，用归脾汤合酸枣仁汤取效。

三、益气温胆　惊恐平则神安

《杂病源流犀烛·不寐多寐源流》说："有心胆俱怯，触事易惊，梦多不祥，虚烦不寐者。"心气虚，则遇事易惊善恐，心神不安；胆气虚，则决断失司，忧虑重重，均可致失眠多梦。治疗当益气温胆、宁心安神为法，惊恐平则神安，方选十味温胆汤化裁。

【病案三　心胆气虚】

祁某，女，32 岁，2017 年 10 月 9 日初诊。2 年来因丈夫长期出差，孩子幼小，劳累过度，出现入睡困难，失眠多梦，恐惧易惊，心中不宁，心悸气短，动则汗出，纳谷不馨，大便不成形，日 3～4 次，舌淡胖，有齿痕，苔薄，脉细弦。

中医诊断：失眠，辨证为心胆气虚，治以温胆宁心法，予十味温胆汤加减。药用黄连 2g、肉桂 2g、竹茹 10g、枳实 10g、半夏 9g、陈皮 10g、茯苓 15g、党参 10g、熟地黄 10g、五味子 10g、炒酸枣仁 15g、远志 10g、石菖蒲 10g、生龙牡^各30g。7 剂，水煎服，日 1 剂。

二诊：患者夜寐稍好，心中渐安，纳谷有增，手足微凉，大便成形，日 2 次，舌胖，苔薄，脉细弦。病证向好，以手足微凉，上方去五味子，加骨碎补 10g，7 剂，水煎服，日 1 剂。

三诊：药后夜寐转好，梦亦减少，心中安宁，心悸气短减轻，仍有汗出，大便日 2 次，舌淡，苔薄，脉沉细。已见效机，守法再进，予温胆宁心颗粒，每次 1 袋，日 3 次，巩固收功。

按语：患者因丈夫长期出差，孩子幼小，劳累过度，致心胆气虚失眠。心气虚则心悸气短，胆气虚则恐惧易惊，用十味温胆汤加减取效，后用温胆宁心颗粒调理善后。

四、交通心肾　火归原则神静

《清代名医医案精华·陈良夫医案》说："心火欲其下降，肾水欲其上升，斯寤寐如常矣。"如先天不足，房劳过度等，肾阴亏损，肾水不能上济于心；或心阳衰弱，心火不能下温于肾，均能导致不寐。治疗当交通心肾，泻南补北，火归原则神静寐安，方选黄连阿胶汤合交泰丸进退。

【病案四　心肾不交】

冯某，女，58 岁，2007 年 5 月 11 日初诊。26 年前生气后出现失眠，至今入睡难，每夜睡 3~4 小时，心悸烦躁，头晕耳鸣，腰膝酸软，易生口疮，胃脘胀闷，舌红绛裂纹，脉细数。

中医诊断：失眠，辨证为心肾不交。治法：治以滋阴降火，交通心肾法。处方：予黄连阿胶汤合交泰丸化裁。药用黄连 6g、上肉桂 1g、白芍 15g、阿胶珠^{烊化}10g、炒酸枣仁 15g、远志 10g、石菖蒲 10g、柴胡 10g、当归 10g、知母 10g、厚朴 10g、枳实 10g、生龙牡^各30g。7 剂，水煎服，日 1 剂。

二诊：入睡较前稍好，夜睡 4 小时左右，心烦、胃胀好转，口疮未愈，头晕减轻，仍有耳鸣，舌红绛裂纹，脉细数。药后平稳，上方去枳实、厚朴，加牡丹皮 10g、干地黄 15g、首乌藤 15g，继进 14 剂。

三诊：入睡好转，夜能睡 5～6 小时，但多噩梦，心悸未作，头晕头沉，胸闷善太息，按之嗳气，夜间腿麻，足心热，二便调，口疮愈，舌红，苔薄，脉左弦。心火渐降，肝郁凸现，调整治法，柔肝解郁。柴胡 10g、赤白芍各 15g、枳实 10g、炙甘草 6g、当归 10g、香附 10g、炒酸枣仁 15g、远志 10g、石菖蒲 10g、首乌藤 15g、鸡血藤 15g、生龙牡各 30g，7 剂，水煎服，日 1 剂。

后在此方基础上化裁，急躁易怒，加牡丹皮 10g、山栀 6g，清肝热；腰膝酸软，头晕耳鸣，加阿胶珠 10g、生地黄 15g、山萸英 10g，滋补肾阴。共调治 3 个月余，睡眠基本正常，诸症减轻，改服知柏地黄丸收功。

按语：患者病起于长期所欲不遂，郁而化火，火盛伤阴，致肝肾阴虚，阴不制阳，心火独亢，成心肾不交证。故用黄连阿胶汤合交泰丸交通心肾，泻南补北；三诊心火渐平，肝郁显现，方随证转，用四逆散疏肝解郁，加鸡血藤、香附、当归等柔肝养血收功。

第九节

从肝胆论治失眠的经验

肝主藏血，主疏泄，体阴而用阳，调节情志，疏通气血，促进胆汁分泌与排泄，协助脾胃消化，又疏通水道，调理冲任。肝藏魂，与睡眠的关系尤为密切。喜怒过度，肝气郁结，或郁而化火，扰动心神，可致失眠；或久病消耗，失血过多，脾胃虚弱，生化乏源，致肝血不足，心神失养，亦见失眠。高主任认为，调理肝胆气机是治疗失眠的重要方法，常疏肝、清肝、柔肝、补肝，治疗肝气郁结，肝火上炎，阴虚阳亢，肝阴不足所致的失眠。

一、肝郁化火

证候：失眠，不易入睡，或入睡后多梦，性情急躁易怒，胸胁胀闷，善太息，胁痛，口苦目赤，小便黄，大便干，舌质红，苔黄，脉象弦数。

治法：清肝泄热，佐以安神。

处方：龙胆泻肝汤加减。

【病案一　肝火扰心】

邢某，男，56岁，2003年6月7日初诊。患者有高血压病病史5年，常服降压西药，血压控制尚可。近2个月血压多在150/90mmHg，并出现失眠，入睡困难，睡后肩背作痛，急躁易怒，口干口苦，眼眵增多，大便色黑如茶，黏腻不爽，小便调，面色红赤，舌苔黄厚垢浊，脉左沉细。血压：168/95mmHg。

中医诊断：失眠，辨证为肝火扰心，治以清肝泻火，予龙胆泻肝汤化裁。药用柴胡10g、龙胆3g、炒栀子6、当归10g、生地黄15g、泽泻10g、通草6g、钩藤15g、牡丹皮10g、云茯苓15g、生薏苡仁15g、六一散[包]10g。7剂，水煎服，日1剂。

二诊：药后夜眠时好时坏，急躁易怒稍好，肩背疼痛好转，仍多梦，口苦口干，口唇起疱，大便时不成形，小便调，舌红，苔黄腻，脉沉细。血压：150/90mmHg。火热未尽，宜乘胜追击，仍予龙胆泻肝汤化裁，酌加镇静安神之品：柴胡10g、龙胆6g、黄芩10g、泽泻10g、通草6g、生地黄15g、白芍15g、钩藤15g、牡丹皮10g、炒酸枣仁15g、天麻10g、土茯苓15g、生龙牡[各]30g。7剂，水煎服，日1剂。

三诊：已能入睡，梦亦减少，口唇疱已消，睡后肩背疼痛及口苦好转，急躁易怒见轻，时有口干，大便成形，日1~2次，舌红苔薄黄，脉弦细。血压：130/85mmHg。上方去通草，以防苦寒药太多，久服伤胃，加知母10g，清热生津，7剂，水煎服，日1剂。

后在此方基础上调整，渐减苦寒药味，改用平肝潜阳之品，患者症状有明显好转，以西药维持血压，控制在130/85mmHg上下。

按语：本例失眠是由于血压高而致，肝阳上亢，日久化火，火热扰心，神魂不安，失眠多梦；肝火循经上犯，热盛伤津，则口干口苦，急躁易怒，眼眵多；大便黏腻不爽，为夹湿之象。故清肝泻火，用龙胆泻肝汤，酌加平肝息风，清热利湿之品。患者以失眠为主诉，并未用大量镇静安神之品，而是抓住肝经火热的病机，清热泻火，火热去则魂归寐安。这也是高主任治病求本学术思想的具体体现。

二、肝郁血虚

证候：难以入睡，多梦易惊。心中虚烦难解，情绪抑郁不好，或烦躁易怒，胸闷胁胀，太息。舌苔薄，脉弦或细弦数。

治法：疏肝健脾，养血安神。

处方：逍遥散或丹栀逍遥散。

【病案二　血虚肝热】

吴某，女，30 岁，2004 年 8 月 9 日初诊。主诉：失眠半年。半年来睡眠不好，入睡正常，02：00—04：00 醒后不能再睡，醒时汗出，白天头部昏沉，下午面部作热，心情尚可，大便不畅，小便黄浊，月经周期正常，带经期长，舌暗，苔薄白，脉细。

中医诊断：失眠，辨证为血虚肝热。治法：养血疏肝，清热安神。处方：丹栀逍遥散加减。药用柴胡 10g、白芍 15g、当归 10g、生地黄 15g、川芎 6g、牡丹皮 10g、栀子 3g、玫瑰花 10g、炒酸枣仁 15g、远志 9g、石菖蒲 9g、首乌藤 30g、茅芦根^各30g、海螵蛸 18g、茜草 10g、生龙牡^各30g。14 剂，水煎服，日 1 剂。

二诊：患者服药 11 剂，早醒现象消失，每天能够睡到早晨 6 点，近日感冒咳嗽，干咳少痰，影响睡眠，02：00 醒后睡不实，多梦，手足心热，面红，夜尿多，小便黄，已不混浊，大便畅，舌淡胖，苔黄稍腻厚，脉沉细。治以前法，上方进退，去白茅根、芦根、海螵蛸、茜草，加山茱萸 10g、桃杏仁^各9g、前胡 10g，服药 7 剂后，诸症消失，失眠治愈。

按语：本例特点是失眠时间不长，没有影响到患者的情绪，所以病情不重，加之辨证准确，以养肝血为主，配合疏肝泻肝热，服药后睡眠恢复。

三、肝肾不足

证候：失眠，入睡难，健忘，思虑则入睡更难，腰酸腿软，或脱发，容易疲乏，小便清，五心烦热，舌红，少津，脉细弦。

治法：滋补肝肾。

处方：六味地黄丸加减。

【病案三　肾虚肝旺　湿热阻滞】

王某，男，36 岁，2010 年 9 月 6 日初诊。主诉：失眠 5 年，加重半年。从 2005 年开始，工作压力增大，逐步出现夜间睡眠不好，难以入睡，近半年来逐渐明显，健忘，思虑则疲乏无力，下肢肿胀，足心作热。现夜间两腿汗出，腰以下汗出，入睡难，中午无法入睡，多梦易醒，疲乏，有鼻炎，脱发，头皮作痒，皮肤分泌物多，平素饮酒，舌淡，苔白，脉沉细。

中医诊断：失眠。证属肾虚肝旺，湿热阻滞。治法：补肾平肝，清热利湿。处方：六味地黄丸合四妙丸加减。药用熟地黄 10g、山茱萸 10g、山药 15g、牡丹皮 10g、茯苓 15g、泽泻 10g、黄柏 10g、苍白术^各10g、生薏苡仁 30g、牛膝 15g、炒酸枣仁 15g、远志 10g、石菖蒲 10g、骨碎补 10g、党参 10g、白芍 30g、生龙牡^各30g。7 剂，水煎服，日 1 剂。

二诊：服药后睡眠可，今日感冒，鼻咽炎，口干，唇干，视物好转，面黑，有分泌物，疲乏好转，记忆力稍改善，夜汗减少，大小便正常。舌淡，苔薄，左脉沉细。治以前法，兼以清解上焦。上方去党参，加芦茅根^各30g、僵蚕 10g。7 剂，水煎服，日 1 剂。

三诊：中午已经能入睡，夜间入睡快，夜梦减少，面部作痒，有分泌物，入睡汗出，腿汗湿被，大便调，小便泡沫多，注意力、记忆力好转，舌暗，苔白，脉沉细，右尺稍弦。仍用补肾清利法。药用生熟地^各10g、山茱萸15g、山药15g、牡丹皮10g、茯苓15g、泽泻10g、黄柏10g、生薏苡仁30g、苍术10g、牛膝15g、炒酸枣仁15g、石菖蒲10g、远志10g、蝉蜕10g、地肤子10g、白鲜皮10g、生龙牡^各30g。7剂，水煎服，日1剂。

四诊：病情平稳，情绪波动对睡眠有影响，偶入睡难，舌淡，苔薄，脉沉细。仍延前法进退调理。

按语：本例病证特点为失眠伴健忘，多梦易醒，思虑则疲乏无力，下肢肿胀，足心作热，夜间两腿汗出，腰以下汗出，以虚象为主，责之于肾；又有脱发，头皮作痒，皮肤分泌物多，平素饮酒等，责之湿热。辨证为肾虚肝旺，湿热阻滞，用补肾除湿法，以六味地黄丸合四妙丸治疗。二诊时有外感，故去党参，加芦茅根、僵蚕。三诊时疗效明显，后守法调理，嘱注意生活卫生及情志调养。

四、阴虚内热

证候：虚烦不眠，夜寐不安，甚则彻夜难眠，兼见手足心热，盗汗，口干津少，健忘耳鸣，腰酸梦遗，心悸不安，舌红，苔少，脉细数。

治法：滋阴清热降火，清心安神。

处方：天王补心丹或黄连阿胶汤加减。

【病案四　阴虚内热　心神失养】

元某，女，49岁，2004年4月9日初诊。主诉：失眠1年，加重6个月。现服安眠药物治疗，经常02：00醒，醒后不易再睡，心烦，容易生气，或夜间汗出作热，足部怕凉，大小便正常，舌暗红有裂纹，苔黄，脉沉细。

中医诊断：失眠。证属阴虚内热，心神失养。治法：滋阴清热，养心安神。处方：黄连阿胶汤加减。药用黄连6g、黄芩10g、阿胶珠10g、白芍15g、肉桂1g、炒酸枣仁15g、远志10g、石菖蒲10g、牡丹皮10g、生熟地^各10g、骨碎补10g、生龙牡^各30g。7剂，水煎服，日1剂。

二诊：睡眠好，服药后第 1 天睡至 05：00，第 2 天睡至 07：00，心烦好转，夜汗出作热，手足作热，口干不欲饮水，舌红有裂纹，苔黄，脉细弦。睡眠好转，方药中的，上方去黄芩、骨碎补，加黄柏 10g、穿山龙 15g。7 剂，水煎服，日 1 剂。

三诊：生气后睡眠不好，胃脘胀满不适，不欲饮食，不泛酸，大便调，舌淡暗有裂纹，苔薄，脉双关滑。肝气再扰，予疏肝安神，药用丹栀逍遥散加减：柴胡 10g、白芍 15g、当归 10g、白术 10g、茯苓 15g、牡丹皮 10g、栀子 6g、薄荷 6g、炒酸枣仁 15g、远志 9g、石菖蒲 9g、焦三仙^各10g、生龙牡^各30g。7 剂，水煎服，日 1 剂。

四诊：睡眠偶有不佳，夜热好转，或有尿失控情况，舌淡，苔薄，脉左细弦右滑。治以前法，上方加熟地黄 10g、山茱萸 10g。7 剂，水煎服，日 1 剂。

按语：本例患者在短期内取得明显效果，开始治以滋阴清热，养心安神取效。因生气后反复，改用疏肝养血清肝为法，充分体现中医辨证论治的特点。

五、肝血不足

证候：失眠，多梦易醒，心悸健忘，头晕目眩，面色少华，肢倦神疲，舌淡，苔薄白，脉细弱。

治法：养血益气安神。

处方：四物汤合酸枣仁汤加减。

【病案五　肝血不足　神魂不宁】

张某，男，52 岁，2004 年 11 月 8 日初诊。主诉：失眠 2 年。近 2 年出现失眠，夜眠易醒，醒后不易再睡，每晚服艾司唑仑片方能入睡；伴有心悸头晕，气短乏力，偶有身烘热，夜尿频，起夜 2～3 次，大便调，舌淡红，苔薄，脉沉细弦。患者有高血压病、高脂血症病史 6 年，常年服用降压、降脂西药。

中医诊断：失眠。证属肝血不足，神魂不宁。治法：养血安神。处方：四物汤合酸枣仁汤加减。药用生地黄 15g、当归 10g、白芍 15g、川芎 10g、炒酸枣仁 15g、知母 10g、石菖蒲 10g、远志 10g、竹茹 10g、枳实 10g、党参 10g、山茱萸 10g、生龙牡^各30g。7 剂，水煎服，日 1 剂。

二诊：药后有 2 天未服艾司唑仑片，仍夜眠易醒，气短乏力，脘腹胀闷，身热减轻，舌淡，苔薄白，脉细弦。病证同前，治以原法，因脘腹胀闷，上方加厚朴 10g、继进 7 剂。

三诊：本周仅 2 天服用安眠药，已能入睡，脘腹胀闷减轻，时有心烦急躁，全身作热，舌暗红齿痕，苔薄，脉细弦。阴血渐复，痰热渐生，治以清热化痰，养阴安神法。予黄连温胆汤合酸枣仁汤化裁：黄连 6g、上肉桂 1g、枳实 10g、半夏 9g、陈皮 10g、炒酸枣仁 15g、知母 10g、远志 10g、石菖蒲 10g、钩藤 15g、牡丹皮 10g、生龙牡^各30g。再进 7 剂。

四诊：夜寐转好，偶服安眠药，仍心烦心悸，汗出偶作，舌暗红，苔薄，脉双关滑。上方去知母、牡丹皮，加川芎 10g、炒栀子 3g，以清热除烦，引热下行，活血调气。再进 8 剂。

后以酸枣仁汤、四物汤加减进退，共服药近 3 个月，失眠愈，血压、血脂均稳定。

按语：患者年过半百，加之久患顽疾，致肝血不足，血不养心则失眠，夜眠易醒，醒后不易再睡，故用四物汤补血养血；酸枣仁汤养血安神，清热除烦。三诊出现痰热之象，故方随证转，改予酸枣仁汤合黄连温胆汤养血安神，清热化痰。药证合拍，收效甚好。

六、肝郁胃滞

证候：睡卧不安，心烦急躁，胸脘痞满，不思饮食，或食后嗳气泛酸，泛恶呕吐，腹胀，大便秘或黏滞，舌淡红，苔黄浊，脉左弦，右滑。

治法：疏肝和胃降逆。

处方：逍遥散合半夏泻心汤或平胃散。

【病案六 肝郁血虚 胃滞痰扰】

郭某，男，22岁，2004年7月15日初诊。主诉：失眠2个月。2个月来失眠，脱发，每天睡眠少于6小时，白天容易疲乏，入睡可，容易醒，多梦，纳可，大便调，小便可，舌淡暗，苔黄浊，脉右沉细。

中医诊断：失眠、脱发。证属肝郁血虚，胃滞痰扰。治法：疏肝养血，和胃安神。药用柴胡10g、白芍20g、当归10g、女贞子15g、墨旱莲15g、川芎6g、炒酸枣仁15g、首乌藤30g、牡丹皮10g、竹茹10g、枳实10g、生龙牡^各30g。7剂，水煎服，日1剂。

二诊：夜寐尚可，夜间已经不醒，多梦减轻，周身疲乏，舌质暗，苔黄厚腻，脉沉细。患者舌苔黄厚腻，由痰热引起，改用黄连温胆汤加味。药用黄连6g、肉桂1g、枳实10g、竹茹10g、半夏9g、陈皮10g、茯苓15g、柴胡10g、白芍15g、炒酸枣仁15g、远志9g、石菖蒲9g、生龙牡^各30g。7剂，水煎服，日1剂。

三诊：夜寐尚可，夜间已经不醒，多梦减轻，疲乏好转，舌暗，苔黄厚腻，脉沉细。前方加胆南星3g。7剂，水煎服，日1剂。

四诊：入睡可，夜间不醒，脱发已不明显，疲乏消失，大便正常，舌胖稍暗，苔黄浊，脉沉细。上方去黄连、肉桂、胆南星，加首乌藤15g、生地黄15g养血安神。7剂，水煎服，日1剂。

按语：本例患者既有血虚，又有胃滞痰扰，初诊时治疗以疏肝养血为主，和胃化痰为辅，效果不明显。二诊舌苔黄厚腻，改为清热化痰为主，待痰化热撤，渐增养血之力，取得良好疗效。提示辨证虽然准确，治疗上如果扶正与祛邪比重掌握不好，一样影响疗效。

第十节

运用温胆汤类方治疗失眠的经验

现代社会由七情过极或饮食失调导致的痰热扰心之失眠逐渐增多。

究其酿生痰热之因，又常与肝胆气机郁滞，胆胃失和有关。肝藏血主疏泄，体阴用阳，合于胆，性喜柔和舒畅，恶烦扰壅郁。胃主受纳，脾主运化，共司后天水谷消磨，生成津液、精、血以奉养人体。胆属甲木，为清净之腑，喜温和而主生发，失其常则木郁不达，胃气因之不和，进而化热生痰。肝胆气机郁结，木郁化火是为酿痰之源，脾胃升降失序，则土壅湿聚酿成热痰，热痰与火合邪，扰动心神，遂致失眠。正如徐春甫《古今医统大全》云："痰火扰心，心神不安……火炽痰郁，而致不眠者多。"治疗当以理气化痰，清胆和胃为法，不宜单纯镇静安眠。唐容川《血证论·卧寐》中说："肝经有痰，扰其魂而不得寐者，温胆汤加枣仁治之。"《类证治裁·不寐》中说："由胆火郁热、口苦、心烦，温胆汤加牡丹皮、栀子、钩藤、桑叶。"高主任宗前人经验，凡属痰热扰心，心虚胆怯，胆气郁阻，胃气失和之失眠，喜用温胆汤类方治疗，每收良效。

一、理论依据

温胆汤见于《备急千金要方》，由半夏、竹茹、枳实、陈皮、生姜、甘草组成，主治"大病后，胆寒，虚烦不得眠，惊悸不安"；在《三因极一病证方论》中又加了茯苓、大枣，主治"胆虚寒，眩厥，指不能摇，躄不能起，僵仆，目黄，失精，虚劳虚扰，喘满，浮肿，不睡"等。《证治准绳·类方》之十味温胆汤，在上方基础上，去竹茹，加益气养血，宁心安神之人参、熟地黄、五味子、酸枣仁、远志，主治"心惊胆怯、气郁诸症"。《六因条辨》之黄连温胆汤，以《三因极一病证方论》温胆汤加黄连，重在清热除烦、化痰和胃，治疗痰热内扰，失眠、眩晕、心烦、口苦、舌苔黄腻诸症。温胆汤有清肃胆气，顺降胃气，理气化痰，升清降浊之功能。方中并无峻补猛攻之品，而是以平和中正之剂调理人身阴阳、气血、脏腑之功能，恢复胆腑中正温和之气。化痰而不过燥，清热而不过寒，临证可根据不同的临床表现，在温胆汤类方中变通使用。

二、辨证论治

1. 痰热扰心　症见失眠不寐，胸闷心烦，头晕目眩，呕恶痰涎，纳谷呆滞，苔腻而黄，脉滑数。高主任常以《六因条辨》之黄连温胆汤化裁，以清热化痰，和中安神。若兼急躁易怒，面红目赤，口干苦者，加牡丹皮、栀子清肝凉血；若兼烦躁，头晕目眩，盗汗耳鸣，口燥咽干，腰酸腿软等心肾不交者，合交泰丸或黄连阿胶汤化裁。因病致虚，形成虚实兼见者，应兼养心血、肝血，常加白芍、当归、熟地黄、阿胶。

2. 心虚胆怯　症见多梦易于惊醒，心悸胆怯，坐卧不安，倦怠气短，舌淡胖，脉弦细缓。高主任常用《证治准绳》十味温胆汤化裁，以益气温胆，宁心安神。若兼惊惕不安，心悸较甚，加生龙骨、生牡蛎；兼气短乏力，面色㿠白者，加黄芪、党参、骨碎补以益气温阳。

3. 胆气郁阻　症见失眠多梦，胸闷太息，胁肋胀满，心烦躁扰，纳呆嗳气，苔薄脉弦。高主任常以《备急千金要方》温胆汤合四逆散、柴胡疏肝散等利胆疏肝，化痰安神。若气郁化火，症见胁肋掣痛，急躁易怒，口干口苦者，加龙胆、炒栀子、牡丹皮以清肝泻火，和络止痛；若溺黄便秘，舌红而痛者，加黄连、炒栀子、竹叶以清心泻火，导热下行；若胸闷不舒，善太息者，加柴胡、郁金、香附或合四逆散，以疏肝理气。

4. 胃气失和　症见睡卧不安，辗转反侧，胸脘满闷，不思饮食，恶心泛呕，嗳腐吞酸，大便糟粕不化，舌苔厚腻，脉滑。高主任常以《三因极一病证方论》温胆汤合半夏秫米汤化裁，以健脾和胃，化食安神。若宿食积滞较甚，而见嗳腐吞酸，脘腹胀痛，合保和丸消导和中安神。若湿浊内蕴，口黏便溏，泛吐涎沫，苔腻者，加广藿香、荷梗、苍术、白术、厚朴以芳香化浊，健脾燥湿。

三、病案共享

【病案一　痰热扰心　心肾不交】

郑某，女，51岁，2002年3月2日初诊。1年前无明显诱因出现失眠，入睡困难，服用艾司唑仑片、多美康等镇静剂方能入睡，停药则失眠；半年前因右侧肢体麻木，在外院诊为多发性硬化，服用西药治疗，失眠愈加严重；伴入睡困难，夜眠易醒，心烦作热，胸闷汗出，心悸脱发，右侧上下肢麻木，胃脘胀闷，纳谷呆滞，大便不成形，每日1次，小便调，舌胖暗，苔浊，脉滑。停经8个月。

中医诊断：失眠，辨证为痰热扰心，心肾不交。治法：治以清热化痰，交通心肾法。处方：予黄连温胆汤合交泰丸化裁。药用黄连6g、肉桂1g、竹茹10g、枳实10g、半夏9g、陈皮10g、炒酸枣仁15g、远志10g、石菖蒲10g、当归10g、白芍15g、生龙牡^各30g。7剂，水煎服，日1剂。

二诊：药后夜眠易醒好转，脱发减轻，纳食渐增，仍入睡困难，心烦作热似有增加，胸头汗出，头昏沉，目干涩，右侧上下肢麻木，大便已成形，舌暗，苔白浊，脉沉弦。仍宗前法，上方加牡丹皮10g以增清热之力，继进7剂。

三诊：入睡较前好转，夜能睡5~6小时，心烦作热及胸头汗出减轻，右侧肢体仍麻木，胃胀未作，纳食尚可，二便调，舌暗，苔白，脉沉弦。上方去黄连、肉桂，加川芎9g，再进7剂。

后仍以此方化裁，化痰以陈皮、半夏、枳实、竹茹、远志、石菖蒲、胆南星进退，清热以炒栀子、黄连、牡丹皮、生地黄加减，共服药2个月余，失眠好转，唯肢体麻木尚留，后以健脾补肾、活血通络方药调治。

【病案二　肝郁脾虚　痰浊中阻】

李某，女，39岁，2003年9月8日初诊。5个月前因股疝行手术治疗，术后出现失眠，入睡困难，伴有心中烦闷，头晕而沉，倦怠乏力，纳谷呆滞，二便调，舌稍红，苔白浊，脉沉细。

中医诊断：失眠，辨证为肝郁脾虚，痰浊中阻。治法：治以疏肝健脾，化痰安神法。处方：予温胆汤合柴胡加龙骨牡蛎汤化裁。药用竹茹10g、枳实10g、陈皮10g、半夏9g、柴胡10g、党参10g、黄芩10g、炒酸枣仁15g、远志10g、石菖蒲10g、白芍15g、牡丹皮10g、生龙牡^各30g。7剂，水煎服，日1剂。

二诊：患者失眠、乏力好转，仍有头晕，伴有颈项酸痛，腿软乏力，纳食渐增，但恶油腻，舌尖红，苔薄黄，脉沉细。仍循前法，上方去党参、黄芩，加葛根 12g、续断 10g，继进 7 剂。

三诊：患者已能入睡，有时夜醒，但可再睡，头晕好转，左侧头痛，后背冰凉，腿软乏力，舌尖红、苔薄白，脉沉细。初诊方去牡丹皮、陈皮、竹茹，加骨碎补 10g、生地黄 15g，再进 7 剂。

四诊：夜寐转好，颈项如压，仍有头顶及后背发凉，纳食增，遇风则前额头痛，舌尖红，苔薄，脉沉细。上方去生地黄，加鹿衔草 10g，再进 7 剂。

后在此方基础上加减，共服药 42 剂，失眠头痛消失，后背凉亦好转，随访 2 个月未复发。

第十一节
治疗女性失眠的经验

【病案一 经前失眠责之肝郁血瘀】

汪某，女，18 岁，2006 年 1 月 13 日初诊。患者半年前因被"肥胖"困扰，出现失眠，后服用"减肥药"，致月经后期，月经常 2～3 个月 1 行，量少色暗有血块，经行腹痛，经前烦躁不安，失眠，焦虑，乳房胀痛，二便调。体形稍胖，舌有齿痕，苔白，脉沉细弦。

中医诊断：失眠，辨证为肝郁气滞，瘀阻胞宫。治法：治以疏肝理气，活血调宫法。处方：予丹栀逍遥散合四乌鲗骨一蘆茹丸化裁。药用柴胡 10g、白芍 15g、当归 10g、白术 10g、云茯苓 15g、牡丹皮 10g、炒栀子 6g、香附 10g、郁金 15g、海螵蛸 15g、茜草 10g、党参 10g、炒酸枣仁 15g、生龙牡各 30g。7 剂，水煎服，日 1 剂。

二诊：药后入睡改善，心烦焦虑减轻，月经未至，口干欲饮，舌暗红，苔薄，脉沉细。已见效机，守方再进，上方茜草加至 15g 以增强活血化瘀之力，加生熟地^各10g、以滋阴清热继进，7剂，水煎服，日1剂。

三诊：药后第3天月经复至，痛经较前减轻，烦躁焦虑均明显减轻，因患者要去外地上学，故带成药加味逍遥丸回校继续调治，2月后患者母亲来院就诊，述女儿月经已基本正常，未再失眠。

按语：《万病回春·调经》说："经水过期而来，紫黑成块者，气郁血滞也。"

【病案二　产后失眠责之肝郁血虚】

秦某，女，42岁，2005年11月17日初诊。患者10年前产后月子中出现失眠，经常服用安眠药，方能入睡；近3周出现失眠较前加重，每晚仅睡2小时左右，入睡困难，伴有心悸手抖，汗少恶寒，手足不温，舌淡红，苔黄厚，脉细滑。

中医诊断：失眠，辨证为肝郁血虚，痰热扰心。治法：治以疏肝养血，清热化痰法。处方：以四逆散、酸枣仁汤合温胆汤治疗。药用柴胡10g、白芍15g、枳实10g、竹茹10g、半夏9g、陈皮10g、炒酸枣仁15g、知母10g、远志10g、石菖蒲10g、当归10g、生龙牡^各30g。7剂，水煎服，日1剂。

二诊：药效平平，仍失眠，入睡困难，心悸手抖，自汗稍减，舌尖红，苔薄黄，脉左细。上方去柴胡、当归、知母，加生地黄15g、黄连6g、上肉桂1g，7剂，水煎服，日1剂。

三诊：药后入睡较前好转，能睡4小时，醒后不能再睡，心悸、手抖好转，不烦躁，汗少，大便不干，舌尖红，苔薄白，脉沉细。入睡困难稍好转。药用柴胡10g、白芍15g、当归10g、枳实10g、竹茹10g、半夏9g、黄连6g、上肉桂1g、炒酸枣仁15g、远志10g、石菖蒲10g、生龙牡^各30g。7剂，水煎服，日1剂。

四诊：入睡困难明显见好，能睡5~6小时，但多梦易醒，睡不踏实，心悸未作，手已不抖，二便调。月经调。舌尖红，苔边黄，脉细。药用柴胡10g、白芍15g、当归10g、川芎6g、生地黄15g、百合15g、炒酸枣仁15g、远志10g、石菖蒲10g、首乌藤30g、牡丹皮10g、生龙牡^各30g。7剂，水煎服，日1剂。

五诊：药后能入睡，夜眠较前踏实，梦明显减少，大便稍干，小便调。舌红，苔黄，脉细稍数。上方加玄参30g、再进7剂，后以归脾丸收功。

按语：本例病起产后，产时失血，产后哺乳，肝血亏虚，血不养心则失眠、心悸；久病心情不舒，肝气郁滞，化火生痰，痰热扰心，故失眠缠绵不愈。高主任以四逆散透解郁热，调畅气机；酸枣仁汤养血和营，以治其本；温胆汤理气化痰，清胆和胃。二诊舌苔由黄厚腻转为薄黄，是药对病机，不必更方。中医治疗，不图立竿见影，但求调理脏腑气血阴阳，则疾病不易复发，这也是高主任小量缓图思想的体现。三诊开始见效，四诊痰热渐退，以四物汤、百合地黄汤养阴血扶正。治法张合有度，层次分明，谨守产后多虚、多郁的特点，故多年顽疾很快取效。

【病案三　更年期失眠责之肝肾阴虚】

程某，女，48岁，2006年2月23日初诊。患者1年半前绝经，半年后出现失眠，夜眠易醒，醒后汗出，不易再睡，曾服安眠药，停药则发；伴面赤心烦，头晕而沉，头胀欲裂，腰酸背痛，胃脘不适，大便黏腻不爽，小便黄。舌胖，黄腻，脉左细右弦稍紧。

中医诊断：失眠，辨证为肝肾阴虚火旺，夹有湿热。治法：治以滋阴泻火，清热化湿法。处方：予当归六黄汤合六味地黄丸加减。药用黄芪15g、生熟地^各10g、当归10g、黄柏10g、黄芩10g、黄连6g、山茱萸15g、山药15g、牡丹皮10g、云茯苓15g、炒酸枣仁15g、生薏苡仁15g、生龙牡^各30g。7剂，水煎服，日1剂。

二诊：药后盗汗及头晕头胀好转，仍夜眠易醒，心烦急躁，腰酸背痛，胃脘不适，大便已畅，小便调，舌淡胖，苔黄浊，脉右弦滑。湿邪稍减，去山茱萸，黄柏，以防久服苦寒滋腻药碍胃，加知母10g以滋阴泻火，加远志10g宁心安神，继进7剂。

三诊：盗汗明显减轻，夜醒次数减少，醒后多数能再眠，心烦随之好转，仍腰酸背痛，后背发凉，胃脘不适，进凉食则腹胀，舌尖稍红，苔白浊，脉细。考虑患者阴虚渐复，火旺渐平，湿邪未尽，改予黄芪桂枝五物汤合平胃散以调和阴阳，燥湿和胃。黄芪15g、知母10g、续断 10g、藿苏梗^各10g、厚朴 10g、豆蔻 6g、陈皮 9g、生地黄 15g、桂枝 6g、白芍 15g、香附 10g、生龙牡^各30g。7 剂，水煎服，日 1 剂。

四诊：夜醒次数明显减少，偶做梦，腰酸背痛，后背发凉均好转，盗汗不显，二便调，舌稍红，苔薄黄，脉胃大。去桂枝、豆蔻，合柴胡加龙骨牡蛎汤，加柴胡 10g、半夏 9g、黄芩 10g、党参 10g，7 剂，水煎服，日 1 剂。

后宗原法加减，调治 2 个月，夜眠明显好转，以知柏地黄丸合丹栀逍遥散调理收功。

按语：《素问·上古天真论》有女子"七七任脉虚，太冲脉衰少，天癸竭"之论。绝经前后，肝肾不足，冲任虚衰，阴阳平衡失调，出现肝肾阴虚火旺，火热扰心之失眠，汗出，故以当归六黄汤合六味地黄汤养血育阴，泻火彻热，使阴固则水能制火，热清则耗阴无由。三诊阴虚火旺渐平，络脉失和成为主要矛盾，故以黄芪桂枝五物汤调和阴阳，和络止痛；四诊后考虑女性更年期多火多郁，阴阳俱虚，加之湿性黏腻不易速去的特点，予柴胡加龙骨牡蛎汤调和解阴阳，平胃散燥湿和胃。

第十二节
运用膏滋方治疗血虚肝郁失眠验案

失眠系慢病久病，多属于本虚标实。膏滋方是中医八大剂型之一，与中医汤剂相似，都是基于中医整体及辨证论治以应用，优于汤剂之处在于膏滋方浓度高，膏体滋润，药效相对稳定持久。膏滋方不以治急症为功，而以缓剂调补为效，最适用于慢性病的防治。高主任针对血虚肝郁失眠，以膏滋药辨证论治。现择其医案四则，以飨同道。

【病案一　血虚肝郁　气虚血瘀证】

任某，女，35 岁，身高 163cm，体重 58kg，2013 年 12 月 10 日初诊。主诉：失眠 10 年。10 年前无明显诱因出现入睡困难，但未系统治疗。症见上床后 4 小时方可入睡，睡眠浅、多梦，次日疲乏感，胸闷气短、善叹息，双目干涩，后背僵疼，心烦急躁、健忘，月经色淡暗量少、痛经，大便 2～3 天一行不成形，小便调，舌淡暗，舌边瘀点，苔黄浊，左脉弦细涩、右沉细。既往史：子宫肌瘤史 9 年，乳腺增生 2 年，均未治疗。治宜养血疏肝、益气活血安神。

膏滋药：柴胡 100g、白芍 150g、当归 100g、生地黄 150g、熟地黄 150g、牡丹皮 100g、枸杞子 100g、菊花 100g、党参 100g、白术 100g、半夏 90g、陈皮 100g、云茯苓 100g、炒酸枣仁 150g、远志 90g、制何首乌 100g、石菖蒲 100g、川芎 60g、知母 60g、玫瑰花 100g、延胡索 60g、续断 100g、生龙牡^各300g。上药共煎浓缩，蜂蜜收膏。

服药 3 个月后回访，上床后 1～2 小时才可入睡，多梦、疲乏、胸闷气短、双目干涩、心烦急躁有明显好转。

【病案二　血虚肝郁　肝肾不足证】

张某，女，60 岁，身高 162cm，体重 55kg，2013 年 11 月 25 日初诊。主诉：失眠 7 年。7 年前停经后出现入睡困难，睡眠时间短，每日睡眠时间 3～4 小时。2 年前因生气失眠加重，甚则整夜不眠，同时伴有疲乏、心慌气短、头晕、头痛，西医诊断失眠，给予奥沙西泮治疗，睡眠好转，其他症状无改善，遂来就诊。症见入睡困难，服药后需 2 小时左右可入睡，睡眠时间 4～5 小时。若生气失眠加重甚则整夜不眠，服用西药无用，情绪低落，时有烦躁易怒，胸闷、气短，心慌，善叹息，头晕、头痛，眼干、眼涩，视物模糊，疲乏，健忘，腰膝酸软疼痛，耳鸣，大便干，小便黄。既往史：甲状腺结节切除术后 15 年，抑郁症 3 年，脂肪肝 2 年，近期监测血糖升高，空腹餐后均 7mmol/L 以上。舌红，舌颤，裂纹，苔黄厚，左脉弦细，右沉细。中医诊断：失眠，证属血虚肝郁肝肾不足，治以养血疏肝、滋补肝肾法。

膏滋药：柴胡 100g、白芍 150g、当归 100g、牡丹皮 100g、栀子 30g、白术 100g、炒酸枣仁 150g、远志 90g、川芎 60g、知母 60g、玫瑰花 100g、生地黄 150g、熟地黄 150g、山茱萸 150g、山药 150g、云茯苓 100g、枸杞子 100g、菊花 100g、牛膝 100g、续断 100g、生龙牡^各300g。

上药共煎浓缩，阿胶 100g 收膏，血糖高未加蜂蜜。针对血糖升高，建议到内分泌科明确诊疗。

二诊：2014 年 3 月 10 日，症见服中西药后需 1 小时左右入睡，每日睡眠 6 小时左右，情绪较前稳定，时有心慌、胸闷、气短减轻，眼干眼涩好转，无头晕头痛，疲乏减轻，腰膝酸软无疼痛，耳鸣声音见小，大便每日 1 行质可，小便稍黄，余症状同前。补充症状：头发较 6 年前减少近一半，口苦。1 月前就诊内分泌科诊断 2 型糖尿病，嘱健康饮食运动，暂时未予以药物治疗，空腹餐后 5～6mmol/L。舌红舌颤，裂纹舌，苔黄薄，左脉细，右沉细。病情稳定，前法继进。膏滋药：改熟地黄 100g、栀子 60g、知母 100g、加黄芩 100g、制何首乌 100g，余同前。上药共煎浓缩，阿胶 100g 收膏，血糖高勿加蜂蜜。

服药 2 个月后回访，奥沙西泮减至 1/2 片，服药后 30 分钟入睡，夜晚睡眠时间 6～7 小时，中午可睡 1 小时左右，情绪、记忆力、胸闷、乏力明显好转，无心慌、耳鸣，眼干眼涩好转，腰膝酸软，未继续脱发，大便可，若饮水少小便黄。

【病案三　血虚肝郁　气阴不足证】

孙某，女，60 岁，身高 160cm，体重 65kg，2012 年 11 月 13 日初诊。主诉：失眠 10 余年，加重半年。10 余年前无明显诱因出现睡眠时间短，睡眠时间约 4 小时伴口苦。近半年，入睡困难，梦多，易醒，睡眠时间短约 4 小时，伴口苦，未系统治疗。症见入睡困难，梦多易醒，睡眠时间短，情绪低落，对事情没有兴趣，疲乏，头晕，眼干眼涩，口干口苦，右膝不适感，皮肤干燥，面部及双手褐色斑点明显，大便干不畅，小便少。有过敏性哮喘病史 37 年，近 10 年多未发作，对粉尘、艾叶、螨虫过敏。舌淡，苔薄白、左脉细关弦、右细弱。中医诊断：失眠，证属血虚肝郁、气阴不足，治以养血疏肝、补气滋阴法。

膏滋药：柴胡 100g、白芍 150g、当归 100g、牡丹皮 100g、栀子 30g、生地黄 150g、山茱萸 150g、山药 150g、枸杞子 100g、菊花 100g、炒酸枣仁 150g、远志 90g、石菖蒲 100g、川芎 60g、知母 60g、玫瑰花 100g、黄连 60g、麦冬 100g、生龙牡各 300g。上药共煎浓缩，蜂蜜收膏，连服 2 料。

二诊：2013 年 12 月 16 日，症见入睡较前改善，睡眠时间 5 小时左右，梦多，情绪好转，皮肤较服药前润泽，面部及双手褐色斑点颜色淡化。服药后 3 个月内眼干眼涩、口干口苦改善，目前仍有症状，大便时干时稀，小便可。舌淡，苔薄白，脉细。病证有效，守法再进。膏滋药：原方基础上加减，改当归 300g、生地黄 300g、枸杞子 300g、菊花 300g、生龙牡^各450g，加白术 300g、火麻仁 60g，蜂蜜收膏，连服 2 料。

服药 1 年后回访，症见睡眠可，情绪好转，皮肤较润泽，眼干涩、口干苦改善。

【病案四　气血两虚　肝郁化火证病】

刘某，女，30 岁，身高 155cm，体重 55kg，2012 年 12 月 6 日初诊。主诉：失眠易怒 6 年，加重半年。6 年前因家人去世后出现失眠、易怒，间断在北京某医院中药调理，服药后有所缓解，停药后症状反复。症见入睡困难，需 2～3 小时入睡，胸闷、气短、心慌，查心电图未见异常，时有头晕，蹲立体位改变时加重，急躁易怒，眼干、眼痒、眼眵多，脱发较重，大便溏、小便黄，既往体健。舌淡齿痕，苔薄白、左脉弦细、右沉弱。中医诊断：失眠，气血两虚、肝郁化火证，治以补益气血、疏肝降火法。

膏滋药：生地黄 150g、熟地黄 100g、当归 100g、白芍 150g、川芎 60g、党参 100g、柴胡 100g、龙胆 30g、通草 60g、牡丹皮 100g、栀子 30g、泽泻 100g、云茯苓 100g、首乌藤 150g、枸杞子 100g、菊花 100g、炒酸枣仁 150g、远志 90g、玫瑰花 100g、生龙牡^各300g。上药共煎浓缩，阿胶 100g、蜂蜜收膏。

二诊：2013 年 11 月 25 日，服药 1 年后，症见精神好，脾气平和，入睡需 1 小时左右，遇事则加重，眼干痒、眼眵多、头晕消失，偶有胸闷、气短、心慌，脱发减轻，大便溏、小便可。

按语：《血证论·卧寐》说"肝病不寐者，肝藏魂，人寤则魂游于目，寐则魂返于肝，若浮阳于外，魂不入肝，则不寐"。可见阴血不足，使阳外浮，阳不入阴，魂无所归，故不寐。血虚肝郁，须慢补细调，因此膏滋方较汤剂更适合本病。

高主任治疗血虚肝郁失眠症，膏滋方主方中柴胡疏肝解郁，使肝气条达；当归养血和血、白芍养血柔肝；当归之芳香可以行气，味甘可以缓急，更是血虚肝郁之要药；木郁不达致脾虚不运，故以白术、甘草、茯苓健脾益气，既能实土以御木侮，又能使营血生化有源。因血虚肝郁日久，多见生热化火，逍遥散已不足以平其火热，故加牡丹皮以清血中之伏火；炒山栀善清肝热；酸枣仁汤属清热除烦、养血安神功效的补养安神剂，重用酸枣仁养血安神，配伍调气疏肝的川芎，酸收辛散并用，相反相成，具有养血调肝之妙，为养血调肝安神的重要方；知母滋阴清热、茯苓宁心安神，与君药相配，以助君药安神除烦；枸杞子与菊花是其针对肝肾虚所致目干目涩、视物模糊的常用药对，滋肝阴平肝阳、濡养目睛作用明显；生龙骨与生牡蛎是高主任治失眠必用药对，生龙骨入肝，镇心神以安魂；生牡蛎入肺，潜浮阳以定魄。魂魄者，心神之左辅右弼，魂魄安强，精神自立。二药合用，大能收敛心气之耗散，并三焦之气化，使浮荡之魂魄安其宅地心主，神有所安，临床多用于心神不宁之症。玫瑰花性甘，味微苦，气香性温，归肝、脾、胃经，具有疏肝解郁、益气健脾等功效，是食品亦是药品，系高主任临床偏好应用的疏肝药。病案一兼气虚血瘀证，加用四君子汤补气健脾和当归、川芎、延胡索活血止痛。病案二兼肝肾不足证，加用杞菊地黄汤滋肝补肾、养血明目。复诊时患者明显好转，原药变化不多，针对口苦用黄芩降肝热；针对脱发给予制何首乌补肝肾、益精血、乌须发。病案三兼气阴不足证，加用山药、山茱萸、麦冬补气滋阴。复诊时因前方滋阴效果佳，故滋阴药物加量，滋内阴润外燥；大便时干时稀，加用白术、火麻仁通便。病案四兼肝郁化火证，加用龙胆泻肝汤疏肝降火。

高主任认为治疗血虚肝郁证失眠患者，主要是调补气血和疏畅气机，此治疗过程缓慢，既要求药物能被较好地吸收，又必须发挥药物的较高性能，因此膏滋方最为适宜。并建议患者选择在冬季服用膏滋方，主要因冬令为封藏季节，机体总体代谢慢，肌肤对药物的挥发少，加之膏滋方以补药为主且以胶类滋腻之品收膏，在体内留储时间长，易于机体对药物更好地吸收。

第十三节
阳虚失眠辨证

　　睡觉和觉醒是人和高等动物维持生命活动所必需的普遍生理现象，二者随昼夜的节律而交替出现。中医学认为，睡眠和觉醒是生理活动，是人体阴阳消长出入变化所产生的，《灵枢·营卫生会》说："阳气尽，阴气盛，则目瞑；阴气盛，而阳气尽，则寤矣。"是人体气血运行和人体适应自然界变化而产生的必然结果，《灵枢·营卫生会》说："卫气行于阴二十五度，行于阳二十五度，分为昼与夜。"《灵枢·卫气》说："阳气尽于阴，阴受气矣。其始入于阴，常从足少阴注于肾，肾注于心，心注于肺，肺注于肝，肝注于脾，脾复注于肾为一周。"是说夜间卫气以肾、心、肺、肝、脾五行相克的顺序周行五脏及阴经。失眠主要是指睡眠量的减少，睡眠质量的下降，持续长时间的或经常性的不能获得正常睡眠为特点，表现为不易入睡，或眠浅易醒，再入睡困难，或早醒，甚或彻夜不得入眠的一种病理状态，是气血阴阳失调的表现。《灵枢·寒热病》："阴布跷阳跷，阴阳相交，阳入阴，阴出阳，交于目锐眦，阳气满则阳跷盛，不得入于阴，则阴气虚，故目不瞑矣。"《灵枢·邪客》："卫气者……昼日行于阳，夜行于阴，常从足少阴之分间，行于五脏六腑。今厥气客于五脏六腑，则卫气独卫其外，行于阳，不得入于阴。行于阳则阳气盛，阳气盛则阳跷陷，不得入于阴，阴虚，故目不瞑。"是说邪气逆藏于脏腑，则卫气不得入于阴分，故偏盛于阳。阳偏盛则阳陷，陷者受伤之谓，阳盛阴虚，故目不瞑。行于阳分则形成阳气偏盛，偏盛则阳跷脉气冲塞，卫气无法入于阴分，而导致阴虚，阴虚则目不能闭而难以入眠。《黄帝内经》的这些论述指明，由于阴精不足，或脏气不足，均会醒寤而难以睡眠。因此，分析失眠病的证候属性，当系虚证。失眠可涉及五脏六腑，涉及诸多经络，顺序以肝、肾、心、脾之气虚、阴虚常见。但临床上患者的病情往往比较复杂，多为虚实并见。临床报道失眠辨证大致分为：心血不足证、心脾两虚证、心胆气虚证、心阴不足证、阴虚火旺证、心肾不交证、胆郁痰热证、肝火扰心证、胃气不和证、余热扰膈证、水饮内停证、瘀血阻滞证。笔者在失眠专题门诊问诊的过程中，发现失眠患者的辨证，除以上诸证候外，还有数例辨证为阳虚失眠的患者，经用温阳安神法治疗而愈，其症状表现以失眠为主，伴有畏寒怕冷，舌胖质暗，脉沉等，现摘录典型病例如下。

【病案一　阳虚气虚　血瘀夹湿】

柴某，女，52 岁，2004 年 6 月因"失眠 4 年"就诊。患者 4 年前由于精神因素导致失眠，每日服用"氯硝西泮"后睡眠时间可维持在 3～4 小时，但觉畏寒怕冷，记忆力下降明显，无头晕、心悸、纳可，大便溏，舌胖质暗，边有齿痕，苔白，脉沉细涩。

中医诊断：失眠。证属阳虚气虚，血瘀夹湿。治法：治以温阳益气活血祛湿。药用炮附子 6g、干姜 6g、肉桂 5g、黄连 2g、炙黄芪 10g、生薏苡仁 30g、党参 10g、茯苓 15g、远志 10g、石菖蒲 12g、桃仁 10g、红花 6g、生龙牡^各30g、泽泻 10g、琥珀粉^冲3g。7 剂，水煎服，日 1 剂。

二诊：药后患者自觉有睡意，停用氯硝西泮，改服艾司唑仑片 1～2 片，每晚仍睡 3～4 小时，舌脉同前，上方黄芪加至 20g，加败酱草 15g，继用 7 剂。

三诊：患者睡眠改善，仍感睡前焦虑，唯恐不能正常入睡，余症同前，原方中加入香附 10g，改石菖蒲 18g，增强解郁疏肝化痰安神之力。

【病案二　阳虚湿阻　心肾不交】

魏患者，男，39 岁，2004 年 4 月因"眠差，记忆力下降半年"就诊。患者平素工作劳累，2003 年学习压力大，之后出现眠差，睡眠轻浅易醒，每天 04：00—05：00 早醒，记忆力明显下降，影响正常工作，精神不振，纳一般，每日饮葡萄酒 1 瓶左右，无明显畏寒，大便偏稀，小便调，性欲减低，舌胖质淡尖红，苔白中间厚腻，脉沉细滑。

中医诊断：失眠。证属阳虚湿阻，心肾不交。拟方如下：炮附子 3g、肉桂 10g、黄连 3g、柴胡 10g、党参 10g、香附 10g、干姜 3g、远志 10g、石菖蒲 15g、生龙牡^各30g、生薏苡仁 30g、淫羊藿 10g、巴戟天 10g、炙黄芪 10g。5 剂，水煎服，日 1 剂。

二诊：药后患者早醒时间后移至 6 时，自觉神清气爽，记忆力明显改善，大便成形，余同前，上方加黄芪 10g，继用 5 剂。

三诊：睡眠如常，唯男科症状改善不明显，在原方基础上又加疏肝祛湿之白茅根 30g，经调治月余而愈。

以上两个病例均以失眠为主要症状，通过望闻问切四诊合参，辨证属阳虚气虚。分析阳虚失眠的病机，《灵枢·营卫生会》说："卫气行于阴二十五度，行于阳二十五度，分为昼与夜，故气至阳而起，至阴而止。"即卫气的运行规律是：白天运行于阳经二十五周而醒觉，夜间运行于阴经及五脏二十五周而发生睡眠。白天卫气运行于阳，人体阳气盛于外，温煦周身，卫外而为固，人寤而活动；夜间卫气运行于阴经及五脏，是中医睡眠医学的理论基础。因此气虚阳虚则表现为白天畏寒怕冷，夜间失眠不得卧，久则夹瘀夹湿或痰。治疗时以附子、干姜、肉桂温阳祛寒，遵守汉张仲景在《伤寒论》第 61 条有"昼日烦躁不得眠，夜而安静，不呕不渴，无表证，脉沉微，身无大热者，干姜附子汤主之"之意，用以治疗阳虚烦躁不得眠，并加肉桂增强温阳之力，同时合黄连，取其交通心肾之功；黄芪、党参、茯苓、生薏苡仁健脾益气以助温阳；远志、石菖蒲、龙骨、牡蛎、琥珀粉安神定志并可化痰，取久病必有痰之意；桃仁、红花为活血药；淫羊藿、巴戟天鼓动肾阳，败酱草清心安神，泽泻补肾利湿，全方共奏温阳安神之效。

<h2 style="text-align:center">第十四节
石菖蒲醒脑治多寐</h2>

多寐在现代睡眠学中属于过度嗜睡障碍的范畴，最常见的是发作性睡病。本病的病因迄今未明，因此西医只能对症治疗。石菖蒲的功效，

《神农本草经》说："开心孔，补五脏，通九窍，明耳目，出音声。"《名医别录》谓"聪耳目，益心志"。细揣其开心、通窍、明目、聪耳、益志等功效，皆与脑有直接的关系。由此我们悟出，石菖蒲辛温，芳香入脑，具有醒脑髓、振精神的作用。并据此试用于多寐病的治疗，取得了较好的效果，现介绍如下。

高主任曾治1位男性患者，18岁，因元旦饮食不节，腹泻数日后发病。患者多寐，甚则进食中即入睡，头晕目眩，少气懒言，疲乏无力，腹胀便溏，大便中有不消化食物，舌胖淡而有齿痕，脉沉弱无力。诊为多寐，证属脾气虚陷，脑神失聪，治疗用石菖蒲振精神，醒脑髓，合补中益气汤升阳益气。

药用：石菖蒲10g、黄芪15g、党参10g、白术12g、陈皮10g、柴胡10g、升麻10g、山药10g、鸡内金10g、砂仁6g。服药5剂后复诊，病情好转，饭后尚稍有困顿，移时即过。再以上方加减7剂，嗜睡消失。

又有1位女教师，41岁，患发作性睡病3个月余。患者多寐，甚则讲课中站立入睡。形体丰腴，精神困顿，时时欲寐，卧则鼾声响亮，流口水，胸闷不舒，心悸怔忡，头晕目眩，纳谷不馨，舌胖大质红、苔黄腻，脉弦滑。诊为多寐，证属痰热壅滞，上蒙清窍，治以石菖蒲开窍醒脑，合黄连温胆汤清热化痰。

药用：石菖蒲10g、黄连10g、竹茹12g、枳实10g、半夏10g、陈皮10g、茯苓15g、郁金10g、川贝母10g、竹沥30g、生姜10g、焦三仙[各]10g。服药10剂，白天睡眠次数及时间均减少，易于叫醒，再以上方加减，服至20剂，睡眠恢复正常。

多寐有虚实两端，虚证多由气血两虚、中气虚弱、阴阳虚损；实证多因湿困、痰壅、热盛。石菖蒲醒脑髓，振精神，无论多寐虚证、实证，均可作为专药应用。《神农本草经》有石菖蒲"补五脏"之说，因此虚证亦但用不妨。

第十五节
不宁腿综合征案

李某，女性，43岁，1999年10月12日初诊。主诉：夜寐双腿不适5年余。病史：患者旧有失眠，靠服安定类西药维持睡眠。5年前因外出旅游，睡眠环境改变，生活不规律，加之劳累，失眠加重，夜间双腿或左或右难受不止，不可名状，必须下地不停走动，或不断捶打，方能缓解，中西医多方治疗未效，今来门诊治疗。现症：夜间双腿或左或右难受不止，或有转筋，不可名状，必要下地不停走动，或不断捶打，不能入睡，或寐而多梦，夜间烘热汗出，心烦急躁，头晕目眩，心悸胸闷，大便稍干，小便不黄，月经后期，量少色暗，舌质暗淡，苔薄黄，脉细弦。

西医诊断：不宁腿综合征。中医诊断：失眠、拘挛，证属血虚不运，神魂不宁。治法：养血荣筋安神。处方：四物养血安神汤加减。药用柴胡10g、白芍60g、当归15g、生地黄15g、炒酸枣仁15g、远志10g、石菖蒲10g、首乌藤30g、牡丹皮10g、黄柏10g、炙甘草10g、生龙牡^各30g。7剂，水煎服，日1剂。

二诊：现症见心烦急躁、烘热汗出大减，夜间或可入睡，两腿未见转筋，仍有不适，但不需捶打，夜间或可睡眠，但多梦不实，舌淡暗，苔薄白，脉沉细。药有效验，原方进退，去黄柏，加女贞子15g，14剂。

三诊：现患者夜可睡眠，腿无不适，仍梦多，月经来潮，病症有反复，舌淡，脉弦细。仍以前法，去女贞子，加海螵蛸18g、生茜草12g，7剂。嘱经后去海螵蛸、生茜草，再服7剂，以资巩固。

按语：不宁腿综合征，多数患者病因不清，少数患者继发于神经疾病，或局部血循环不畅，或有家族性倾向，严重失眠者有由不宁腿综合征所致，中医则辨证治疗。本例血虚不运，神魂不宁，用养血荣筋安神法取效。

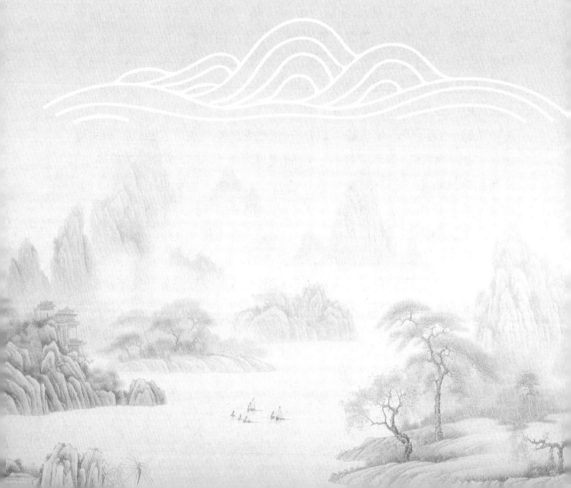

第五章

疑难杂症篇

第一节
辨治疑难病的思路与方法

疑难病是中医领域的传统概念，一般把病因复杂不明，症状多变怪异，病机虚实错杂，病程迁延日久，治疗效微难愈的疾病，称之为疑难病。中医学对疑难病的认识由来已久，而各个历史时期的医学大家，都是以治疗疑难病著称的。现总结归纳广安门医院疑难病科辨治疑难病的思路与方法如下。

一、调畅气机　健运脾胃

中医理论认为，气机是人体内气的运动形式，气机调畅则身体健康，气机失调则机体处于疾病状态。气机失调是指气的升降出入失常，会导致气血运行不畅，阴阳失和，脏腑的功能发生障碍。气机失调包括气虚、气机升降出入失常（气郁、气逆、气陷和气闭）两种状态，气虚可以导致脏腑机能衰退，机体抗病能力下降，出现气虚阳虚，血滞血瘀，湿滞水肿等，以致杂病由生；气机升降出入失常可导致气血郁滞，气逆上冲，内脏下陷，窍闭神昏等疑难病症出现。《黄帝内经》有"百病生于气"之说，因此临床中凡疑难病症，均可责之气机失调，治以调畅气机，包括补气和调整失常的气机两个方面。需强调的是气虚、气机升降失常与脾胃关系尤其密切，因为脾胃属土，位居中焦，是气机升降之枢纽，气血生化之本源。脾主升清，脾气一升，气血化生充足，心气鼓动血有力，水谷精微上传于肺而敷布全身，肝气疏畅条达，肾水气化，生命不息；胃主降浊，胃气降则糟粕下行，肺气可宣发肃降，心火下济肾阴，五脏得安。因此，调畅气机，健运中焦，脾升胃降是治疗疑难病的关键。

一老年妇人，78 岁，甲状腺癌术后，反复出现低钾血症，疲乏至极，夜眠畏寒怕冷，自感寒气从体内而生，舌燥微痛颊部黏膜灼热，大便不畅，间断服用泻药，否则 3～5 日 1 行，反复就诊于数位名医无效。观其面色晦暗无华，语声不亮，辨证属气虚阴虚血热，治疗时分步进行，首先以补气健中为主，2周后畏寒已除，再以养阴血，清虚热为法，3月而收功。

二、柔肝利胆　血充神安

随着社会经济的发展，生活节奏的加快，人们学习压力增大，工作竞争激烈，容易处于紧张、焦虑、急躁等负面情绪中，对身体造成不良影响，如果未得到及时的疏解和调整，日积月累，症状百出。不良情绪对身体的影响，在《黄帝内经》中早有论述，认为喜怒忧思悲恐惊七情可导致气缓、气上、气结、气消、气下、气乱等病理变化，这一理论也得到现代医学的认可，世界卫生组织提出"心理平衡"是健康的四大基石之一。中医理论认为，紧张、焦虑、悲观、急躁等不良情绪或心理失衡，主要影响肝胆的疏泄功能，造成气郁或气滞，从而影响其他脏腑的功能，造成机体抵抗力下降，发生疾病，或使原有病情加重或恶化。因此，在疑难病的辨治过程中，患者或已经过多次就医效果不好，或是病痛存在日久，未及时诊治，都存在不同程度的情绪障碍，我们从肝胆论治，既能调节情绪，令其心态平和，又能调畅气机，使五脏自安，脏腑功能逐渐恢复，最终取得满意疗效。

一女性患者，62岁，平素体健，退休后夫妻2人开始全球自驾游，断断续续2年左右，此次北极游回来后1周，出现夜间后背疼痛，呈走窜痛，伴有四肢或麻或木，影响睡眠，在某三甲医院检查，已除外冠心病等重大疾病，服用降脂药及活血化瘀中药无效，遂来就诊。观其舌质淡暗、苔薄白，脉细涩左关弦滑。考虑患者自驾游2年，久坐伤气，气机不畅，再加上长期驾车，精神紧张，肝失疏泄，血虚不荣筋脉，故后背走窜痛，四肢或麻或木，以疏肝理气，养血活血法治疗，其中白芍用至60g、川楝子15g，3剂后症状明显缓解，7剂后痊愈。

三、依据时辰　辨析脏腑

中医理论认为，人体气血在十二经脉运行，有固定的流注次序，如环无端。每昼夜分为 12 个时辰，每个时辰对应相应的经络脏腑，在不同的时辰，气血运行到不同的经络，对人体的生理病理产生直接的影响，与现代科学提出的生物钟效应相似。比如临床中有些顽固性失眠的患者，入睡尚可，但 01：00—03：00 必醒，而此时正是肝经旺盛的时候，治疗时每以疏肝清肝药见效。另外，根据十二时辰与脏腑的对应关系，07：00—11：00 是脾胃经功能旺盛，进行消化吸收的时间，如果脾胃不足就会出现上午疲劳的表现。

一女性患者，35 岁，每天上午疲劳不欲动，夜眠安，下午则疲乏感不明显，观其舌胖大，边有深齿痕，苔白稍厚，脉重按可取，沉细而滑。根据其舌脉及主症，再结合其上午症重的特点，辨证为中焦气虚，运化失司，治以补中益气，健脾祛湿法，重用炙黄芪 120g 补中益气，4 周后疲乏症状完全消失。

四、怪病多痰　痰化神清

中医理论认为，痰有有形、无形之分，前者是肉眼可见咯出的痰涎；后者是指随气机升降可流窜于体内、不容易被人们察觉的痰饮。痰作为一种病理产物，流注人体的不同部位，导致的疾病症状各异、千奇百怪，如痰蒙清窍则头眩神昏，痰涎在肺则咳嗽喘息，痰湿中阻则呕恶痞满，痰留胃肠则肠鸣泄泻，痰阻四肢则痹痛肿胀等。因此临床对症状怪异的患者，多从痰论治。

一女性更年期患者，除入睡难，大便 3~4 日 1 行之外，最痛苦的是脑中经常浮现令人作呕的画面，数次有跳楼自杀的冲动，服精神科药物无效。考虑其为痰邪阻遏清阳，蒙蔽清窍，窍闭神昏，予菖蒲郁金汤加减，升清降浊涤痰，佐以养阴疏肝，调理 2 个月而愈。

五、久病必瘀　瘀化病除

疑难病大多病程持久，病机复杂，虚实互见，寒热错杂，日久脏腑功能受损，正气运血无力，血脉闭阻，瘀血致病，其临床表现广泛，因瘀血阻滞的部位不同而各异。瘀阻于头，则头晕头痛昏厥；瘀阻于心，则心悸胸痹、口唇青紫；瘀阻于肺，则气短胸闷、咳血胸痛；瘀阻胃肠，则痞满呕血腹痛；瘀阻于肝，可见胁痛癥瘕；瘀阻胞宫，可见痛经、月经失调、不孕；瘀阻肢体，则肌肤甲错，关节肿痛青紫等。对久治不愈的疑难顽症，可从瘀入手，酌情采用行气化瘀、通经活络治疗。中风、胸痹、癥瘕积聚等凡病程较长的患者，久病必有瘀，治疗在辨证论治的基础上，可加用大剂量的活血化瘀药。

一8岁的外地患儿，频发癫痫1年余，在当地治疗无效，某三甲医院神经内科诊为"脑囊虫性癫痫"，虫体已无活性，建议手术治疗，家属犹豫，寻求中药治疗，予大剂量活血化瘀药治疗，治疗1月，发作次数明显减少，坚持服用1年后基本痊愈。

六、中西互补　内外同治

临床所见疑难病症，常是虽然经规范西医治疗，实验室检查指标正常，但仍然存在令患者痛苦的症状；或者病延日久，病情复杂，单用西医难以见效；或者西医治疗毒副作用过大的情况。为了减轻病痛、减少毒副作用、增加疗效，常采取西药治疗结合扶正祛邪的中药，还可以采用泡浴、理疗、熏蒸等外治法进行治疗。同时，对疑难病患者给予相应的食疗方案，通过醒脾开胃的方法，增强自身的免疫力，也可以达到改善症状、提高生存质量的目的。另有一些心身疾病，如抑郁症、焦虑状态、心脏自主神经功能紊乱等，情志因素在其中起着重要作用，此时结合音乐治疗、气功、按摩等，可明显提高疗效。部分病患多脏器损伤，正气虚弱，治疗时均可采取药食同用的方案。由于疑难病患者病程长，心理压力大，我们常在中药的基础上结合使用代茶饮、药枕，缓解患者的紧张情绪，往往事半功倍。对一些痹症患者，还可根据病情，进行内治外治结合，采用针灸、推拿、熏洗、敷贴等传统疗法，只要用之得当，常获良效。

另外，在疑难病的诊治过程中，详细地问诊十分重要，能使患者尽述病情，从而了解疾病的发生发展演变及治疗过程，可掌握致病的关键因素；辨证时再去伪存真，抓主要矛盾，围绕病机处方遣药，圆机活法，才能药到病除。

综上，疑难病症涉及范围广，各科病症均可见到，其症状表现变化多端，辨识困难；其病机变化涉及多个脏腑，不循常理；处方用药复杂，但疗效甚微；影响患者的生存质量，甚至危及生命。因此辨治疑难病，既要有扎实的理论基础、丰富的临床经验，又要有严谨的工作态度、灵活的辨治思路，才能获桴鼓之效。

第二节
疑难病案二则

【病案一　低血钾症】

李某，男，19 岁，2008 年 1 月 29 日初诊。主诉：低血钾症 3 年余。现病史：患者运动则乏力，甚则委顿不能动，服氯化钾可止。稍事活动则肌肉疼痛，以腿部为主，坐久则手足麻木，面部作麻，易累易困易出汗。2005 年曾在北京某医院住院治疗，诊为低血钾原因未明，Gitelman 综合征可能性大。服用螺内酯片 20mg×24 片 / 日，氯化钾缓释片 0.5g×12 片 / 日至今，不运动的情况下血钾维持在 2.0～2.5mmol/L，最低为 1.5mmol/L，瘫软无力，纳谷调，大便不成形，双乳增大如小苹果，面赤，舌红尖绛，苔薄黄，脉沉细，右尺稍弦。2008 年 1 月 25 日疲乏时查血钾为 1.94mmol/L。

中医诊断：痿证，肝为罢极之本，脾主四肢肌肉，疲乏无力，病在肝脾。治法：养血强筋，健脾益气。处方：归脾汤加减。药用黄芪 20g、党参 10g、白术 10g、茯苓 15g、当归 10g、熟地黄 10g、炒酸枣仁 15g、柴胡 10g、白芍 30g、黄柏 6g、钩藤 15g、牛膝 15g、乌梅 5g、生龙牡^各30g。7 剂，水煎服，日 1 剂。

二诊：2008 年 2 月 11 日，纳谷有增，偶运动未见不适，易困，几次查血钾水平均在 3.0mmol/L 以上，二便调，夜寐可，舌红，苔薄少，脉沉细弦。治以前法，上方加减。药用黄芪 24g、党参 10g、白术 10g、当归 10g、炒酸枣仁 20g、熟地黄 10g、柴胡 10g、白芍 30g、黄柏 10g、茯苓 15g、钩藤 15g、牛膝 15g、乌梅 5g、郁金 10g、浙贝母 10g、生龙牡^各30g。14 剂，水煎服，日 1 剂。

三诊：2008 年 3 月 9 日，上周踢足球，守门 40 分钟，未见身体疲软肌肉疼痛，易困易累，舌胖稍红，苔薄黄，脉沉细弦。3 月 1 日查血钾为 4.3mmol/L，3 月 7 日血钾为 4.39mmol/L，自 3 月 3 日起患者自行将西药减半（螺内酯片 20mg×12 片 / 日，氯化钾缓释片 0.5×6 片 / 日）。治以前法，上方进退，加黄芪至 30g，茯苓至 20g，14 剂。

四诊：2008 年 4 月 20 日，患者 3 月 28 日检测血钾为 3.14mmol/L，4 月 18 日检测血钾为 3.1mmol/L，螺内酯片、氯化钾缓释片停药。乳房变软，硬核变小，腰不酸，腿有力，无易困易汗易累，小便频，色淡黄，手足不麻木，可以正常运动踢整场足球，肌肉无疼痛。舌胖稍淡，苔薄黄，脉沉细，左稍弦。治以前法，兼以补肾。药用柴胡 10g、白芍 30g、黄芪 30g、党参 10g、白术 10g、茯苓 15g、生熟地^各10g、山茱萸 15g、牡丹皮 10g、黄柏 6g、郁金 10g、炒酸枣仁 15g、乌梅 5g、浙贝母 10g、生龙牡^各30g。14 剂，水煎服，日 1 剂。

五诊：2008 年 5 月 20 日，停西药已 1 个月，患者检测血钾为 3.46mmol/L，无明显症状，乳房复原，精神愉快，精力充沛。欲巩固疗效，要丸药方。药用黄芪 60g、红参 10g、白术 30g、茯苓 30g、白芍 45g、当归 30g、生熟地^各30g、山茱萸 50g、牡丹皮 30g、黄柏 30g、郁金 30g、炒酸枣仁 30g、浙贝母 30g、乌梅 30g、柴胡 30g、法半夏 30g、黄芩 30g、生姜 30g、大枣 30g、炙甘草 30g、生龙牡^各30g。

上方 1 料，同仁堂制成水丸，每服 3g，日 2 次。

2008 年 10 月 23 日，其父来述，血钾正常，未见低血钾，症状全部消失。报名参军，通过体检，已应征入伍。

按语：Gitelman 综合征是一种常染色体隐性遗传的失盐性肾小管疾病，临床特征为低钾代谢性碱中毒伴低镁血症和低尿钙症，表现为肢体乏力、疲劳、运动耐量下降、口渴、多饮、嗜盐等症。Gitelman 综合

征是由远曲小管上 Na^+/Cl^- 共同转运体功能低下所导致的，病因是该病患者编码 $Na^+-K^+-2Cl^-$ 共转运体（$Na^+-K^+-2Cl^-$cotransporter，NKCC）的基因变异，2018 年 5 月 11 日，被国家卫生健康委员会等五部门列为第一批罕见病。本案患者持续低血钾症 3 年，西医诊断高度怀疑 Gitelman 综合征，患者的主要临床表现为运动则肢体萎软无力，易口渴出汗，易手足麻木，其中医诊断属痿证范畴。中医理论认为肝为罢极之本，肢体萎软是指肌肉和筋膜绵软无力；脾主肌肉主四肢，肝主筋膜主藏血；肌肉由脾胃运化的水谷精微提供营养，脾气健运则肌肉丰盈有活力；筋膜由肝储藏精血濡养，肝血足则筋膜富有弹性。高主任初诊患者，中医诊断为"痿症"，病在肝脾，辨证属肝血不足，脾失健运，治疗以养肝柔筋、健脾益气、强健肌肉为法，处方中归脾汤健脾养血强健肌肉筋脉，熟地黄、乌梅养肝肾阴血，同时乌梅、浙贝母、牡蛎软坚散结，熟地黄、牛膝、生龙骨、生牡蛎补肾强骨，其服中药后效果显著，低血钾状态改善。二诊、三诊时患者血钾水平已较前升高，疲乏症状已不明显，效不更方，在原方的基础上增强健脾之力，加大黄芪用量，又根据肝肾同源精血互生之说，增加补肾之剂以滋养肝血，前后共治疗半年而愈。

综观本案，低血钾症在现代医学属难治病，诊断明确，治疗手段有限，高主任以调中焦健脾养肝为法，中医素有"中焦如沤"之说，气血生成充足，四肢肌肉筋膜功能如常，体现了高主任辨治疗疑难病症重视中焦，从健脾胃入手，用药精准的思路特点。

从现代医学角度分析，钾离子是血液中重要的成分；从中医理论分析，血钾属阴血的一部分，血钾低是阴血不足；中西医理论有吻合之处，而治疗该病，西药治疗属治标之举，而高主任根据中医理论辨证处方，以养血柔肝为目的，以强健中焦补气以养血贯穿始终，同时强调肝肾同源精血同补，虽药味平和，但效专力宏，呈四两拨千斤之势。

【病案二　小肠淋巴管重症扩张症】

程某，男，25 岁，山东济南人，2008 年 4 月 11 日初诊。主诉：腹痛 15 天，剖腹探查后 12 天。现病史：2008 年 3 月 26 日，因突发腹痛 2 天，因急性腹膜炎住山东济南某人民医院。医院病情介绍称："患者住院后抗炎保守治疗，病情无缓解，于 3 月 29 日行全麻下剖腹探查术，术中见腹腔有果浆样渗出，小肠直肠盲部以上 20cm 开始，大约 2m 左右小肠系膜肥厚扩张，水样，部分破裂，属罕见病例，我院 30 余年未见。急请省立医院姜某某专家会诊，患者为小肠淋巴管重症扩张症，至今仅见 3 例，手术区均坏死，此患者无明确治疗方案，暂放管引流。目前患者手术区尚可，但不能进食，为静脉营养支持状态，以便切口拆线后转院治疗。"患者家属请正在山东济南参加中医药万里行的高主任会诊。患者精神萎靡，面色青晦不泽，不能进食，脐腹按之痛，舌暗胖，苔白厚腻垢，布满全舌，脉弦滑。

中医诊断：肠覃，患者因饮食不规律，饥饱不时，贪凉饮冷，损伤脾胃，脾胃虚损，运化失调，痰湿阻滞膜原所致。治法：健脾和胃，畅达膜原。处方：异功散、平胃散合达原饮化裁。药用太子参 10g、苍白术[各]10g、茯苓 15g、青陈皮[各]10g、厚朴 10g、草果 5g、白芍 20g、槟榔 6g、黄芩 10g、生薏苡仁 30g、鸡内金 10g、苏藿梗[各]10g、延胡索 10g、仙鹤草 15g、山慈菇 10g、六一散[包]10g。7 剂，水煎浓缩成 100ml，分多次频服，日 1 剂。

二诊：2008 年 5 月 12 日，患者来广安门医院复诊，服药 30 剂，可行走 800 米，仍有疲乏，下肢无力，腹不痛不胀，食欲好，进食西瓜则腹中不适肠鸣，无明显头晕心悸，自觉作热，口干饮水，大便不成形，日 1 次，小便调，舌胖暗，苔黄腻稍厚，脉左沉细，右关滑大。2008 年 4 月 11 日复查腹部 CT 显示：肠系膜淋巴肿大较前减小。中医诊断同前，辨证属湿热阻滞膜原，病现转机，治以健脾化湿，疏理膜原法，前方进退。药用黄芪 15g、党参 10g、鸡内金 10g、生薏苡仁 30g、黄芩 10g、白芍 30g、焦槟榔 10g、枳实 10g、草果 6g、厚朴 10g、苏藿梗[各]10g、柴胡 10g、仙鹤草 30g、山慈菇 10g、土茯苓 15g、延胡索 10g。14 剂，水煎服，日 1 剂。

三诊：2008 年 8 月 11 日，前方间断服用 42 剂，精神有增，面色萎黄，饮食有味，纳后腹胀，大便不成形，或有不消化食物，日 2 次。舌淡，有齿痕，苔黄，脉沉细。2008 年 7 月 23 日复查腹部 CT 显示：肠系膜淋巴未见异常。中医诊断为腹胀，辨证属脾胃虚弱，湿浊阻滞证，治以健脾和胃化湿为法，六君子汤加减，调理善后。药用党参 10g、苍白术^各10g、半夏 9g、陈皮 10g、茯苓 15g、砂仁 3g、鸡内金 10g、莲子 10g、白芍 15g、生薏苡仁 30g、山慈菇 10g、仙鹤草 30g、柴胡 10g、焦三仙^各10g。14 剂，水煎服，日 1 剂。

按语：此案"腹痛"患者，剖腹探查后诊为"小肠淋巴管重症扩张症"，西医无有效治疗方案，暂时采取姑息及营养治疗，属疑难病，延请高主任诊治。高主任四诊合参，中医诊断为肠覃，认为是外邪损伤脾胃，脾胃运化失调，痰湿阻滞膜原所致，予以健脾和胃、祛邪祛湿，用平胃散、异功散合达原饮加减治疗而获奇效。

纵观本案的治疗过程，我们可以从三个方面进行分析，探讨高主任治疗疑难病症的思路。

1．"小肠淋巴管扩张症"属中医学"肠覃"范畴 小肠系膜淋巴管扩张症，以肠黏膜及黏膜下淋巴毛细管扩张为特征，1961 年由瓦尔德曼（Waldmann）首次提出本病，此后文献中有散在报道。其病程隐匿，症状表现多样，一般以胃肠镜或剖腹探查确诊，常伴有低蛋白血症，分为原发性和继发性，原发性无特效疗法，以对症处理为主，继发性以治疗原发病为主，兼对症治疗。该病常见于儿童和青少年，90% 于 30 岁以前发病，属罕见病难治病。

中医学关于"肠覃"的记载，最早见于《灵枢·水胀》，是由于"寒气客于肠外，与卫气相搏，气不得荣，因有所系，癖而内着，恶气乃起，瘜肉乃生。其始生也，大如鸡卵，稍以益大，至其成，如怀子之状，久者离岁，按之则坚，推之则移，月事以时下，此其候也"。可以看出，其病在肠外，与受寒凉邪气有关。

因此，小肠系膜淋巴管扩张症属中医"肠覃"范畴。

2．"膜原"理论 "膜原"一词最早见于《素问·举痛论》，认为"寒气客于肠胃之间，膜原之下，血不得散，小络急引故痛"，此膜原是指"横膈膜与胃腑之间的空隙"。清代医家周学海认为人体内的所有间隙均为膜原，是邪气易于结聚潜伏的部位，而且由于腔隙相通，邪气走窜的范围容易扩大，从而使病情加重难治；薛生白提出"膜原为阳明之半表半里"之说，并创立名方"达原饮"。

3．辨证与处方 高主任认为此案是寒凉之邪进入脾胃，影响脾胃运化功能，中焦气机不畅，痰湿阻滞膜原，治以健脾和胃，理气祛湿，畅达膜原为法。方用异功散、平胃散合达原饮化裁。取异功散健脾理气、平胃散除湿散满、达原饮除邪降气之功用，重建脾胃气血生化功能，清除膜原蛰伏之戾气，恢复中焦枢纽之状态，邪去正安。

综观以上两例病案，高主任治疗思路清晰，首先是正本清源，明确诊断；然后进行准确定位辨证；最后处方时重视中焦脾胃，启动后天生化之源，扶正祛邪而获殊效。面对如此繁乱难治的罕见病案，抓主要矛盾如探囊取物，缘于高主任熟读经典，中医功底深厚，正是我辈向学之处。

第三节
临床杂病撷英

【病案一 健脾补肾治重症肌无力】

郭某，女，58岁，2015年11月9日初诊。主诉：目不能睁，迎风流泪，全身无力，自觉行走时双下肢酸重，纳呆，嗳气，右胁不适，便溏，舌尖微红，边有齿痕，苔滑，脉细弦。6年前西医查重症肌无力相关抗体提示重症肌无力，口服泼尼松片、溴吡斯的明片，症状改善不明显，寻求中医治疗。

西医诊断：重症肌无力。中医诊断：痿证，证属脾肾两虚证。治法：健脾补肾法。药用黄芪40g、党参10g、茯苓15g、陈皮10g、柴胡10g、生地黄15g、山药15g、牡丹皮10g、白芍10g、枳壳10g、知母10g、全蝎3g、僵蚕10g、香附10g。14剂，水煎服，日1剂。

二诊：全身无力症状明显改善，下肢酸重减轻，纳食稍多，偶嗳气，大便正常。舌尖微红，边有齿痕，苔滑，脉细弦。上方加桑寄生10g，继服14剂。

三诊：全身无力症状进一步改善，下肢酸胀，纳食如常，嗳气偶作，偶感胃痛，大便日1行。舌尖微红，边有齿痕，苔滑，脉细弦。上方去全蝎，继服14剂。

四诊：前方连续服用2月，全身无力下肢酸困感几近消失，食纳可，体重增加2kg，生活如常。

按语：重症肌无力是一种慢性疾病，病程较长，病情缠绵。患者下肢酸重，纳呆便溏，舌有齿痕均为脾虚之象。脾气虚衰，运化障碍，则水湿内生，更抑遏脾气，肌肉失养，发为痿证，故治痿独取阳明。黄芪、党参、茯苓、陈皮健脾。高主任强调，脾病日久，穷必及肾，生地黄、山药补肾。补肾宜平淡，切忌呆滞，要寓补于运。本例健脾补肾法，收效满意。

【病案二　健脾补肾治耳鸣耳聋】

丁某，女，59岁，2016年7月4日初诊。主诉：耳鸣耳聋4年。现病史：4年前开始右耳逐渐听力下降，双侧耳鸣，睡眠易醒，能再入睡。舌淡，边有齿痕，苔白，脉弱。

西医诊断：神经性耳聋。中医诊断：耳鸣耳聋。辨证脾肾两虚，治法健脾补肾。药用生白术10g、茯苓10g、陈皮6g、生地黄10g、山茱萸10g、五味子3g、炒酸枣仁20g、炙远志9g、石菖蒲6g、柴胡10g、炒苍术10g、生薏苡仁15g、丝瓜络6g、炙甘草6g。14剂，水煎服，日1剂。

二诊：患者耳鸣有减轻，睡眠改善，食纳佳，上方加郁金6g，继服1个月。

三诊：耳鸣明显减轻，唯安静时可感，无其他不适，减苍术，继服1个月。耳鸣愈。

按语：患者耳鸣耳聋4年，素体虚弱，年龄大，病程长。舌淡有齿痕，脉弱，脾气虚弱；肾开窍于耳，耳鸣耳聋责之于肾。方中白术、茯苓、陈皮健脾，地黄、山茱萸、五味补肾，更用石菖蒲开窍醒脑，宁神益智，远志安神益智，交通心肾，共奏健脾补肾，开窍益智之功能。

【病案三　燥湿化痰治鼾眠】

李某，男，45岁，2016年8月10日初诊。主诉：白天嗜睡2年，睡眠打鼾10余年，家属诉其睡眠呼吸不均匀，频繁发生呼吸暂停，近1年明显加重。咽部干燥，异物感，晨起犯恶，白天疲乏困倦感，夜间偶有憋醒，心中烦闷，多梦，小便如常，大便黏滞不爽。舌质淡胖，舌苔白腻，脉滑。专科医院检查显示鼻腔黏膜淡红，双侧下鼻甲黏膜肿胀，鼻中隔轻度偏曲，舌根较厚，软腭黏膜肿胀充血，双侧扁桃体2度肿大，舌扁桃体增生，双声带轻度充血，活动正常，双室带肥厚。体重指数（body mass index，BMI）：25.1。多导睡眠监测结果示睡眠呼吸暂停低通气指数（sleep-related apnea-hypopnea index，AHI.）：14，平均血氧饱和度86%，睡眠结构紊乱。

西医诊断：轻度阻塞性睡眠呼吸暂停低通气综合征。中医诊断：鼾眠，痰浊阻滞证。治法：治以健脾化痰法。处方：温胆汤加味。药用竹茹9g、枳实10g、法半夏9g、陈皮15g、茯苓20g、炒白术10g、赤芍15g、桑白皮20g、炙甘草6g。14剂，水煎服，日1剂。

二诊：咽部异物感减轻，嗜睡有减，疲乏困倦感减轻，心烦减轻，因稍感风寒略觉咽痛。舌质淡胖，舌苔白，脉滑。上方加羌活10g，继服14剂。

三诊：患者嗜睡减轻，自觉精力较前充沛，咽部不适感几近消失，复查睡眠呼吸监测结果示AHI：11，平均血氧饱和度93%。原方再进14剂，巩固疗效。嘱其清淡饮食，忌烟酒，侧卧睡眠，控制体重。

四诊：嗜睡明显减轻，心情佳，心烦困倦均改善，坚持运动1个月，体重下降2kg，精力充沛。

按语：随着人们生活质量提高，生活方式变化，肥胖者渐多，睡眠呼吸暂停综合征有逐年增加趋势，成为心脑血管病重要的危险因素。睡眠呼吸暂停综合征辨证以痰湿证为多见，温胆汤治疗胆郁痰扰，加白术健脾以绝痰源，赤芍凉血活血，桑白皮清热化痰，化平淡为神奇。二诊更加羌活，《本经逢原》说："羌活乃却乱反正之主帅。"引药直走太阳达颠顶，散邪开郁，无所不至。

【病案四　化痰祛湿解毒治喉喑】

王某，女，52岁，2016年6月14日初诊。因"声音嘶哑2月余"就诊。2月前无明显诱因出现声音嘶哑，高音时明显，伴咽干、咽部灼热感，时有咽异物感，夜间明显，进食后症状加重，无咽痛及发热、无咳嗽、咳痰，偶感鼻干燥，无反流。2月来不间断服药，效果不显，平素易急躁，口苦，大便干燥，2~3日1行，夜眠欠安，多梦。舌质暗红，苔白腻，脉弦数。首都医科大学附属北京同仁医院专科纤维喉镜检查示：双侧声带充血，轻度肿胀，左侧声带喉面可见乳头状不规则新生物，约1mm×1mm×2mm突出于声带缘，双声带闭合有缝隙。（左声带新生物）病理报告：乳头状瘤。

西医诊断：喉乳头状瘤。中医诊断：喉蕈。证属热毒瘀滞，痰湿络阻。治法：清解瘀毒，化痰散结。药用法半夏9g、陈皮9g、浙贝母10g、桑白皮15g、赤芍20g、海藻10g、玄参10g、金银花9g、半枝莲30g、白花蛇舌草30g、生薏苡仁30g、蝉蜕10g。14剂，水煎服，日1剂。嘱患者清淡饮食，减少用声。

二诊：患者咽干、咽部灼热感明显减轻，急躁减轻，大便日1次。上方加夏枯草30g，清毒消瘀散结，继服14剂。

三诊：患者携带首都医科大学附属北京同仁医院复查纤维喉镜示：左侧声带新生物较前缩小。患者略鼻干，咽部仍有异物感，口略苦。上方加炒栀子6g，14剂。

四诊：3个月后，患者诉抄末次处方连服2月，复查纤维喉镜示：左侧声带色白光滑，双声带活动正常闭合可。

按语：喉乳头状瘤为常见声带良性肿物，临床以痰湿、痰瘀、湿热居多。高主任认为，患者咽喉灼热，口苦，舌暗脉数，结合脉症，为热毒瘀滞，痰结络阻而成蕈。方以二陈汤理气燥湿化痰，桑白皮清热化痰，生薏苡仁健脾化湿，金银花、半枝莲、白花蛇舌草清热解毒，赤芍、海藻活血化痰散结，玄参清热养阴，蝉蜕宣散清热引经。全方共奏清解瘀毒，化痰散结之效。

【病案五　补肾养血调和阴阳治经断前后诸证】

冯某，女，50岁，2015年12月7日初诊。主诉：月经不调，心悸气短半年。半年来月经期逐渐缩短，心悸气短明显，伴腰酸，倦怠无力，偶有潮热汗出，纳食如常，睡眠可，二便调，舌质微红，苔薄，脉弦。

西医诊断：更年期综合征。中医诊断：经断前后诸证。证属心肾亏虚，阴阳失调。治法：补肾养心，调补阴阳。药用生熟地^各15g、山茱萸10g、菟丝子10g、女贞子10g、黄精15g、当归10g、丹参10g、太子参10g、麦冬15g、五味子6g、炒白术10g、茯苓20g、桑寄生10g、炒麦芽15g。14剂，水煎服，日1剂。

二诊：服药后腰酸乏力好转，1周来颈椎不适，腿部肌肉偶有酸痛，食纳可，睡眠可，舌微红，苔薄白，脉弦。上方加虎杖10g、鸡血藤15g，威灵仙10g，姜黄10g，继服14剂。

三诊：患者服上药2个月经周期，心悸气短未发作，腰酸无力好转，偶潮热，颈椎不适缓解。继续以前方调理1月以巩固疗效。

按语：患者年届五十，天癸竭，冲任空，心肾亏虚，阴阳失调。高主任治以补肾养心，调补阴阳法，用生地黄、熟地黄、山茱萸、女贞子、菟丝子、桑寄生、黄精补肾；太子参、麦冬、五味子养心；更以白术、茯苓、炒麦芽健脾、当归、丹参养血，平调阴阳取效。

第四节

调气法验案三则

高主任宗《黄帝内经》"百病生于气"和"调其气，使其平""调气之方，必别阴阳"之旨，临床注重调气。笔者随师侍诊，受益匪浅，现整理病案三则。

【病案一 疏肝和胃愈心悸】

梁某，女，58 岁，2010 年 2 月 2 日初诊。主诉：心悸 3 个月余。病史：2008 年 10 月曾在外院诊为冠心病，血压、血糖偏高，治疗效果不显。现心悸，每发于下午 4 点左右，左胁肋、胃脘胀满不适，隐隐作痛，嗳气频频，后背前胸作痛发麻，素食，纳可，大便调，小便频，饮水则欲便，舌颤，稍红，苔薄，脉沉细。

中医诊断：心悸。证属肝郁胃滞，心神不宁。治法：疏肝和胃，益气宁心。处方：以四逆散、半夏泻心汤合生脉散加减。药用柴胡 10g、白芍 15g、枳实 10g、半夏 9g、黄连 6g、黄芩 10g、干姜 6g、黄芪 15g、党参 10g、麦冬 10g、五味子 10g、延胡索 10g。7 剂，水煎服，日 1 剂。

二诊：2010 年 2 月 9 日，心悸尚在，已可忍耐，后背痛减轻，仍发麻，左胸仅深吸气作痛，胃脘胀满不适好转，口不干，小便频，舌稍红，苔薄白，左边偏重，脉沉细。病症减轻，胃气见和，治以前法，上方进退。前方去干姜、黄连，加甘松 6g、黄柏 10g、丹参 15g。14 剂，水煎服，日 1 剂。

三诊：2010 年 2 月 23 日，病证进一步好转，心悸明显减轻，仅偶见，干活稍多后背痛作麻，胃脘左侧饥饿时作胀不痛，但程度减轻，头晕，睡眠不好，手颤，足下凉，舌质淡，稍颤，苔薄，脉左关滑。肝胃已和，气阴两虚，心神失养。治以益气养阴，宁心安神法。处方：黄芪 20g、党参 10g、麦冬 10g、五味子 10g、白芍 15g、炒酸枣仁 15g、远志 10g、石菖蒲 10g、甘松 5g、黄柏 10g、骨碎补 10g、厚朴 10g、生龙牡各 30g。14 剂，水煎服，日 1 剂。

药后心悸未作。

按语：心悸之病，病位在心，一般治疗多从心胆气虚、心脾两虚、肝肾亏虚、心阳不振，或水饮、痰阻、瘀血入手。《素问·平人气象论》说："胃之大络，名曰虚里，贯膈络肺，出于左乳下，其动应衣，脉宗气也。"高主任认为心胃息息相关。患者心悸，左胁肋胃脘胀满隐痛，嗳气频频，显系肝郁胃滞之征。治以疏肝和胃，调理气机，生脉安神，用四逆散、半夏泻心汤合生脉散加减取效。本案调理肝胃气机论治心病是其特色。

【病案二 咳喘和胃通腑】

刘某，女，61岁。2009年12月1日就诊。主诉：咳喘气短2年余。2年前起出现频发咳嗽，活动时喘息气短，外院胸部CT检查，诊为肺间质纤维化。现咳嗽夜间为重，少痰，动则喘促气短，胃脘胀满，食纳呆滞，口淡无味，大便不畅，舌质红，苔黄腻，脉右关滑，左沉。

中医诊断：咳喘，痰热壅肺，胃呆肠滞。治法：清肺化痰，和胃通腑。以千金苇茎汤合平胃散加减。药用芦茅根^各30g、桃杏仁^各9g、冬瓜子15g、生薏苡仁30g、苍白术^各10g、厚朴10g、陈皮10g、藿荷梗^各10g、僵蚕10g、白芍20g、牡丹皮10g、火麻仁12g。7剂，水煎服，日1剂。

二诊：2010年1月4日，病情平稳，遂外院求诊，服中药14剂后，症状加重，又来再诊。现仍咳嗽，无痰，夜眠欠安，纳呆，食后腹胀，恶心，口中酸，舌暗，边黄稍厚，脉弦，尺沉细。治以前法，去白芍、火麻仁，加焦三仙^各10g、熟大黄3g。14剂，水煎服，日1剂。

三诊：2010年1月18日，咳嗽有减，01：00—02：00、15：00许阵发咳嗽，少痰，进食稍好，食后腹胀、恶心、口中酸消失，大便不干，日1次，但仍不畅，心烦急躁，舌稍红，苔边黄稍厚，脉左弦右滑。胃气渐和，肺气失宣，痰热内蕴，肝侮腑滞。治以宣肺散邪，清热化痰，清肝通腑法。处方：芦茅根^各30g、冬瓜子15g、生薏苡仁30g、桃杏仁^各9g、僵蚕10g、牛蒡子10g、薄荷6g、黄芪15g、远志10g、牡丹皮10g、白芍15g、黛蛤散^包3g、酒大黄3g。7剂，水煎服，日1剂。

守法加减调治，患者症状控制满意，仍需长期调理。

按语：肺间质纤维化的患者，咳嗽，动则喘促气短，医生多从气虚血瘀络阻论治。高主任认为，患者胃脘胀满，食纳呆滞，口淡无味，大便不畅，舌质红，苔黄腻，脉右关滑，是痰热壅肺，胃呆肠滞之征，治以清肺化痰，和胃通腑，用千金苇茎汤合平胃散加减。三诊胃气渐和，而01：00—02：00、15：00许阵发咳嗽，应着眼肝侮肺逆腑滞，以宣肺散邪，清热化痰，清肝通腑法治疗，正是高主任"治咳不忘调肝"观念的体现。

【病案三 健脾疏肝通便秘】

魏某，男，70岁。2009年12月29日初诊。主诉：左少腹胀痛反复发作30年。30年前出现腹部疼痛，呕吐、便闭，外院诊为肠梗阻。患者无手术史，原因不明，而反复发作，近3年来发作次数有所增加，尤其近1年来每月发作1次，每次持续20~30小时，左少腹作痛，不能进食，大便不下，西医对症保守治疗可以缓解。消化道造影未见明显异常。现患者腹部疼痛作凉，必须热熨后减轻，易汗出，不敢吃冷硬食物，大便调，舌暗红，有齿痕，中裂，舌苔黄，中部浊稍厚腻，脉弦细。

中医诊断：便秘，脾胃虚寒，肝气郁滞。治法：健脾温中，疏肝理气。治以六君子汤、理中汤、半夏泻心汤合柴胡疏肝散化裁。药用党参10g、苍白术^各10g、茯苓15g、半夏9g、青陈皮^各10g、干姜10g、黄连6g、黄芩10g、柴胡10g、白芍20g、延胡索6g、牡丹皮10g、莱菔子10g、焦槟榔6g、生薏苡仁15g、骨碎补10g。14剂，水煎服，日1剂。

二诊：2010年1月18日，服药期间整体情况好，腹部未痛，怕凉感减轻，纳可，进食易消化食物，大便畅通，药后第1周大便每日2次，第2周大便每日1次，舌胖齿痕，舌颤，尖边稍红，苔黄，脉左弦右滑。证属脾胃虚寒，胃肠积滞，肝气不舒，仍以健脾和胃疏肝为法。处方：党参10g、苍白术^各10g、茯苓15g、半夏9g、陈皮10g、干姜10g、柴胡10g、白芍30g、枳实10g、黄芩10g、骨碎补10g、莱菔子10g、生薏苡仁15g、焦槟榔6g。14剂，水煎服，日1剂。

三诊：2010年3月1日，近日大便尚好，偶有1次左下腹不适，轻度腹痛，未呕吐，2日前大便困难，整个服药期间未见肠梗阻情况，进食时容易汗出，舌胖，有齿痕，苔黄浊，脉缓。治以前法。处方：党参10g、苍白术^各10g、茯苓15g、干姜10g、厚朴10g、青陈皮^各10g、焦槟榔10g、白芍30g、黄芪15g、鸡内金9g、莱菔子15g、半夏9g、黄连6g、生薏苡仁10g、续断10g、肉苁蓉15g。7剂，水煎服，日1剂。

四诊：2010年3月15日，腹痛未作，食量增加，精神好，未见腹痛腹胀，舌尖齿痕，有裂纹，苔薄黄，脉细数。治以前法，兼以补肾。

上方去黄连、续断，加骨碎补 10g、熟地黄 10g，肉苁蓉加至 24g。随访半年，肠梗阻未发。

按语：本病前后治疗近 4 个月，患者腹痛未再发作，说明健脾和胃，疏肝理气法对肠梗阻有效。六君子汤、理中汤治疗便秘腹痛，塞因塞用，患者脾胃虚寒，运脾化滞，脾气一转，升降功能恢复，积滞得下。高主任通调气机，注重肝脾功能：养血柔肝喜用当归、白芍，或加生地黄，少许川芎；疏肝喜用柴胡、枳壳，或加香附、薄荷、郁金；清肝多用牡丹皮、炒栀子；健脾喜用四君、六君之属；清胃选黄连、生石膏；养胃阴喜用沙参、生地黄；和胃喜用藿梗、荷梗、陈皮、半夏；畅脾胃气机善用干姜、黄连辛开苦降，青陈皮理气；醒脾稍加甘松、砂仁，消食惯选焦三仙、槟榔；下气除满爱选厚朴、莱菔子。

第五节
运用逍遥散类方经验

【病案一　焦虑症】

张某，女，46 岁，2009 年 3 月 26 日初诊。主诉：心烦焦虑，容易激动半年。近半年出现焦虑、容易激动，在当地诊为焦虑症，治疗效果不佳，特来北京治病。现症：心情不悦，易怒，心慌，错语，怕冷怕热，入睡可，多梦，健忘，纳可，二便调，舌尖红，苔黄，脉沉细。

中医诊断：郁证。证属肝郁血虚，郁而化热。治法：疏肝养血，清热安神。方药：丹栀逍遥散加减。药用柴胡 10g、白芍 15g、当归 10g、牡丹皮 10g、栀子 6g、香附 10g、枳实 10g、玫瑰花 10g、炒酸枣仁 15g、远志 10g、石菖蒲 10g、生龙牡^各30g。14 剂，水煎服，1 日 1 剂。

二诊：服药后，症状缓解不明显，精神不振，梦多，喜悲伤欲哭，手凉，舌淡、苔薄，脉沉细。辨证无误，喜悲伤欲哭，手凉，前方加百合 15g、生地黄 15g、骨碎补 10g。

三诊：前药间断服用1个半月，于5月7日就诊，心慌、焦虑明显好转，睡眠好转，偶有心烦，胃胀，舌淡胖，苔薄，脉细弦。方药：柴胡10g、白芍15g、当归10g、生地黄15g、牡丹皮10g、栀子6g、枳实10g、玫瑰花10g、炒酸枣仁15g、远志10g、石菖蒲10g、生龙牡^各30g、骨碎补10g、陈皮10g。

上方加减，又治疗1个半月，诸症消失。

按语：患者表现为焦虑，急躁易怒，悲伤欲哭，情绪不能自控，中医归属于肝，肝主疏泄，肝藏血，气机调畅，气血和调，则心情舒畅；肝气郁结，血不养肝，郁久生热，则出现情志障碍。高主任以疏肝养肝，清热安神取效。

【病案二 抑郁症】

李某，女，38岁，2009年8月20日初诊。主诉：心烦，焦虑，失眠2年。2年前，生产女婴，男方家庭不满，因为精神压力大，出现情绪障碍。在外院诊为产后抑郁症，服用抗抑郁西药，效果不明显。患者刚做完人工流产，病情有加，心烦，多思虑，容易生气，情绪与天气有关，失眠，饮食欠佳，舌暗，苔黄厚，脉沉细。

中医诊断：郁证。证属血虚肝郁，痰湿中阻。治法：疏肝养血，化痰安神。方药：逍遥散合温胆汤加减。药用柴胡10g、白芍15g、当归10g、玫瑰花10g、竹茹10g、枳实10g、半夏9g、陈皮10g、茯苓15g、炒酸枣仁15g、远志10g、石菖蒲10g、干姜6g、海螵蛸18g、茜草10g、生龙牡^各30g。7剂，水煎服，1日1剂。

二诊：2009年9月3日，心烦，多思虑，失眠，整夜不能入睡，脘腹胀满，卧则心悸，太息，不能控制，二便正常，舌暗红，苔稍黄，左脉弦细。心烦失眠，入睡困难，予上方撤温胆汤合交泰丸治疗。方药：黄连5g、肉桂1g、柴胡10g、白芍15g、当归10g、川芎6g、生熟地^各10g、厚朴10g、苍白术^各10g、陈皮10g、炒酸枣仁15g、远志10g、石菖蒲10g、生龙牡^各30g。

上方加减治疗2个月余，患者心情逐渐转好，失眠治愈，未再服抗抑郁西药。

按语：患者因情志发病，心烦，失眠，焦虑，易怒，苔黄厚，脉沉细，血虚肝郁，痰湿中阻，治以疏肝养血，化痰安神。方以逍遥散合温胆汤加减，因患者刚做完人工流产，故用海螵蛸、茜草调理冲任。二诊舌苔已退，故加重养血之力，撤温胆汤，合交泰丸以交通心肾，1 周后已停西药，病情稳定，经治 2 个月，抑郁症状消失，心情转佳。

【病案三　精神分裂症】

何某，女，38 岁，2009 年 11 月 26 日初诊。主诉：失眠，坐卧不宁，幻听半年。半年前因精神刺激，出现坐卧不宁，焦虑，夜间怕黑不敢关灯，不能入睡，有幻听，时常听到有人说坏话，外院诊为精神分裂症，服西药治疗，未明显缓解。现见幻听，心烦急躁，坐卧不安，夜卧不宁，身有烘热，口唇灼热，大便干或不成形，月经闭，带下黄稠，面有痤疮，舌红，苔黄，脉沉细。

中医诊断：失眠。证属血虚肝郁，热扰神躁。治法：养血疏肝，清热宁神。方药：丹栀逍遥散加减。药用柴胡 10g、白芍 15g、当归 10g、白术 10g、茯苓 15g、牡丹皮 10g、栀子 6g、生熟地^各10g、炒酸枣仁 15g、远志 10g、石菖蒲 10g、郁金 10g、黄柏 10g、海螵蛸 18g、茜草 10g、生龙牡^各30g。

二诊：2009 年 12 月 3 日，服上药后，能够入睡，西药用量减半，睡眠可达 8 小时，自觉身热减轻，手心热，仍有少许幻听，口干减轻，大便先干后稀，月经已行，带下清白不多，腰膝酸凉，舌暗，苔黄，脉沉细。治疗仍以前法，去当归，加骨碎补 10g。

三诊：2009 年 12 月 10 日，仍有坐立不安，脾气大，面部痤疮，睡眠质量不佳，唇干，带下，纳可，小便频，大便可，舌暗红，苔黄厚，脉左弦。方药：柴胡 10g、白芍 15g、当归 10g、苍白术^各10g、茯苓 15g、牡丹皮 10g、炒栀子 6g、生熟地^各10g、山茱萸 10g、续断 10g、炒酸枣仁 15g、远志 10g、石菖蒲 10g、海螵蛸 18g、茜草 10g、生龙牡^各30g。

此后一直未服西药，中医继续调理 2 个月症状消失，未见复发。

按语：患者失眠、幻听、坐卧不宁，责之于肝。肝血不足，肝气化热，热扰神躁。热易伤阴，阴虚火旺，见心烦急躁，面热，经闭，带下色黄，身作热，大便干。治疗以养肝肾阴血，疏肝理气。方以丹栀逍遥散为主，加生地黄、熟地黄滋养肾阴，炒酸枣仁安神，黄柏清热，海螵蛸、茜草调经，石菖蒲、郁金化痰开郁。经过治疗，效果明显，失眠、幻听症状消失。

【病案四　面瘫】

吴某，女，76 岁，2008 年 10 月 14 日初诊。主诉：右侧面部不能活动 3 个月。现病史：3 个月前，晨起右侧面部麻木，活动不利，口角流涎，在本院针灸科针灸治疗 3 个月，面瘫好转。刻下症见：右侧面部麻木，活动不利，时流涎，感觉发凉，右侧偏头痛，紧张则加重，口周麻木，口干、鼻干、目干，心烦急躁，腰痛，大便时干，小便可，夜寐正常，舌边红，苔黄，稍厚浊，脉沉细。

中医诊断：口僻。证属血虚肝旺，痰热阻络。治法：养血疏肝，清热化痰，祛风通络。方药：丹栀逍遥散合牵正散加减。药用柴胡 10g、白芍 15g、当归 10g、牡丹皮 10g、栀子 6g、防风 6g、胆南星 3g、全蝎 3g、僵蚕 10g、生地黄 15g、山茱萸 10g、天麻 10g、生龙牡^各 30g。

用上方加减治疗 1 个月，患者面部活动明显好转，流涎及右面部、口周麻木均消失。

按语：《素问·至真要大论》说"诸风掉眩，皆属于肝"。面瘫多为风痰阻络，经络失养所致。面部麻木，活动不利，口角流涎，病与肝相关。本证为血虚肝旺，痰热阻络，治疗以疏肝养血，清热化痰，祛风通络。丹栀逍遥散疏肝清热，和血通络，合牵正散祛风化痰，白附子偏燥，易伤阴血，故弃而不取，加胆南星化痰清热。切中病机，故疗效明显。

【病案五　痤疮】

周某，女，15 岁，2009 年 7 月 30 日初诊。主诉：面部皮疹 3 年。现病史：3 年前，面部开始起红色皮疹，在皮肤科诊断为痤疮，治疗时轻时重。面部痤疮，面颊略多，色红，平素嗜食烧烤及刺激性食物，夜寐可，手心汗出，小便黄，大便调，月经正常，舌尖红，苔薄，脉弦。

中医诊断：肺风粉刺。证属血虚肝旺，热毒内蕴。治法：清泻肝热，凉血解毒。方药：丹栀逍遥散合升降散加减。药用柴胡 10g、白芍 15g、当归 10g、牡丹皮 10g、栀子 6g、香附 10g、蝉蜕 6g、僵蚕 10g、姜黄 6g、酒大黄 3g、薄荷 6g、蒲公英 30g。7 剂，水煎服，日 1 剂。

二诊：小便黄症状减轻，手心汗减少，舌稍红，苔薄，脉沉细。热象渐退，前法有效，稍事加减，前方去香附、牡丹皮，加丹参 15g、生地黄 15g。

此方加减，治疗 1 个月余，痤疮明显减退，嘱患者少食辛辣刺激食物，注意生活调理以善后。

按语：面部痤疮，多为血热，手心汗出，小便黄，舌尖红，脉弦，其热在肝经，故治以清泻肝热，凉血解毒，方用丹栀逍遥散清热凉血，疏通气机，升降散升降气机，使郁热得散，蒲公英清热解毒。故药后热象减退，加减再进，病得治愈。

逍遥散是《太平惠民和剂局方》中用以治疗肝郁血虚证的名方。肝脾调，则气血和人逍遥。丹栀逍遥散，出自《内科摘要》，由逍遥散加牡丹皮、栀子组成，主要用于肝郁血虚生热诸证。黑逍遥散出自《医略六书》，为逍遥散加生地黄或熟地黄组成，主要用于肝郁血虚有热者。逍遥散是疏肝健脾的代表方，又是妇科调经常用方。高主任将该方应用于内科疾病，有如下特点。

其一，善于结合情志论治。逍遥散类方主治均以肝郁血虚一类证候，患者多有情志症状或情志诱因，此亦是辨证应用本方的一个要点。中医理论认为心身相应，精神情志类疾病可以通过调理脏腑来治疗，当然在运用时也要适应结合情志疏导，正如《临证指南医案》所言，"盖郁症全在病者能移情易性，医者构思灵巧"，两者结合方能有成。

其二，善于清化肝火。肝郁易化火，肝郁之火，亦实亦虚，以兼有情志症状为最重要特征。高主任充分结合丹栀逍遥散疏肝清热的特点，血热明显者加用升降散以清透，火盛阴伤者结合黑逍遥散之意加用生地黄、熟地黄，充分发挥本类方剂调脾散热的特点。逍遥散类方临床应用广泛，高主任运用得其要领，故治疗多种杂症有效。

第六节
治疗女性抑郁障碍经验

随着现代社会生活压力增大，抑郁障碍发病率逐年增加，逐步年轻化，症状表现多样化。抑郁障碍属于中医"郁证"范畴，是由于原本肝旺，或体质虚弱，复加情志所伤引起气机郁滞，肝失疏泄，脾失健运，心失所养，脏腑气血阴阳失调而成。病变部位主要在肝，可涉及心、脾、肾。临床多以气机郁滞为主要表现，以理气开郁、调畅气机为治疗原则，却忽视了体虚亦可致郁。高主任认为女性抑郁障碍的病机以血虚为本，肝气郁结为标，治疗以养血柔肝，疏肝解郁为大法，总结出经验方白金解郁汤，临床有较好的疗效。

一、女性抑郁障碍病机

抑郁障碍是一种常见的情绪障碍，抑郁者多伴有焦虑、激越、意志减退、无用感、精神运动性迟缓以及各种躯体症状，甚者有自杀倾向，严重影响患者的身心健康。国内研究表明女性自青春期后抑郁障碍患病率升高并显著高于男性，在60岁之后下降至与男性相当水平。

女性抑郁障碍属精神情志病变，责在心肝。女性与男性不同，有经孕产乳等诸生理变化，因而脏腑气血活动也有其特殊规律。一般来说，女性以肝为先天，以血为本，经孕产乳，数脱其血，以阴血不足，气分有余为常态。现代社会中，女性和男性一样参与激烈的社会竞争，往往又承担了更多的繁重家务劳动，压力使得情绪波动，心思敏感，肝气易郁；经前气血蕴壅，易郁易怒，围绝经期，天癸竭，肝肾阴虚，肝阳易亢，均可导致肝气郁结，肝郁化热等，故肝气郁结，情志所伤，是女性抑郁的重要原因。女性抑郁有多虚、多郁、虚实夹杂的特点。其虚多为肝血不足，其郁实为肝气郁结。肝之阴血是肝气肝阳的根基，阴血虚怯则肝气易滞，肝阳易亢，所谓"百病皆生于气也"，诸郁皆属于肝，治疗女性抑郁障碍，以养血柔肝为先务，肝血充则郁滞易解；以调肝气为辅，肝气调而阴血易充，相辅相成。女性抑郁障碍，以血虚为本，肝气郁结为标，治疗以养血柔肝，疏肝解郁为大法。

二、经验方白金解郁汤

高主任在临床工作 50 余年，总结出治疗女性抑郁障碍的经验方白金解郁汤，临床应用有较好的疗效。

组成：白芍 15～30g、郁金 10g、当归 10g、香附 10g、熟地黄 10g、川芎 6g、砂仁 3g、柴胡 6g。

功能：养血柔肝，疏肝解郁。

主治：女性抑郁障碍。

方解：白芍酸苦微寒，入肝脾经，养血柔肝，疏肝解郁。本方白芍用量独重，意在养血柔肝，肝血足则郁易解，故《本草新编》说："夫君药中之解郁者，莫善于芍药。"郁金辛苦寒，归肝心肺经，功能行气解郁，清心化痰，为解郁疏肝之圣药。《本草汇言》谓"其性轻扬，能散郁滞，顺逆气，上达高巅，善行下焦，心肺肝胃气血火痰郁遏不行者，最验"，两者共为君药。当归配白芍以养心肝之血，香附配郁金以疏肝解郁，两者共为臣药。熟地黄养血滋阴，川芎行血中之气，凑白芍、当归合为四物，实养血之祖方，砂仁芳香，行气和中，既散郁结，更制养阴血滋腻之弊，三药共为佐药。柴胡疏肝，引经报使，是为佐使。全方养血柔肝，疏肝解郁，使滋润则肝疏，血足而郁解，是治疗女性抑郁障碍的有效验方。

三、女性抑郁障碍辨期治疗

1. 青春期抑郁障碍 青春期抑郁常见精神症状：易激惹、烦躁；常见躯体症状：头痛、失眠、乳房胀、注意力不集中、疲惫等，通常月经前期或月经期症状明显。高主任认为青春期抑郁，月经期是治疗的极佳时机，用白金解郁汤加海螵蛸、茜草。肝热者加牡丹皮、炒栀子；失眠者加酸枣仁、远志、生龙骨、生牡蛎。

2. 妊娠期抑郁障碍　女性妊娠期受激素分泌水平改变以及孕期诸多问题的困扰，70% 出现抑郁症状，10%～16% 满足重度抑郁障碍诊断标准，孕期前 3 个月通常出现抑郁加重伴有早孕症状重、厌食、失眠；孕期后 3 个月出现抑郁加重伴有乏力明显、失眠、对分娩过度担忧、对未来过度担忧。高主任认为妊娠期抑郁即孕期脏躁证。《金匮要略·妇人杂病脉证并治》说："妇人脏躁，喜悲伤欲哭，象如神灵所作，数欠伸，甘麦大枣汤主之。"高主任每以白金解郁汤合甘麦大枣汤治疗。

3. 产后抑郁障碍　产后失血伤津耗气，导致气血俱虚，气虚血弱，血不养心，心神失养，或复因情志不畅，肝气郁结，故而产后之病多肝郁血虚，情绪低落，忧郁焦虑，悲伤欲哭，心神不安，失眠多梦，健忘，神疲乏力，面色萎黄，纳少便溏，脘闷腹胀，或恶露色淡质稀。心神不安，失眠多梦，健忘者，治疗用白金解郁汤加酸枣仁汤；"思出于心而脾应之"，心脾两虚者，用白金解郁汤合归脾汤；瘀血内阻，郁郁寡欢，默默不语，失眠多梦，神志恍惚，恶露淋漓，色暗有块，面色晦暗者，白金解郁汤合生化汤。

4. 更年期抑郁障碍　女性更年期因卵巢功能逐渐衰退，雌激素水平下降，出现一系列症状，包括精神症状：焦虑，躯体化，偏执，睡眠障碍突出；血管运动障碍症状：潮热，头晕，胸闷，血压升高，心跳加快；代谢相关症状：肥胖，关节痛，骨质疏松；泌尿生殖系统症状：40% 尿失禁，尿频，尿急等。高主任认为更年期抑郁，责之心肾，症见心烦，入睡困难，心慌，口腔溃疡，小便频短赤，面赤，舌尖痛，舌尖红者，用白金解郁汤合交泰丸治疗；心情压抑，烦躁，委屈欲哭，潮热汗出，肾阴虚证者，以白金解郁汤合入二至丸、百合地黄汤治疗；双目干涩，腰膝酸软，夜尿频者，取白金解郁汤加枸杞子、菊花等治疗。

四、病案共享

【病案一　血虚肝郁　肠燥化热】

徐某，女，29 岁，2018 年 9 月 4 日初诊。在石家庄医院诊断为抑郁症，治疗效果不佳，由石家庄来北京治病。患者情绪低落，经期前明显，口苦，便秘，小便黄，眠可，纳佳，舌尖红，舌苔黄浊，脉细弦右关滑。

中医诊断：郁证。证属血虚肝郁，肠燥化热。治以养血疏肝，清热润肠法。药用白芍30g、郁金10g、当归10g、香附10g、柴胡10g、牡丹皮10g、炒栀子6g、生地黄30g、玄参30g、火麻仁10g、莱菔子10g。

服药14剂后，情绪急躁、便秘明显改善，继服28剂，情绪平稳，大便正常。

按语：患者为年轻女性，工作压力大，平素性格内向，不善表达，导致肝气不舒，郁而化热，经前期症状明显，以白金解郁汤养血宁心，疏肝解郁，加牡丹皮、栀子清泄肝热，玄参、莱菔子、火麻仁养阴润肠，施药有旨，久服奏效。

【病案二　血虚肝郁　肝肾不足】

胡某，女，52岁，2018年3月13日初诊。在北京安定医院诊断为抑郁症，拒绝服用西药，遂求中医治疗。患者心情低落，疲乏无力、兴趣爱好减少，失眠健忘，烦躁易怒，左胸刺痛，视物模糊，耳鸣，汗多，手指关节无力，腿部窜痛，足冷，纳可，二便调，舌淡胖，苔薄，脉沉细。

中医诊断：郁证。证属血虚肝郁，肝肾不足。治以疏肝养血、补益肝肾法。药用白芍15g、郁金10g、香附10g、柴胡10g、熟地黄10g、山茱萸10g、牡丹皮10g、丹参30g、砂仁3g、续断10g、黄柏10g、浮小麦30g、生龙牡^各30g。水煎服，日1剂，服药30剂后，心情、睡眠好转，余症减轻，遂停药。

按语：患者绝经2年，平素工作压力大，出现更年期抑郁，肝气郁结，故见心情低落、疲乏无力，兴趣减少，更年期天癸竭，肝肾不足，故见视物模糊，耳鸣，汗多，手指关节无力，腿部窜痛，足冷等症。综观舌脉症，辨为肝郁血虚，肝肾不足，治以疏肝养血，补益肝肾为法，方以白金解郁汤养血疏肝，再配山茱萸、续断补益肝肾。

第七节
十味温胆汤治疗惊恐障碍经验

　　惊恐障碍是以反复出现严重惊恐发作为基本特征的精神障碍。发作并不限于任何特殊场合或环境，不可预测。主要症状常包括突然发生心悸、胸痛、哽噎感、头晕和感到不真实（人格解体和现实解体）。经常还有继发的对濒死、失控或发疯的害怕。发作时可累及多系统，症状多种多样且非特异性，首诊大部分在综合医院，患者频繁就诊于各个科室，甚至多次呼叫急救。中医无"惊恐障碍"的病名，多根据其临床表现归属于"怔忡""惊悸""卑㩉""奔豚"等范畴，认为与心、肝、胆、肾、脾功能失调关系密切。《济生方·惊悸怔忡健忘门》中论述本病表现为"惊者，心卒动而不宁也；悸者，心跳动而怕惊也；怔忡者，心中躁动不安，惕惕然如人将捕之也"。高主任长期从事疑难病诊治，经验丰富。他认为惊恐障碍病机以心胆气虚为本，痰浊上扰为标，治以补气宁心，温胆化痰法，运用十味温胆汤加减治疗惊恐障碍，收到较好的治疗效果，现将经验介绍如下。

一、惊恐障碍病机

　　惊恐障碍的发生虽然与先天体质禀赋方面的因素（如素体心虚胆怯，做事认真谨慎等）密切相关，但常常因学习、生活、工作压力大，长期处于精神紧张的状态或受到惊吓等情绪刺激诱发而患病。高主任认为，根据中医理论，本病的发生主要责之在胆，与心、肝密切相关。

　　1. 胆主决断　《素问·灵兰秘典论》说："胆者中正之官，决断出焉。"《素问·六节脏象论》也说："凡十一脏取决于胆也。"胆为清净之腑，在精神、意识、思维活动中，具有判断事物、作出决定的作用。胆的这一功能与人之勇怯有关。胆气壮者遇事决断果敢，即使强烈的精神刺激对其造成的影响也较小，恢复也较快；胆气虚者则数谋略而不决，且易惊易怒，受到不良精神刺激时易于发病，出现胆怯易惊、失眠多梦等精神情志异常的病变。

2．心主神志 心藏神主神明，有调节精神、意识、思维等心理活动的功能。《灵枢·本神》说："所以任物者谓之心。"《辨证录》载："夫胆属少阳，心之母也。"痰涎上扰胆腑，母病及子，可致胆涎沃心，胆失静谧，心神被扰，故见心悸、胆怯易惊、失眠多梦、焦躁不安，或者突发惊恐不能自已等。痰邪扰心，汗为心之液，心不主汗，故见多汗；痰邪扰心，心脾失用，故见手颤；痰邪阻痹肺气，故见呼吸困难；胸阳痹阻，气血不畅，故见胸闷、胸痛；痰邪上扰清窍，故见头晕、头痛；日久耗气伤血，气虚则疲乏少力，甚至突发晕厥。

3．肝主疏泄 肝藏魂，肝主谋略，人体气机有升有降，运行宜畅达不宜壅遏，气机不畅则不能行使运化水湿的功能，易致湿停痰生。肝气具有升发、条达疏畅之性，在调畅气机方面起着重要的作用，而肝气的畅达又是肝调畅情志的前提，肝气畅，则情绪愉悦，肝气郁滞或气逆，则易出现郁郁寡欢、急躁易怒、胸胁胃脘满闷、气短、喜太息、恶心、嗳气等表现。痰热内盛，则出现口干、口苦、口黏、口臭、咽部不利或喉中异物感、舌红苔黄腻、脉滑数等。因此，高主任认为，惊恐障碍的发生，主要责之在胆，与心、肝功能失常关系最为密切，以正虚为本，邪实为标。正虚首当责之于心胆气虚，邪实责之痰浊上扰。根据上述对惊恐障碍病因病机的认识，高主任多以补气宁心，温胆化痰为基本治法，以十味温胆汤加减进行治疗。

二、十味温胆汤

十味温胆汤首载于《世医得效方》，收录于明代王肯堂的《证治准绳·类方》。十味温胆汤原方由半夏（汤泡）、枳实（麸炒）、陈皮（去白，各二钱）、白茯苓（去皮一钱半）、酸枣仁（炒）、远志（去心，甘草汁煮）、五味子、熟地黄（酒洗，焙）、人参（去芦、各一钱）、粉草（炙，半钱）组成，主治心虚胆怯、痰浊内扰证。方中半夏辛温，化痰和胃，善消脏腑痰湿，为君药。《药性论》谓之"气虚而有痰气加而用之"，可祛心胆间痰饮，使心胆归于宁静。《丹溪心法》载："善治痰者，不治痰而治气。"故又以陈皮、枳实理气消痰，行气有助祛痰，令气顺痰自消；人参甘温，健脾益气、安神益智，茯苓渗湿健脾，气足则津行血畅，而痰瘀自消，脾健则杜绝生痰之源；五味子酸甘而温，可益气宁心，收敛欲散之神。酸枣仁、熟地黄养血滋阴安神；远志祛痰开窍、宁心安神。炙甘草调和诸药。诸药同用，共奏补气宁心，清胆化痰之效。

三、兼证论治

1. 心血亏虚 《素问病机原病式》说："夫怔忡为病，躁扰动烦热，扰乱而不宁，火之体也……此心血不足也。盖心主血，血乃心之主，心乃形之主，血富则心主自安矣。"认为心血不足为其病因。南宋严用和认为怔忡的发生与情志因素相关，长期忧思难解容易耗伤心血，心血亏虚滋养心脏之力弱，每遇惊恐时神无所归易发怔忡。高主任一般对于心血亏虚者，虚则补之，以十味温胆汤合生脉饮、炙甘草汤、归脾汤、六君子汤等养心血、益心气、滋心阴、温心阳。

2. 肝郁血虚 高主任认为肝气通则心气和，肝气滞则心气乏。本病与情志因素及肝郁体质密切相关，病机主要为肝郁气滞，郁久化热，上扰心神。现代人精神压力过大，肝气郁结，气机不畅，无力运行血液，气结则血结，气滞则致血液运行不畅而成瘀滞，心脏得不到正常的濡养而发为心悸、胸闷；肝气郁滞，滞久则易生火，肝火扰心，气血涌盛，扰乱心神导致惊恐发作。著名医家徐春甫也曾提肝脏为将军之官，谋略出焉，当肝脏亏虚魂失所守，容易出现惊恐发作。高主任对于伴有肝郁血虚的惊恐发作者，通常以十味温胆汤合丹栀逍遥散、柴胡疏肝散、四逆散等疏肝理气、调畅气机。

3. 肾精不足 肾在志为恐，肾虚不能主志，志弱不能制恐，故如《灵枢·经脉》云："肾足少阴之脉……是动则病……心如悬饥状，气不足则善恐，心惕惕如人将捕之。"七情之一的惊亦与肾联系密切，《素问·示从容论》中说："时惊……是肾不足也。"刘河间则认为心悸是由于肾水亏虚不能上济于心以滋心火，水衰火旺扰动心神，发为心悸。《素问玄机原病式·热类》说："恐则善惊之谓。"现代医家亦提出了"肾藏志，应惊恐"的观点。高主任对于伴有肾精不足的惊恐发作者，通常以十味温胆汤合金匮肾气丸等。高主任重视熟地黄的作用，通常重用至30g。熟地黄入肝肾经，具有良好的滋补阴血、益精髓之功效。现代药理学研究发现，熟地黄可以通过抑制中枢神经系统、提高 γ- 氨基丁酸（γ-aminobutyric acid，GABA）含量，增强 GABA 受体表达及抑制下丘脑 – 垂体 – 肾上腺轴（hypothalamic–pituitary–adrenal axis，HPA）亢进等多途径、多环节发挥抗焦虑作用。

四、病案共享

【病案一　心胆气虚　痰浊上扰】

柴某，女，32 岁，2019 年 9 月 6 日初诊。2019 年 8 月在北京安定医院诊断为惊恐障碍，患者拒绝服用西药，遂寻求中药治疗。患者 1 个月前因工作压力大，出现心慌气短、心情紧张、疲乏无力、多汗、颤抖、眠差等症状，最近 1 个月有 2 次夜里因为胸闷、憋气，有濒死感，呼叫 120 送往急诊，经检查未见异常，后症状自行缓解，患者饮食、二便、月经正常，舌淡，舌苔薄，脉沉细无力。

中医诊断：怔忡。证属心胆气虚，痰浊上扰。治法：治以补气宁心，温胆化痰。药用黄芪 15g、党参 10g、半夏 9g、陈皮 15g、茯苓 15g、麦冬 10g、五味子 15g、红景天 15g、枳实 15g、熟地黄 10g、炒酸枣仁 15g、远志 10g、炙甘草 6g。

服药 14 剂后，心情紧张、心慌气短、疲乏无力明显改善，继服 28 剂后，心情紧张消失，诸症减轻，惊恐障碍未发作。

按语：患者年轻女性，工作压力大，平素语声低微、胆小易惊、敏感多思，做事认真谨慎，故以十味温胆汤补气宁心，温胆化痰，加黄红生脉散增加补益心气的力量，施药有旨，久服奏效。

【病案二　肝郁脾虚　痰浊上扰】

李某，女，42 岁，2019 年 4 月 13 日初诊。在内蒙古医院诊断为惊恐障碍，偶服劳拉西泮 0.5mg。患者自觉心中不安，心情烦躁易怒，坐立不安，胁肋胀痛，头痛头晕，失眠健忘，纳呆腹胀，疲乏无力，偶尔夜里突发呼吸困难，恐惧，汗出，失去控制，纳可，二便调，舌红，苔薄，脉细弦。

中医诊断：怔忡。证属肝郁脾虚，痰浊上扰。治法：治疏肝健脾，温胆化痰。药用柴胡 10g、白芍 10g、当归 10g、枳实 15g、党参 10g、半夏 9g、陈皮 15g、茯苓 15g、炒酸枣仁 15g、远志 10g、熟地黄 10g、五味子 15g、炙甘草 6g。7 剂，水煎服，日 1 剂。

服药 30 剂后，心情、睡眠好转，余症减轻，惊恐障碍未再发作，遂停药。

按语：患者心情烦躁易怒、胁肋胀痛，肝气失于疏泄，木郁乘土，则脾气不行，继而血失于统摄，致肝血亏虚，摄魂失司，故可见眠差；"脾为生痰之源"，脾气不行，运化无力，痰湿内生，更可兼见脾失健运之纳呆、腹胀，痰浊上蒙则清阳不升，可见头晕、疲乏。故以十味温胆汤合逍遥散以疏肝健脾、温胆化痰。

五、结语

惊恐障碍是临床疑难病、常见病，症状多变复杂，复发率高，临床治疗较为棘手。高主任以补气宁心，清胆化痰为治疗大法，以十味温胆汤为基础方，随证加减，为临床治疗惊恐障碍带来新的尝试和突破口。惊恐障碍的患者，心理层面包含了不安全感和对死亡的恐惧感，在治疗的过程中，应遵《灵枢·师传》的"人之情，莫不恶死而乐生，告之以其败，语之以其善，导之以其所便，开之以其所苦"的观点，常告知患者本病的特点和发病后怎样应对，家属如何陪伴，调整患者对疾病的错误认知，建立患者对疾病的信心，更有利于疾病的治疗、康复和防复发。

第八节
电击伤应激障碍案

　　黄某，男，40岁，2002年1月13日初诊。主诉：自觉全身阵发性气流窜动、冲撞1年余。病史：患者于2000年11月20日，工作时被10万伏高压电击伤，当时不省人事，经抢救复苏。后觉周身不适，腰背酸痛，体内有气窜动、冲撞。经某医院诊断为"电击伤应激障碍"，多方医治无效，求助中医。现症：精神疲惫，面色少华，足心发凉，且感觉从足底进凉气，时有气冲，气冲发于双足，沿腿、躯干上冲至头，窜动不止，伴头晕，目眩，汗多。气冲感或时而发于少腹，上冲至胸、咽喉，发则胸闷，胸胀，聚结在咽喉，有窒息感。日发3～5次，每次时间20～60分钟。平时周身不适，腰膝酸软，后背痛，失眠，多梦，心烦，纳呆，嗳气，大便不成形。病后体重下降10余千克，各项检查指标阴性。舌红暗，中有裂纹，舌颤，苔黄厚腻，脉沉细滑。

　　西医诊断：电击伤应激障碍。中医诊断：奔豚。证属外邪突至，经气逆乱。治法：疏肝理气，平冲降逆。方药：柴胡汤加龙骨牡蛎汤化裁。药用柴胡10g、半夏9g、黄芩10g、党参10g、赤白芍^各10g、当归10g、川芎6g、香附10g、炒酸枣仁15g、首乌藤30g、甘草6g、生龙牡^各30g。7剂，水煎服。

　　二诊：2002年1月20日，病症同前，但冲逆的强度有所减弱，失眠，多梦，心烦稍有改善，纳呆，嗳气，大便不成形。舌质红暗，中有裂纹，舌颤，苔黄厚，脉沉细滑。原方加白术10g、云茯苓15g、牡丹皮10g，7剂，水煎服。

　　三诊：2002年1月27日，窜气、气冲感减弱，日发2～3次，上冲到头及从少腹上冲至咽的感觉基本消失，但觉有气在头、胸、腿中窜动，日发2次，睡眠稍安，嗳气减少，纳谷增加，矢气增多，腰膝酸软，背痛，足底发凉，大便成形，舌红，中裂纹稍浅，舌颤减轻，苔白稍厚，脉沉滑。治以疏肝理气，养血宁神，方药以柴胡四物汤化裁。药用柴胡10g、白芍15g、当归10g、川芎6g、生地黄15g、香附10g、枳壳6g、炒栀子6g、牡丹皮 10g、炒酸枣仁 15、首乌藤 15g、生龙牡各 30g、上肉桂 1g。7 剂，水煎服。

四诊：2002 年 2 月 4 日，气窜感大减，2～3 日发作 1 次，昨日只在左腿中窜动，伴左腿酸沉，右腿紧沉，半小时后缓解，足底发凉已不明显，仍腰背酸痛，矢气较多，恶心，时吐痰涎，舌淡红，苔白腻，脉沉滑。宗上方加法竹茹 10g、半夏 9g、胆南星 3g。7 剂，水煎服。

五诊：2002 年 2 月 11 日，周身窜气消失，只在 2 月 9 日晚鼻、前额、头顶有冒气样的感觉，痰涎减少，无恶心，足底变暖，但背痛，腰膝酸软，舌淡红，苔薄白，脉沉细。上方去炒栀子、牡丹皮、竹茹，加鸡血藤 20g、鹿衔草 10g、党参 10g。7 剂，水煎服。

六诊：2002 年 2 月 18 日，1 周余未发病，纳谷知香，睡眠安，偶有矢气，仍觉疲乏，腰膝酸软，动则汗出，背不适，舌质偏淡，苔薄白，脉沉细。治法：滋补肝肾，益气养血。方药：当归补血汤合六味地黄汤化裁。药用黄芪 20g、当归 10g、熟地黄 10g、山药 20g、山茱萸 9g、茯苓 10g、泽泻 10g、生龙牡各 30g、鸡血藤 15g。共 14 剂，诸证渐失，继续调理。

按语：患者年四十，而阴气自半，体虚突遭袭击，而致气血逆乱。肝者将军之官，主疏泄，调畅一身之气机。气血逆乱，责之于肝。本病从肝论治，疏肝理气，平冲降逆。二诊健脾以助疏肝调肝。三诊肝气稍畅，则兼顾肝血，养血以宁神。四诊腿沉，恶心，吐痰涎，即兼以化痰。五诊、冲逆渐平，兼以扶正，六诊更治以补益，滋补肝肾，益气养血，善后调理。先调后补，是本病治疗的关键。

第九节
从肝脾辨证治疗眩晕医案

一、从肝脾论治眩晕

眩晕病因病机，一般有风、火、痰、瘀、虚数端。高主任治疗眩晕多从肝脾二脏入手。《素问·至真要大论》认为："诸风掉眩，皆属于肝。"《素问玄机原病式》亦有记载"风气盛而头晕目眩晕者，由风木旺，必是金衰不能制木，而木复生火，风火皆属阳，多为兼化，阳乎主动，两动相搏，则为之旋转"。可见眩晕发作，离不开肝脏。肝为刚脏，五行属木，通于春而行春之令，以升发为顺。且从经络循行来说，足厥阴肝经起于足大指外侧，联系肝、胆、胃、膈、胁肋，经咽喉上系于目，上出额，与督脉交汇于颠顶，肝气循经上行，肝气升发太过则肝阳上亢、肝气上逆，出现眩晕。脾为后天之本，气血生化之源，脾化生水谷精微，通过脾升清作用，上荣于脑髓。《灵枢·海论》说："髓海不足，则脑转耳鸣，胫酸眩冒，目无所见，懈怠安卧。"脾脏运化失调，脾为生痰之源。《医宗必读》说："脾土虚弱，清者难升，浊者难降，留中滞膈，瘀而成痰。"痰上蒙于头，则诱发眩晕。肝脾二脏，疏泄、运化互用，若土虚木乘，则气血升清乏源，发为眩晕。进一步讲，疾病的发生发展主要与气血调和相关，气血调和，阴平阳秘则身体健康。《读医随笔》说："肝者，贯阴阳，统气血……握升降之枢也。""凡脏腑十二经之气化，皆必藉肝胆之气以鼓之。"肝主一身之气，脾为后天气血生化之源，肝脾调和，五脏安和，肝脾失调，气血失衡，发为疾病。现代社会，丰富的饮食结构容易引起人们摄入过量，其中脂肪类的食物易造成动脉粥样硬化，促进慢性疾病的发生。加之快速的生活节奏和沉重的工作压力，人们往往处于情绪抑郁焦虑的精神状态，长久则易影响人的气机，从而影响肝主疏泄功能的发挥。故从肝脾二脏治疗眩晕具有十分重要的意义。

二、治疗眩晕临床用药规律

高主任善从肝脾论治眩晕，临床用药首先顾护脾胃。对于脾气虚者多用四君子类方。益气健脾，恢复运化功能，补而不壅滞。若脾虚生痰，用六君子汤或香砂六君子汤。肝有郁热，选用逍遥散加味；肝风夹痰者，选用半夏白术天麻汤化痰息风，和胃健脾；肝肾阴虚，肝阳上亢者，选六味地黄汤滋补肝肾；脾虚肝旺者，用归芍六君子合升降散处之。颠顶之上，唯风药可至。高主任常用一些祛风药：如行气祛风的川芎、延胡索等；虫类息风药：僵蚕、全蝎等；平肝熄风药：珍珠母、龙骨、牡蛎等，以及息风止痉的羚羊角粉等。高主任在治疗眩晕时还喜用酸枣仁，既可清肝热，养肝血，又可安神，神安眩晕缓解。高主任辨证准确，用药灵活，用药不多，看似平淡，总能收到满意效果。

三、病案共享

【病案一　脾虚痰湿肝扰眩晕】

魏某，男，8岁，2009年10月3日初诊。主因时有头晕发作2年，加重4个月求诊。患者2年前无明显诱因出现头晕不适，伴有目眩，恶心欲吐，先后就诊于首都医科大学附属北京儿童医院、首都医科大学附属北京同仁医院，行相关检查均未发现明显的器质性病变，予中西药物治疗（具体不详）及针灸治疗，头晕症状缓解不明显，故求诊于高主任。高主任追问其病史：患者头晕每于累后出现，伴有目眩，恶心欲吐，容易生气，累则腿软无力，纳可，喜肉食，大便2日1行，黏滞味臭，身高140cm，体重50kg，舌红，苔黄厚，脉滑。

中医诊断：眩晕，辨证：脾虚痰阻肝扰，治以健脾化痰平肝法。药用天麻10g、半夏6g、白术10g、陈皮6g、云茯苓10g、蔓荆子6g、白蒺藜3g、党参5g、白芍15g、郁金6g、焦三仙^各10g、牛膝10g、僵蚕6g。7剂，水煎服，日1剂。

二诊：头晕症状减轻，发作次数减少，大便仍黏味臭，余症状均较前好转，舌尖红，苔薄白。上方去蔓荆子、白蒺藜、牛膝，加芦茅根^各30g、冬瓜子10g、酒军2g、牛蒡子6g。7剂，水煎服，日1剂。

三诊：头晕未作，大便正常，近日出现鼻塞、咽喉不利，处之上方去白茅根、芦根、冬瓜子，加葛根6g、蒲公英20g。7剂，水煎服，日1剂。

按语：患者患病2年有余，年龄小，形体未充，脏腑稚嫩，脾常不足，病久更伤后天之本。脾为气血生化之源，脾胃虚弱，气血不能上充于脑，故见头晕目眩，每于劳累后加重。脾胃运化无力，痰湿内生，故大便黏腻，舌苔黄厚，脉滑。患儿平素易生气，小儿为纯阳之体，肝阳上逆更加重头晕症状。高主任以半夏白术天麻汤合六君子汤加减。六君子汤健脾化痰，脾健则痰消。半夏白术天麻汤，化痰息风，止痛定眩。

【病案二　脾虚肝热眩晕】

张某，女，73岁，2009年7月13日初诊。主因头晕3天就诊。患者3天前因与人生气后出现头晕，伴耳鸣，口苦泛酸，乏力欲寐，气短，时有烘热汗出，肝胆区走窜疼痛，时有失眠，心烦不易入睡，平素性情急躁，舌淡，苔黄，脉沉细，右关脉弦。

中医诊断：眩晕。辨证：脾虚肝热。治以健脾清肝法。药用党参10g、柴胡10g、白芍20g、当归10g、生地黄10g、牡丹皮10g、炒栀子6g、延胡索10g、川楝子6g、天麻10g、炒酸枣仁15g、枳实10g。7剂，水煎服，日1剂。

二诊：肝胆区疼痛明显减轻，头晕症状明显缓解，情绪稍好转，余症较前好转，舌淡，苔白，脉沉细，病症趋缓，守法更进。上方加半夏9g、云茯苓15g，7剂，水煎服，日1剂。

三诊：药后头晕症状消失，诸症好转。

按语：患者发病前有明显的情志诱因，肝在志为怒，怒则气上，甚而头晕目眩；气有余便是火，肝气旺则火易生，故口苦；阴虚阳不得入阴，故心烦，不易入睡；肝经布胁肋，肝气动甚则胁肋疼痛走窜；木旺克土，脾虚则气短，乏力，欲寐。患者虽总体呈现土虚木旺病机，但究其本质，土虚由肝木克制所生，处以丹栀逍遥散合金铃子散。丹栀逍遥散疏肝清热，健脾和营；金铃子散疏肝泄热，行气止痛。

【病案三　气血虚肝郁热眩晕】

姜某，女，24岁，2008年12月7日初诊。主因头晕时作1年半余就诊。患者去年7月无明显诱因出现头晕，甚则不能起床，偶有一过性黑矇，晨起头晕较重，下午症状减轻，夜寐差，饮食可，二便调，面部痤疮，舌胖淡颤，尖红苔黄，脉左滑。平素血压 84/48mmHg。

中医诊断：眩晕。辨证：气血不足，肝郁内热。治以益气养血，疏肝清热法。药用黄芪 15g、当归 10g、白芍 10g、白术 10g、炒酸枣仁 15g、天麻 10g、白蒺藜 9g、蝉蜕 10g、僵蚕 10g、姜黄 6g、熟大黄 3g、牡丹皮 10g、生龙牡^各30g。7 剂，水煎服，日 1 剂。

二诊：患者诉头晕明显缓解，唯晨起稍有头晕，大便可，舌淡，苔薄白，脉左滑。效不更方，继服巩固。

按语：患者病程 1 年，病久体虚，气虚清阳不升，血虚脑失所养，故见头晕时作。清晨是阳气升发之时，患者清阳之气不能上升于清窍，故晨起为重，甚不能起床，血压低。患者硕士在读，性格好强，压力较大，肝郁化火，痤疮以双侧脸颊为重，色红，故在补其气血的基础上清肝热。高主任常用升降散调理气机，辛开苦降，升清降浊。

以上两个医案虽均辨证为脾虚肝热，但二者侧重点不同，前案侧重肝热，故以清肝热为主，佐以补脾；后案则是土虚肝克，故以补益气血为主。两案突显了高主任辨证论治的思想。

【病案四 肝风夹痰眩晕】

吕某，男，56 岁，2008 年 11 月初诊。主因头晕反复发作 10 年余就诊。患者自 2004 年出现头晕不清，就诊于当地医院，予活血、扩血管等治疗，症状减轻，仍有反复。2008 年就诊于中国人民解放军某医院因脑血管畸形行伽马刀治疗，症状仍未根除，且发作逐渐频繁。头晕伴目眩甚则目不能睁，呕吐，耳鸣，大便软，小便可，舌淡暗，苔黄，脉沉细左弦。

中医诊断：眩晕，辨证为肝风夹痰，治以平肝化痰法。药用天麻 10g、半夏 9g、白术 10g、川芎 10g、陈皮 10g、云茯苓 15g、蔓荆子 10g、白蒺藜 9g、黄芪 20g、蝉蜕 10g、骨碎补 10g、白芍 15g、羚羊角粉^{分冲}0.3g、生龙牡^各30g。

二诊：患者诉头晕发作次数减少，症状减轻，因出差需带药，继续服上方。

按语：患者为民营企业家，近年经济效益不景气，负担较重，压力大，故其病情加重是肝郁较久，气有余便是火，火盛动风，上犯于头发为头晕目眩。《医学从众录·眩晕》中记载道："风生必挟木势而克土，土病则聚液而成痰。"木旺克土，脾虚不运，聚湿为痰，故高主任辨证为肝风夹痰，以半夏白术天麻汤加减取效。

第十节
从肝脾辨证治疗高血压病

中医治疗高血压病，其中1~2级及部分3级高血压优势明显，其多途径、多环节、多靶点干预方式能改善患者症状，稳定血压，平稳降压，改善危险因素和保护靶器官，使部分患者停服或减量服用西药。笔者侍诊高主任，获益匪浅，兹总结从肝脾论治高血压病经验如下。

一、从肝脾辨识高血压病

肝脾关系密切，肝属木，脾属土，生理上木克土，病理上土虚木乘或木旺乘土。《金匮要略·脏腑经络先后病脉证》说："见肝之病，知肝传脾，当先实脾。"以肝脾关系阐明五脏间互相资生、监制以筑生生之道，为后世医家治疗肺系、脾胃、心系等诸多疾病奠定了基本原则。高血压病患者常见头晕，头痛，颈项板紧，疲劳，心悸等症状，历代医家以"诸风掉眩，皆属于肝"，故多从肝风、肝阳论治。《临证指南医案·肝风》指出："肝为风木之脏，因有相火内寄，体阴用阳，其性刚、主动主升，全赖肾水以涵之，血液以濡之，肺金清肃下降之令以平之，中宫敦阜之土气以培之，则刚劲之质，得为柔和之体，遂其条达畅茂之性，何病之有？"肝为阳脏，易生肝风，肝阳易亢。《四圣心源》说："胃主降浊，脾主升清……以故医家之药，首在中气。"脾胃乃生化之源，中焦停滞不运，易致脾虚肝扰。当今社会生活节奏快，人们衣食住行，精神情绪如风一般，善行数变，故高血压病与情志、饮食、久病、过劳等因素有关，其病位为肝（肾）、脾。高主任认为高血压病的基本病机为本虚标实，本虚以脾虚为主（或气阴不足），标实乃肝风、肝阳上扰，或夹痰瘀；在治疗上，或以扶正为主，或以祛邪为主。

二、论治经验

1. 治脾三法 二陈汤出自《太平惠民和剂局方》，功用燥湿化痰、理气和中，主治湿痰证，由半夏、橘红、茯苓、甘草组成，"治痰饮为患，或呕吐恶心，或头眩心悸，或中脘不快"，《丹溪心法附余》释"此方半夏豁痰燥湿，橘红消痰利气，茯苓降气渗湿，甘草补脾和中。盖补脾则不生湿，燥湿渗湿则不生痰，利气降气则痰消解，可谓体用兼赅，标本两尽之药也"。高主任治脾以二陈汤为基础，或合四君子汤成六君子汤以补脾，或加竹茹、枳实成温胆汤以化痰。且常以陈皮易橘红，以防其性燥。

（1）补中有运："补中有运"主要针对脾虚为主者，补益脾气且不碍胃气，以二陈汤加党参、白术成六君子汤以益气健脾。中焦虚弱，寓补于运，可增强脾胃动力。脾虚为主的患者常见腹胀纳少，食后胀甚，肢体倦怠，神疲乏力，少气懒言，大便溏稀，舌苔淡白或白滑。若肝风、肝阳等实邪为主者，则只用白术健脾，张洁古认为白术除湿益燥，和中益气，利腰脐间血，除胃中热。白术静中有动，只此一味便补运兼施。

（2）健脾化痰：脾胃失运，水谷不运，壅塞成痰。痰有无形、有形之别。无形之痰或停于脾胃，出现呕恶呃逆，或被肝风夹挟上阻于清窍，出现眩晕、头窍昏蒙；或上扰于心，出现心悸、失眠等。有形之痰贮于肺中，滞于咽喉，患者多出现咳痰，或自觉咽中不利，喜清嗓。治以健脾化痰之法，方选温胆汤。若出现热象，则用黄连温胆汤或蒿芩清胆汤。

（3）补益气阴：脾虚导致气阴不足，水谷精微不能灌注于心，致

221

心之气阴不足。高血压病日久而见冠心病、中小动脉斑块，全身动脉受损，因"心主血脉"，辨证应着眼于心。高主任用入心脾经的黄芪（15～30g）、红景天（10g）合生脉散补益心脾。

2. 治肝九法 《西溪书屋夜话录》认为"肝气、肝风、肝火，三者同出异名，其中侮脾乘胃，冲心犯肺，挟寒挟痰，本虚标实，种种不同，故肝病最杂而治法最广"，且"滋阳明，泄厥阴是也"。肝气不达，郁而化热为肝火，上亢而成肝风，肝风不熄，肝阴耗竭不足以潜制肝阳。肝乃罢极之本，体阴用阳，故肝之阴血易耗，肝郁生风、阳亢。故高主任诊治高血压病在祛邪上尤其重视治肝：平肝、柔肝乃治肝大法；若肝阳上亢，则须潜肝阳、滋肝阴；若肝风内动，则须疏肝理气、清肝泻火、补养肝血。

（1）平肝：针对高血压病患者多有头晕、头痛及走路如踩棉花感的情况，高主任喜用天麻钩藤饮加龙骨、牡蛎。龙骨和牡蛎组成对药，二者平肝敛魂，入心、肝、肾经，对伴失眠、焦虑不安者更适宜。

（2）柔肝：肝乃将军之官，性烈又阴柔，故平肝之外还应柔肝。高主任临床多用白芍柔肝，一般用量为15g，伴腹痛、肢体震颤者，可增至30g。

（3）潜肝：肝阳上亢患者多有目眩，头胀痛，头重脚轻，腰膝酸软的症状，且更年期患者居多。肝阳上扰的基础是肝肾阴不足，阴不涵阳。所谓"治下焦如权，非重不沉"，故平肝潜阳多用介类药，高主任多选石决明以潜肝阳，既降压，又可防治高血压相关眼病。

（4）滋肝：若五心烦热，舌红少苔，脉细数，当佐以滋肝阴之法。高主任常用六味地黄丸加减，酌加以牛膝、桑寄生。阴虚生火者用知柏地黄丸，阴火扰睛时用杞菊地黄丸。若阴虚不显时，则化裁六味地黄丸为三味地黄丸，即由牡丹皮、熟地黄、山茱萸组成，其中熟地黄可养血通脉。

叶天士提出"内风乃身中阳气之变动"，即肝阳化风说，认为肝风内动是肝阳上亢进一步发展所致，肝（肾）阴耗竭，水不涵木，木少滋荣而动风，临床表现为伴眩晕欲仆、震颤、抽搐等。高主任临床根据肝之气血偏甚，或通过疏肝理气，清肝之气分热以熄风，或通过凉肝之血分热，补养肝血以熄风。

（5）疏肝：高主任喜用逍遥散疏肝健脾，方中柴胡疏肝解郁，更适宜伴胸胁疼痛者，因"柴胡劫肝阴"，故借用四逆散之白芍与柴胡配伍以防柴胡过燥。

（6）理肝：取越鞠丸之香附可解诸郁，半夏厚朴汤之厚朴治因情志不畅所致梅核气，高主任喜用香附、厚朴理肝脾之气，以改善胸胁胀痛，乳房胀痛，脘腹痞闷，胀满疼痛等肝胃不和症状。

（7）清肝：肝之气分炽热，子病及母，致膀胱湿热，可见小便短赤等。高主任多用虎杖、黄柏清泄肝之气分热。

（8）凉肝：《西溪书屋夜话录》提出"如肝风初起，头目昏眩，用熄风和阳法，羚羊、丹皮……即凉肝是也"。临床若伴见面赤或面热，则是肝热，高主任常用羚羊角粉、牡丹皮凉肝。

（9）养肝："治风先治血，血行风自灭"，血虚可生风，此类患者伴见肢体麻木、皮肤干燥或瘙痒、肝脉细或弱等。高主任常用当归、炒酸枣仁补养肝血。炒酸枣仁有补养肝血、安神助眠，适于血虚失眠者。若兼血瘀，则取"桃红四物汤"之意，酌以桃仁、红花活血化瘀。

总之，土得木而达，木赖土以滋培，见肝之病，当先治脾。在高血压病论治中，肝脾同治，寒热并用，标本兼施，方可获得满意疗效。

三、病案共享

【病案　肝阳上扰　气阴两虚】

患者，女，50岁，2018年11月15日首诊。近2周血压升高，头晕而胀，动则心悸，气短，耳鸣，胃平，大便不甚成形、每日1次，小便短赤，腿凉则不舒，性急躁，阵汗不显，作热，舌胖有齿痕，苔薄，脉沉细左弦。本次经行量不多。查：血压145/90mmHg。未服抗高血压药。

西医诊断：高血压病。中医诊断：眩晕。证属肝阳上扰，气阴两虚。治以平肝潜阳，益气养阴法。药用天麻10g、钩藤^{后下}15g、熟地黄10g、砂仁^{后下}3g、山茱萸15g、牡丹皮10g、白芍15g、炒白术10g、牛膝10g、桑寄生15g、黄柏6g、石决明^{先下}15g。14剂，水煎服，日1剂。

二诊：2018年11月29日，血压130/90mmHg，大便成形，头胀痛，心悸气短动则甚，眠差、易惊吓状，久立足跟凉，遇热时手胀，易急躁，舌淡有齿痕，苔薄，脉细滑数。守方去炒白术，加党参10g，牛膝增至15g。继服14剂善后。3个月后随访，患者血压稳定在（120～130）/90mmHg，余无不适。

按语：本案患者为围绝经期女性，高血压病初期，易性急，肝失条达，日久化热，肝阳上扰清窍，故头晕胀，失眠；肝阴不足以濡养耳目则耳鸣；平素心脏不适，气阴两虚，无以涵养心脉，故动则心悸气短；脾虚则大便不成形；舌胖有齿痕苔薄、脉沉细而左弦皆为肝阳上扰，气阴两虚之象。辨证为肝阳上扰，气阴两虚，治以平肝潜阳，益气养阴法，拟天麻钩藤饮合地黄丸加减而效。

第十一节
黄红生脉散治疗冠心病

高主任在心血管科工作10余年，积累了丰富的临床经验。笔者随侍左右，获益良多。现将运用黄红生脉散治疗冠心病经验介绍如下。

一、对病机的认识

高主任认为，冠心病以正虚为本。中焦运化有常，方可资生正气。李杲提出"饮食失节，寒温不适，脾胃乃伤。此因喜怒忧恐，损耗元气，资助心火"，若饮食不节，伤及脾胃，致中焦运化失司，资生正气的脾胃变成生痰之源，痰滞而血不行则生瘀；正气不足而无法滋养心脏，痰瘀胶结于心脉之中则成"斑块"。对此临证唯有扶正固本，补益气阴，方能护心。冠心病的病机为正虚为本，尤以气阴不足为著，痰瘀为标；治疗应以扶正固本为主，活血化痰为辅。

二、黄红生脉散组成及功效

高主任基于上述认识，发挥国医大师路志正调脾护心学术思想，结合多年临床经验，创"黄红生脉散"（由黄芪、红景天、党参/西洋参、麦冬、五味子组成）以顾护心之正气。黄芪入脾肺经，大补元气，补气升阳，益卫固表，利水退肿，托疮生肌。冠心病根本病机是正气虚弱，气阴两虚，黄芪乃补气圣药，益气且能活血化瘀，敛疮生肌，在冠心病治疗中意义非凡。高主任临证喜用生黄芪，其量一般为 15～30g。红景天，归心肺经，益气活血，通脉止痛。《神农本草经》将其列为上品，久服轻身益气延年。红景天有"高原人参""北极玫瑰"的美誉，药性寒凉，益气活血，配合黄芪、党参之温热，以互制过燥热或寒凉。生脉散源自《医学启源》，功可益气生津、补心强心。人参、麦冬、五味子，一补一润一敛，益气养阴，使气复津生，汗止阴存，气充脉复。黄红生脉散能益气养阴，以扶正为主，又兼活血，契合冠心病根本病机。

高主任本"观其脉证，知犯何逆，随证治之"的精神，在辨病的基础上辨证论治。①痰热者，加陈皮、法半夏、茯苓、瓜蒌、黄连；②瘀血者，加丹参、砂仁、三七粉、熟大黄、姜黄；③气滞者，加香附、延胡索、郁金；④胸阳不振者，加瓜蒌、法半夏、薤白；⑤心律失常者，加黄柏、甘松、苦参；⑥肝热证者，加钩藤、龙骨、石决明、羚羊角粉。

三、病案共享

【病案一 冠心病胸痹痰阻】

曾某，女，67 岁，2018 年 10 月 20 日就诊。近 2 周早搏、胸痛频作，右臂无力，周身乏力，胸闷，夜寐差，心躁身汗，饮水汗出，右足跟痛、怕冷热，大便黏滞，舌淡有裂纹，苔白，脉沉细。既往史：患冠心病、高血压病、脑动脉硬化、颈动脉斑块，为冠状动脉支架置入术后。

中医诊断：胸痹。证属气阴两虚，痰结胸痹。治以益气养阴、宽胸化痰为法。药用黄芪30g、党参10g、麦冬10g、五味子10g、红景天10g；瓜蒌20g、半夏9g、薤白10g、郁金10g、炒酸枣仁15g、姜黄6g、三七粉^冲3g。14剂，水煎服，日1剂。

1个月后复诊，诉偶发心悸，守方加黄柏10g、甘松6g、苦参6g、续服1个月后，胸痛、早搏、心悸未作，余症得减。

按语：本案为冠心病支架置入术后的老年患者，素有心病，气阴两虚，故早搏，胸痛，周身乏力；痰阻扰心，则胸闷，寐差；舌淡有裂纹、脉沉细为气阴两虚、痰结胸痹之象，治以益气养阴，宽胸通阳之法。方以黄红生脉散益气养阴，涵养心脉；瓜蒌薤白汤类宽胸通阳，化痰宣痹；配郁金理气，姜黄、三七活血。全方施药有旨，久服奏效。

【病案二　冠心病肝阳上扰】

卫某，男，55岁，2018年11月22日就诊。近日睡眠易醒不实，多梦，心悸乏力，偶有绞痛，头胀，胃痛，面赤，纳可，二便调，舌淡红，苔薄，脉沉细略弦。

中医诊断：胸痹。证属气阴两虚，肝阳上扰。治以益气养阴、清肝潜阳法。药用黄芪30g、党参10g、麦冬10g、五味子10g、红景天10g；丹参30g、砂仁3g、炒酸枣仁15g、远志10g、郁金10g、怀牛膝15g、羚羊角粉^冲0.3g。水煎服，日1剂，服药30剂后，睡眠好转，心悸乏力、绞痛未作，遂停药。

按语：本案为中年男性，工作压力大，自确诊冠心病后，间断口服汤药。肝失条达，日久肝阳上扰，故见头胀，面赤，舌淡红、苔薄、脉沉细略弦，皆为气阴两虚，肝阳扰心之象。方以黄红生脉散合丹参饮加减，益气养阴，活血化瘀以疗心绞痛，羚羊角粉平肝潜阳，怀牛膝补益肝肾。全方共奏益气养阴，活血化瘀，平肝补肾之功，间断服用，奏效于无形。

【病案三　冠心病肝郁湿阻】

韩某，男，56 岁，2018 年 11 月 22 日就诊。冠状动脉痉挛突发，心电图提示 ST 段抬高。胸闷气短，伴乏力，心悸，少汗，午后头晕，枕部疼痛，胃脘酸怕凉，纳可，大便调，不易入睡、多梦，急躁，舌暗红，苔黄，脉右关滑大、左细弦。有饮酒史。

中医诊断：胸痹。证属气阴两虚，肝郁湿阻。治以益气养血、化痰宽胸法。药用黄芪 30g、党参 10g、麦冬 10g、五味子 10g、红景天 10g、当归 10g、白芍 30g、郁金 10g、瓜蒌 30g、半夏 9g、黄连 6g、丹参 30g、砂仁 3g、熟大黄 3g、三七粉^冲3g。7 剂，水煎服，日 1 剂。

患者服药 14 剂后，眠差改善不明显，守方加炒酸枣仁 15g，继服 28 剂后，胸闷气短尽除，余症减轻，复查心电图大致正常。

按语：患者突发冠状动脉痉挛，气阴不足则胸闷气短，心悸乏力；精神压力大，急躁，致肝气郁滞，木郁土虚，嗜酒湿阻中焦，清阳不升，故见头晕。方以黄红生脉散，加当归、白芍滋养肝血，郁金疏肝解郁，小陷胸汤清热涤痰宽胸，丹参、三七活血化瘀。

高主任对冠心病认识，未囿于斑块、狭窄等局部病变，更注重其病本正气不足。冠心病以气阴两虚为主，痰瘀等病理产物为标，实为本虚标实。高主任继承路志正调理脾胃的学术思想，创"黄红生脉散"治疗冠心病，疗效显著。

第十二节
心悸心肝同治医案

一、古代医家对心悸及其病机的认识

历代医家对于心悸均有记载：内经中虽提出了心悸产生的病因及类

似心悸症状的表述，但心悸这一概念未被明确表述。第一次提出心悸病名的是张仲景，他不仅明确了心悸的概念及临床表现，并且还提出了惊、悸存在着不同之处，提出了"其动者为惊，弱者为悸"的结论。对于心悸病因病机的阐述，各代医家从不同的角度出发，提出了不同的意见：《黄帝内经》认为心悸的产生是由于宗气失于内守所致：左乳之下其气动应衣者，宗气所泄也；张仲景认为心悸的产生主要是由于水饮内停，虚劳暗耗心血和惊恐扰心所致；刘河间认为肾水亏虚不能上济于心，水衰火旺扰动心神，发为心悸。朱丹溪在《丹溪心法》中认为心悸是心血乏源，难以滋养濡润心脏，心神失其所倚而悸动不安，并提出了治疗方案：惊悸者，朱砂安神丸治之，并且在此基础上进一步认识到心悸的产生还离不开痰与虚；南宋严用和认为心悸的发生与情志因素相关：长期忧思难解容易耗伤心血，心血亏虚滋养心脏之力弱，每遇惊恐时神无所归易发心悸；王肯堂《证治准绳》道"怔忡者，本无所惊，自心动而不宁"。虽然各家关于心悸产生缘由的表述不尽相同，但是总的概括起来其病因病机离不开虚实二字：虚者多责之心气、心血、心阴、心阳的亏虚；实者则多责之水饮内停，瘀血阻络，痰浊扰心。心悸的产生，与心脏本身的病变密切相关。此外，其他脏腑功能的失调也可以引发心悸，高主任认为心悸与肝脏的关系最为密切。

二、肝脏病变可诱发心悸

随着我国经济水平的提高，现代生活条件的改善，人们享受着丰富物质生活的同时也带来了一些新的健康挑战：比如摄入更多高热量、高脂肪的食物，形成吃夜宵的习惯，从事紧张、高强度的工作等。高主任认为长此以往，首先会影响人们的气机运行。气机郁结不得疏畅，首先侵犯肝脏。肝为风木之脏，喜条达而主疏泄，肝木条达则血脉得畅，若肝郁气机不畅，气滞则血滞，心脏得不到正常的濡养而发为心悸；肝气郁滞，久则生火，肝火扰心，气血涌盛，扰心则心神不宁。肝木疏泄，脾气运化，化生血液精微；若肝之清阳不升，则疏泄失常，脾胃运化功能减弱，精微物质不能充养心脉，而发为心悸。流行病学调查表明，巨大的压力会导致焦虑抑郁等精神障碍的发生，焦虑抑郁可诱发心律失常，焦虑抑郁与肝主疏泄密切相关，故现代心悸的产生与肝脏关系密切。高主任认为心悸责之于肝，这个观点不仅得到了流行病学的支持，而且得到了古代医家的论述支撑：徐春甫曾提出心悸从肝论治，他认为肝为将军之官，谋略出焉，肝脏亏虚，魂失所守，容易受到惊吓而发心悸，应从肝经论治；陈士铎认为心悸是肝血亏虚，不能养心而发病；清代医家李冠仙在《知医必辨》中提出肝气上冲可引发心悸。

肝与心的关系可以概括为在生理功能上的相互为用和在病理上相互影响：一方面，心脏节律的跳动取决于充沛的心气和丰富的血液。宗气通过灌注心脉从而推动心血运行输布，故心脏搏动强弱与节律均离不开宗气。肝脏五行属木，四季应春，喜升发畅达，肝脏升发阳气以疏通脏腑，调畅气机，把控着气机运动的协调平衡。《明医杂著》说："肝气通则心气和，肝气滞则心气乏。"另一方面，水谷精微物质经过脾脏化生储藏于肝，不仅能够濡养肝木，涵养肝气，还能向外输布，当心血亏虚时，可以濡养心脏。肝木善行数变而喜条达，心主神明为阳中之阳，根据五行相生相克理论，通过补益母脏能够帮助子脏尽快恢复其功能，木生火，故可令子壮；子养母，便可令母实。相反的，母病及子，子病亦可犯母，从而导致木火同病，母子俱衰。木主升发，若肝气过于升发，易成肝气上逆之势，上逆则气乱，气血失于调和，从而导致心脏规律跳动失衡；若肝气升发不足，肝气郁滞，气的正常周流在于血的循环往复，血的运行随着气的畅达运行周身，气起着统领血液运行的作用，气结则血结，无法保证心脏的正常搏动；气郁化火、生风，从而导致心神不安；肝气郁滞过久，容易造成脉络瘀堵不通，心失其养，心脏搏动失常。

三、病案共享

【病案一 心脾两虚 肝阳扰心】

李某，女性，35 岁 2018 年 3 月 12 日初诊。近日来因工作压力大，出现心悸不安，睡眠质量差，不易入睡，伴有心烦，偶有头晕不清的症状，疲乏，平素性情较为急躁，大便初头干，2~3天1次。追问月经史：既往月经经量偏少，月经周期向后推迟4~5天，舌淡红，苔薄微黄，脉弦偏细。

中医诊断：心悸。证属证属心脾两虚，肝阳扰心。治以补益心脾，平肝宁心法。药用黄芪15g、党参10g、生白术10g、炒酸枣仁15g、远志10g、龙眼肉10g、白芍25g、生地黄15g、甘松6g、苦参6g、黄柏10g、牡丹皮10g、郁金10g、火麻仁10g、生龙牡^各30g。7剂，水煎服，日1剂。

二诊：自觉心悸稍好转，但自测心率仍稍快，睡眠较前明显好转，急躁减轻，大便不成形，2天1次，服药期间月经行，痛经1天。舌象较初诊时出现细小裂纹，脉象不似初诊时弦，仍沉偏细。处方：黄芪15g、党参10g、当归10g、白芍15g、生地黄15g、炒酸枣仁15g、柴胡10g、苦参6g、甘松6g、黄柏10g、郁金10g、寄生15g、生龙牡^各30g。7剂，水煎服，日1剂。

三诊：患者诉心悸偶作，大便正常，入睡难较前明显好转。继服上方，巩固疗效。

按语：患者平素作息不规律，纳少，后天亏乏，血不能充养心脏，心脾两虚。平素工作压力大，不得宣泄，郁久化火，故心烦急躁。高主任予归脾汤补益心脾，配合甘松、苦参、黄柏、郁金、柴胡、生龙骨、生牡蛎，平肝清热，心脾肝三脏同治收效。

【病案二 心气虚馁 肝热扰心】

石某，男性，46岁，2018年10月7日初诊。初次发病为2016年，当时因心慌、气短就诊于当地医院，经相关检查确诊为房颤，经治疗后症状未见明显好转。现症：心慌、气短时有发作，胸闷，活动则加重，因心慌频发而急躁，头右侧痛，睡寐差，自觉周身乏力，舌微颤，质淡红，边微有齿痕，苔薄，脉尺沉细弦。

中医诊断：心悸。证属心气虚馁，肝热扰心。治以益气养心，清肝宁心法。处方：黄红生脉散合柴胡加龙骨牡蛎汤加减。药用黄芪30g、党参10g、麦冬10g、五味子10g、红景天10g、柴胡10g、半夏9g、黄芩 10g、郁金 10g、牡丹皮 10g、僵蚕 10g、川芎 6g、生龙牡^各30g。7 剂，水煎服，日 1 剂。

二诊：患者自诉心悸发作次数较前减少，胸闷较前改善，头痛消失，但情绪欠佳，舌淡红，苔白浊，脉沉细。上方去麦冬、五味子、川芎，加上白术 10g、云茯苓 15g、香附 10g、白芍 15g。7 剂，水煎服，日 1 剂。

按语：患者房颤 2 年余，久病气虚血亏，不能充养心神，故心慌，活动后发作频繁；气虚血滞，心脉闭阻，可见胸闷；久病伤津耗气，津液损伤，阴液亏少，阳不入阴而出现眠差；且患者因房颤病史而长期忧烦急躁，肝血不能得到充养，经脉气血失于调和，血燥化风，内生虚热，扰动心脏，更易加重心慌，故高主任处以黄红生脉饮合柴胡加龙骨牡蛎汤加味。黄红生脉散益气养阴，稳定心律，柴胡加龙骨牡蛎汤和解清热，镇惊安神取效。

【病案三　气虚肝旺　肝热扰心】

苗某，男，56 岁 2018 年 7 月 2 日初诊。主因心慌时作 3 月求诊于高主任。患者 3 月前因与家人吵架后出现心慌症状，难以平复，并伴有气短乏力，就诊于某院急诊，动态心电图检查回报：单发室上性早搏，室上性成对，室上性四联律，阵发性心动过速。既往史：高血压病病史 10 年余，服苯磺酸氨氯地平片控制，血压尚可。现症：心慌时有发作，伴有气短乏力，每于急躁心烦时加重，睡眠差，梦多，醒来自觉疲乏，舌淡边暗，苔白厚微腻，脉沉。

中医诊断：心悸。证属气虚肝旺。治以益气养心清肝法。药用黄芪 20g、党参 10g、麦冬 10g、五味子 10g、炒酸枣仁 15g、远志 10g、郁金 10g、石菖蒲 10g、甘松 5g、黄柏 10g、钩藤 15g、石决明 30g、生龙骨 30g。7 剂，水煎服，日 1 剂。

二诊：患者诉心慌症状明显较前减轻，气短症状有所好转，但仍多梦，身累，舌尖红，中有细小裂纹，苔薄白，脉右沉细左关弦。处方：上方去石决明、生龙骨，加羚羊角粉^{分冲}0.3g、合欢皮 10g，7 剂，水煎服，日 1 剂。

按语：患者因情绪激动后出现心慌，大怒肝气逆乱，气有余便是火，火热上扰，神魂不安，发为心悸。方中用生脉散益气养阴安神，酸枣仁入心肝经，宁心除烦，敛神就寐；远志禀春和气，能祛惊悸，安神镇心；黄柏苦寒，能够降火滋阴；钩藤归心肝经，既清肝热，又定惊悸；甘松行心气，稳定心律，石决明清肝热，共同奏补心清肝，宁心安神之效。

高主任心肝同治疗心悸的用药规律：一般心气虚、心血虚者，虚则补之，选用归脾汤、六君子之类，健脾养心安神，警惕子盗母气而引起的肝血亏虚，故并用熟地黄、白芍、何首乌、酸枣仁、柏子仁之类，入心肝经，补益心肝，使心得所养，神有所归。肝气郁结者，多选用四逆散、柴胡疏肝散、逍遥散之类，疏肝理气，调理气机，气和则血通，用柴胡、香附、白芍；肝郁化热者，除清热疏肝，实则泄其子，降心火而遏肝火，用竹叶、牡丹皮、栀子、郁金、黄连、虎杖之类；肝阴虚者，用滋水清肝饮，以达滋阴养血，清泄肝热，并合补益心血心气之品。高主任善用归心肝经药，如徐灵胎所言"不知经络用药，其失也泛"，通过调理心肝两脏，提高疗效。

第十三节
病态窦房结综合征案

何某，女性，43岁，1988年4月6日诊。主诉：胸闷，心悸13年，加重1年余。病史：患者因经常接触乙醚、苯类化学物质，年始自觉心慌，胸闷，中国医学科学院阜外医院诊为病态窦房结综合征，曾经中西医治疗，胸闷严重时口服速效救心丸可缓解。近年余病情加重，来院治疗。现症：胸闷，气短，甚则不能平卧，阵发心悸，活动后加重，伴肩背部沉重，面色黄，形体胖，舌质胖暗淡，边尖有齿痕，苔薄白润，脉沉细而结。心率快慢不匀，最快120次/min，最慢43次/min，即刻52次/min，每分钟早搏6~7次，心浊音界向左下扩大，心电图示：窦性心律不齐，伴 2 度窦房传导阻滞。

西医诊断：病态窦房结综合征。中医诊断：胸痹、心悸。证属证属心胸阳气不足，心脉痹阻。心气不足，故胸闷，气短，心悸，活动后加重；心阳虚馁，故脉律迟结，肩背沉重；阳气鼓动温振无力；舌暗，脉细结，为瘀血之象。治法：温阳益气，理气活血法。药用炮附子 6g、生黄芪 10g、太子参 15g、黄精 10g、赤芍 6g、炒山楂 6g、郁金 10g、石菖蒲 6g、延胡索 6g、茯苓 6g、炙甘草 6g。服药 6 剂。

二诊：4 月 13 日，心悸，胸闷，气短明显好转，仍乏力，心率 62 次 /min，每分钟早搏 6 次，前方加附子至 9g、生黄芪至 20g。

三诊：5 月 3 日，服药共 45 剂，活动后偶有心悸，胸闷，心率 64 次 /min，偶闻早搏，舌体胖暗淡，有齿痕，脉沉缓，复查心电图正常，继用前药以巩固疗效。

四诊：6 月 9 日，天气渐炎热，药后自觉烦热，遂减附子至 5g。再服。

五诊：6 月 13 日，去附子、太子参，加生地黄 15g、以养阴调阳。至 6 月 30 日，前后共服药 70 剂。

按语：病态窦房结综合征属中医胸痹、心悸范畴，一般以温阳益气，活血化瘀法治疗，守法守方，前后共用药 70 剂。6 月 9 日天气渐见热，药后自觉烦热，遂减附子至 5g。6 月中旬，则更去附子、加生地黄 15g、以养阴调阳。《素问·六元正纪大论》说："用温远温，用热远热。"夏热季节，用桂枝、附子之属，宜酌减药量，出现燥热之象，则去之。

第十四节
肥厚型心肌病案

吴某，女性，17 岁，1983 年 11 月 20 日初诊。主诉：心悸，胸闷 4 年，加重 1 年余。病史：病者于 4 年前剧烈运动后出现心悸，胸闷，休息后缓解。1983年5月7日运动中突然昏厥，送医院抢救。1983年8月在中国医学科学院阜外医院经查心电图、心电向量、超声心动图、X线检查，诊为肥厚型心肌病，经西医住院治疗缓解，今来中医治疗。现症：现心悸，气短，胸闷，时觉胀痛，面色淡白，头晕，神疲，乏力，形寒肢冷，口渴不饮，口唇微紫，舌暗边尖紫，有瘀点，脉细无力。

西医诊断：肥厚型心肌病。中医诊断：心悸、胸痹。证属证属心气不足，胸阳不展，瘀血阻滞。心气不足故心悸，气短，胸闷，头晕，神疲；胸阳不振故面色淡白，形寒肢冷；口唇微紫，舌暗边尖紫有瘀点，脉细等是瘀血阻滞之象。治法：益气温阳，宽胸活血法。处方：栝楼薤白白酒汤合四君子汤、苓桂术甘汤加减。药用瓜蒌15g、薤白10g、桂枝5g、党参10g、白术10g、茯苓15g、丹参15g、桃仁10g、红花6g、甘草6g。

方中瓜蒌、薤白、桂枝宽胸通阳；党参、白术、茯苓、甘草四君子益气健脾；丹参、桃仁、红花活血化瘀。全方共奏温阳益气，宽胸活血之效。

二诊：服药18剂，胸闷胀痛、心悸明显减轻，舌尖紫暗瘀点明显减少或消退，脉稍有力。夜寐不佳，口腔溃疡，口唇周围及鼻头、天庭可见红色粟粒样痤疮，舌胖淡尖红，有齿痕，苔薄微黄，脉左沉滑，右沉细。患者青春年少，湿热内蕴，相火有余，治以清化调理法。药用：黄连10g、上肉桂1g、竹茹10g、半夏10g、茯苓15g、瓜蒌15g、枳实10g、牡丹皮10g、僵蚕10g、薄荷10g、炒酸枣仁15g、六一散[包]15g。水煎服。

另：桑叶10g、苦参10g、薄荷15g、黄柏10g、硼砂6g、儿茶6g。泡水漱口。

三诊：汤剂口服18剂后，口糜痤疮已痊，心悸气短大减，胸闷偶作，月经来潮有血块，色紫红，少腹阵痛，舌有少许瘀点，苔白微滑，脉细滑，湿热除相火清，仍以原法变通，药用：桂枝6g、瓜蒌皮9g、半夏9g、陈皮9g、太子参20g、茯苓9g、丹参15g、赤芍12g、红花3g、当归10g、郁金10g、延胡索9g。

四诊：服药 8 剂，胸痛消失，心悸未作，夜寐差，口干夜甚，心中烦热，舌尖红，苔薄腻，脉弦滑寸大。心阴不足，虚热内扰，治以养心阴，清虚热，佐以活血化瘀法。药用：沙参 12g、麦冬 9g、小麦 15g、茯苓 10g、栀子 6g、淡豆豉 9g、知母 6g、丹参 10g、郁金 9g、石菖蒲 10g、葶苈 6g、甘草 3g、服药 7 剂，症状消失。

按语：青少年阳常有余，生机旺盛，阳气之虚或是一时之变，温补应注意病情变化，随证调整用药。本例面色淡白，形寒肢冷，用少量桂枝温通阳气，18 剂而出现口疮、痤疮，即予调整而息。再服 8 剂阴虚内热突现，以养心阴，清虚热收功。

第十五节
治疗鼻渊的经验

高主任长期从事呼吸、疑难病的诊治，经验丰富。笔者有幸跟随老师学习，获益良多。现将其治疗鼻渊经验介绍如下。

一、病因病机

鼻渊首见于《黄帝内经》，《素问·气厥论》"鼻渊者，浊涕下不止也"。以鼻流浊涕、量多不止为主要临床特征，常伴有头痛、鼻塞、嗅觉减退等症状。高主任认为，天气通于肺，肺开窍于鼻，鼻流浊涕，量多不止、鼻塞不通，气道不利，责之于肺。其病因，不离外邪和内热两端。外邪有风寒或风热。外邪侵袭，肺窍不宣，故鼻塞；风邪外袭，循经上扰，阻遏清阳，故头痛；肺在液为涕，鼻流浊涕，量多不止，为肺窍病变。内因饮食不节，起居失常，宿食停滞，或恣食煎炸烹炒，肥甘厚味，膏粱醇酒，酿痰生湿化热，故临床以肺经蕴热、肺胃热盛者居多。积热上熏肺窍，窍道闭阻，宣肃失职，则津液敷布失常成浊涕。又有精神紧张，情志不遂，肝失疏泄，气郁化火，循胆经上炎，上迫于肺，《素问·气厥论》说："胆移热于脑，则辛頞鼻渊。"

二、辨证论治

1. 强调局部辨证 本病局部辨证主要是辨头痛和鼻涕。头为诸阳之会，手足三阳经络皆循头面，故头痛可根据发病部位不同，参照经络循行，辨经施治。如太阳经头痛，多在头后部；阳明经头痛，多在前额部及眉棱骨处；少阳经头痛，多在头两侧，并连及耳部；厥阴经头痛，在颠顶部，或连于目系。鼻涕由稀变稠，量多不止，是津液敷布失常，责之肺气宣发肃降失职；涕由清变浊，是津液腐浊变化，更有痰热秽浊，瘀腐化毒，为内热。高主任指出，这些局部辨证是治疗本病的重要指征，结合全身症状及舌脉，方可给出准确判断。

2. 宣肺通窍，清化解毒 宣肺通窍是治疗本病的主要方法，中医耳鼻喉科常用之法。高主任常用轻清、辛散、芳香、走窜之品，透邪外出，疏畅气机，使清窍通利。采用芳香通窍，化湿通窍，利胆通窍，清热通窍等法的同时结合引经药物，收效甚佳。如常用白芷、苍耳子，不仅具有芳香通窍的作用，二药还入肺经，作为引经药，引领诸药上循于肺，宣通鼻窍，疏畅气机。高主任还强调，尽管临床鼻渊单纯虚证很少，但常遇到老年或素体虚弱或兼有气虚、脾虚的患者，此时用药应全面考虑，适当给予补脾益气之品，固护正气，免伤脾胃，同时对素体虚弱者，方中宜加入适量补益之品，如黄芪、茯苓、薏苡仁等，可起到保护脾胃，增强药力，扶助正气，托毒外出的作用。

3. 药宜清宣通利 《素问·太阴阳明论》说："伤于风者，上先受之。"故高主任认为外邪宜散，宣肺通窍，常用辛夷、白芷、薄荷、僵蚕、羌活、细辛等，方选苍耳子散或用白牛宣肺汤。《济生方》"辛夷仁半两，苍耳子两钱半，香白芷一两，薄荷叶半钱，上晒干，为细末，每服两钱"，食后用葱、茶清调下，取其疏风止痛、通利鼻窍的功效。清热解毒常用蒲公英、野菊花、败酱草、重楼、半枝莲、鱼腥草、金荞麦等，方用五味消毒饮加减。若病程日久，迁延难愈者，酌加活血通络之品，如川芎、桃仁、全蝎等。清化湿热常用苦杏仁、薏苡仁、冬瓜仁、芦根、瓜蒌、胆南星、浙贝母等，方用千金苇茎汤、导痰汤清热利湿化痰，使停滞的水湿得以运化，清气得升，窍道通利。对病情复杂，反复发作，迁延日久的患者，则根据具体辨证，斟酌不同作用药物的比重。

三、病案共享

【病案一　风邪外袭　肺胃热盛】

患者，女，35 岁，2012 年 1 月 2 日初诊。鼻塞反复发作，头痛，脓涕 2 年余，加重 3 个月。2 年前因感冒引起鼻塞、脓涕、头痛，经鼻窦 CT 检查，诊断为全鼻窦炎，治疗后症状改善，但常鼻塞，遇冷或感冒后脓涕增多，伴前额疼痛，影响工作和休息。刻下症：鼻塞，前额痛，脓涕色黄量多，时有鼻后滴漏，嗅觉减退，头昏，鼻息热，口渴，无口苦心烦，纳差，大便干，2 日 1 行，舌尖红，苔黄根部厚，脉细略数。

中医诊断：鼻渊。证属证属风邪外袭，肺胃热盛。治以疏风清热，通窍解毒。药用白芷 10g、辛夷 10g、薄荷 6g、苍耳子 6g、川芎 6g、羌活 10g、蒲公英 30g、野菊花 30g、黄芩 10g、细辛 3g。7 剂，水煎服，日 1 剂。

二诊：2012 年 1 月 9 日，脓涕明显减少，色由黄转白，头痛减轻，夜间鼻塞，鼻息不热，口渴改善，大便可，舌尖稍红，苔薄黄，脉细。病证似有转机，守法再进，上方加枳壳 10g 以和胃气，利通窍，继服 7 剂。

三诊：2012 年 1 月 16 日，偶有白黏涕，头痛明显减轻，偶鼻塞，大便可，舌尖稍红，薄白，脉细。守方继服 14 剂以巩固疗效。

按语：本案乃风邪外袭，循经上扰头部，阻遏清阳，故见头痛。风邪易犯肺，外邪宜散，故选用苍耳子散加减，取其疏风止痛，通利鼻窍之功；对鼻塞重者，酌加枳壳可增强通窍之力。

【病案二 痰热痹肺 肝血虚郁】

患者，女，25岁，2009年2月3日初诊。鼻后作堵，头痛，咽中有痰涕咯出，或有血丝1年余。鼻腔检查发现中鼻道有脓性分泌物，鼻窦CT示：双侧筛窦炎。平素每月感冒1次。月经不调1年余，B超示多囊卵巢，月经首日腹痛，上次月经为4个月前。数日前感冒，鼻塞加重，头痛，不流涕，咽中或有黄痰涕咯出，或有血丝，舌暗红，苔黄，脉弦。

中医诊断：鼻渊。证属痰热痹肺，肝血虚郁。治以宣肺清热化痰，养血疏肝。处方：逍遥散合千金苇茎汤、白牛宣肺汤加减。药用柴胡10g、白芍15g、当归10g、牡丹皮10g、香附10g、芦茅根^各30g、冬瓜子15g、桃杏仁^各9g、薏苡仁15g、牛蒡子10g、僵蚕10g、薄荷6g、重楼6g。7剂，水煎服，日1剂。

二诊：2009年2月10日，咽后有不适，夜寐多梦，月经将行，舌淡暗尖红，苔薄黄，左脉细弦。治以养血调经。药用：柴胡10g、白芍15g、当归10g、川芎6g、生熟地^各10g、首乌藤30g、海螵蛸18g、茜草10g、太子参10g、香附10g、僵蚕10g、生龙牡^各30g。继服14剂。

三诊：2009年2月24日，鼻渊稍好，鼻咽胀堵，夜寐有梦，大便干，月经净，舌红，苔薄黄，脉细弦。继以宣肺化痰为主，前方去海螵蛸、茜草、川芎、当归、生地黄、熟地黄，加牡丹皮10g、牛蒡子10g、黄芩10g、浙贝母10g、玄参20g，继服7剂。

四诊：2009年3月5日，夜寐可，鼻涕色白质黏但易出，有血丝，舌红，苔黄，脉沉细。辨证肺蕴痰热，肝郁血虚。治法仍为宣肺清热化痰，养血疏肝。药用：柴胡10g、法半夏9g、黄芩10g、党参10g、芦茅根^各30g、冬瓜子15g、桃杏仁^各9g、薏苡仁15g、牛蒡子10g、僵蚕10g、浙贝母10g、玄参10g、枳实10g。继服调理3个月，病情稳定，月经规律，感冒未作。

按语：本案患者乃痰热蕴肺，宣降失调，肝郁血虚，月经不调，故治以加味逍遥散合千金苇茎汤、白牛宣肺汤化裁。治疗以宣肺化痰为主，经期时配四物汤养血，合四海螵蛸一蘆茹丸调经，两病兼顾，时有所侧重。

第十六节
泽泻三仁汤治疗麻黄碱中毒一例

麻黄碱中毒的治疗，临床报道尚少。我们用泽泻三仁汤清热利湿、化痰通络，治愈重型麻黄碱中毒一例，报道如下。

丁某，男性，38 岁，头晕重胀、心慌失眠反复发作 20 年，加重 3 年，于 1993 年 5 月来我院就诊。患者 1972 年始因鼻炎在单位医务室领用呋麻滴鼻液，后长期使用，每日 1 支，一年后出现头晕、失眠、血压升高，未停药，且剂量渐加大至每日 2 支。1983 年在某院行鼻腔手术治疗，效果不佳，用药增至每日 3～4 支，出现成瘾性。1988 年出现视物不清。近 3 年来反复发作头晕重胀，心慌失眠，程度严重，常有轻生之念。脑血管超声示：脑血管血流升高（痉挛），某三甲医院诊为麻黄碱药物中毒性脑血管痉挛，服西药不效。无高血压病、心脏病、糖尿病、高脂血症病史。现症头晕重胀，昏蒙不清、精神萎靡、身倦乏力，胸闷心悸，心烦失眠，恶心欲吐、小便短少，舌质暗红，舌苔黄腻.脉滑。

西医诊断：麻黄碱药物中毒性脑血管痉挛。中医诊断：眩晕。证属湿热内蕴，痰浊上扰。治法：治以清热利湿，化痰通络法。处方：选用泽泻三仁汤加减。药用泽泻 12g、炒白术 9g、桃杏仁^{各}10g. 生薏苡仁 15g、茯苓 12g、厚朴 10g、半夏 10g、通草 5g、竹茹 12g、石菖蒲 10g、滑石 15g、琥珀粉^{分冲}3g。

进药 5 剂后，头晕、重胀明显地减轻，小便量增多，精神好转，仍有心烦而性，恶心泛呕，恶闻油腻，喜食清淡，口苦，此为痰热上扰、湿热中阻之证，治疗仍以前法。原方加胆南星 6g、蚕砂 9g，以增清热化痰、清热利湿之力。继服 10 剂，诸症消失，随访半年时间，未发作。

按语：呋麻滴鼻液含麻黄碱。麻黄碱为麻黄提取物或经化学合成，其气辛温剽悍甚于麻黄。一般常量使用，无毒副作用，但用量过大，或长期连续使用，可见心慌、焦虑、失眠、震颤等毒副反应，并有一定成稳性。本例中毒引起严重的脑血管痉挛，实属罕见。麻黄碱为辛散之品，长期连续大量使用，宣发太过，肺金清肃之性被抑，治节失司，气化不行，水道不畅，则水湿停滞于中。麻黄碱性温，久用过用，温热增气，热入于里，与湿相合，湿热蕴结，化生痰浊。湿热痰浊上扰，蒙蔽清阳，则头晕重胀，昏蒙不清，精神萎靡；湿热中阻，则胸闷恶心欲吐；痰热扰心则心悸、心烦、失眠；湿热阻滞，气化不行，故小便短少。麻黄碱中毒，化生湿热痰浊，阻滞经络，上蒙清窍，阳气不能升发，因而引起脑血管痉挛。

泽泻汤出自《金匮要略》，健脾泻水，治疗痰饮眩晕；三仁汤出自《温病条辨》，芳香化浊，清热利湿，治疗湿热中阻证，效果甚佳。二方相合，加减化裁，用于麻黄碱中毒引起湿热中阻，痰浊上扰证，切中病机故收效甚捷。

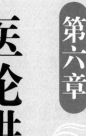

第六章

医论讲座篇

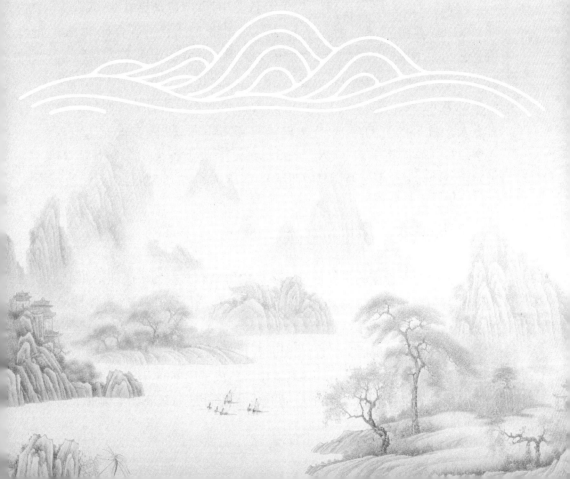

第一节
名老中医治学方法探讨

（本文为高主任发表于《北京中医杂志》1991年第2期的论文。）

研究名老中医的治学道路，探求其门径和方法，对于发展中医药事业，造就新一代名医，具有重要的现实意义。《名老中医之路》一书，较早地介绍了全国著名老中医的成才道路和学术经验，反复研读颇多启迪。本文仅就其治学方法问题进行初步探讨。

一、一般资料

《名老中医之路》三辑，共介绍名老中医95位，男性93人，女性2人。江苏籍21人，浙江籍16人，四川籍13人，三省合计50人，占总数的52.6%。因本人或亲属病困失治误治而立志学医者20人，占21%；受家庭和亲属熏陶而继业者38人，占40%。学医前有坚实古汉语基础者62人，占65%，其中14人为教师。先为药店学徒而后学医者8人，占8.4%。自学成才者12人，占12.6%；世医家传者22人，占23.2%；师徒授受者37人，占38.9%；毕业于各类中医学校者24人，占25.3%。衷中参西，或中西结合者15人，占15.8%。

二、理论学习

中医理论是临床的指导依据，名老中医具有扎实的中医理论知识。他们学习中医理论的基本方法是记诵，精读，覃思，博览，具体情况如下。

1. 记诵 《文史通义》说："记诵者，学问之舟车也。"熟读背诵是学习中医理论的基本功夫，许多名老中医养成了读书的习惯。如曹炳章把每天清晨读书视为起床后的第一要事；路志正表示晨间如不读书，则怅然如有所失，朗朗上口，乐在其中。名老中医明确表示背诵医书者达 69 人，占 72.6%。从流溯源，入手于通俗医书，背诵《药性赋》《汤头歌诀》《濒湖脉学》《医学三字经》等书者 32 人；从源到流，先难后易，背诵四大经典者 37 人。名老中医多得惠于青少年时背诵所下的苦功夫，打下了坚实的中医基础，谢海洲称之为"童子功"。沈六吉说："少壮之年，精神最为充沛，所读之书不易遗忘。"王鹏飞青年时下功夫背诵过《黄帝内经》，二十多年后仍能一字不缺地背诵出《黄帝内经》的大部分条文。背诵医书，无论是张珍玉等人的先诵后解，还是杨永璇等人的先解后诵，均是先辈们学习的成功经验。实际上，解和诵往往相辅相成，解可以加深印象，加快记忆；反复背诵，口到心到，每有所悟。

2．精读　医书汗牛充栋，人之精力不能兼收并取，必取其最基本的精华部分，专心致志地精读，经过数遍精读，掌握精神实质。如任应秋精读《黄帝内经》，不求速效，把其最主要的内容概括为阴阳五行、五运六气、脏腑、经络、病机、病症、诊法、辨证、治则、针灸、方药、摄生十二个方面，每读一次《黄帝内经》，就带着十二个方面的某一个问题，边阅读，边探索，一遍又一遍地阅读下去。每读一遍，便把某一问题深入一次，解决一次，巩固一次。遇到不了解或不完全清楚的地方，必须查问清楚，不一知半解、自以为是。岳美中认为，对主要经典著作，要扎扎实实地下功夫，读熟它，嚼透它，消化它。读每一本书都要在弄清总的背景的前提下，一字字一句句地细抠，一句句一字字地读懂。不可顺口读过，不求甚解，不了了之，读书要宁涩勿滑。凌耀星说："学习《黄帝内经》，要精读细嚼，一步一个脚印，扎扎实实下苦功夫。"陈鼎三认为，通过精读，反复读，以至背诵，再在临床上去反复揣摩，从中悟出真谛。祝谌予说："每次读书勿求于多而求于精，也就是有目的地学习，尤其不懂之处要勤问。"精读，是学懂的基础，经典著作尤要精读。

3．覃思　深思苦想是做学问最重要的环节。《论语·为政》说"学而不思则罔"。如果学习而不善于思考，终将一无所得。古人把勤思考、多思考、细致思考，反复思考，列为做学问的重要条件之一。任应秋常在枕上构思，略有所得，立即起床记下来，甚至一夜起来两三次。凌耀星认为，今天学《黄帝内经》应提出较高的要求。要敢于怀疑，善于思考，剖析以至释疑解惑。从无疑到有疑，从有疑到无疑，这就要求精思。高式国常怀念《黄帝内经》之"内"字，又常默然自问：内之，内之，不知内到何处为止？他深思不止，达数年之久，始有所悟。这就是深思而顿悟，反复揣摩，得其要领。内者，性命之道也。

4. **博览** 博览群书，掌握多方面的知识，以扩大视野，开拓思路。岳美中习医之余，喜读二十四史，对六经、诸子、宋明学案以至佛教、道教的部分主要著作，均有涉猎。一定的文史知识和修养，对中医的学习和长进是有益处的。何世英充分利用业余时间，多读一些书籍，每天下午下课后到图书馆看书，一直到闭馆，坚持三年之久，积累笔记百余本。博览当然也要广读医书。朱良春数十年来不论盛夏寒冬都起早带晚地阅读各种医学著作，既学习前人的经验，也接受今人的研究成果。博览群书，为我所用，是杨永璇学医历程中的重要经验。李克绍明确表示，除了中医经典著作之外还要广泛地阅读其他医家的著述，尤其是历代名家的著述。但仅仅是读得博还不行，还要由博返约，才算真正学到手。周筱斋深感治学过程为：始于约，进于博，终于由博返约。

三、临床实践

中医学是实践医学，理论学习不可少，而更重要的是临床实践。名老中医于临床皆下过一番苦功，他们步入临床堂奥的途径是尝药、侍诊、求师、省身，具体情况如下。

1. **尝药** 服中药是中医治病的重要手段，准确掌握药性非常重要。学习药性，可从书本上学，更重要的是从实践中学习。名老中医先为药店学徒者8人，许多人皆抓过药，对于掌握药性必大有裨益。尝药是体验药性的直接方法。岳美中为了体察药性，就攒钱买药来品尝体验，能尝的药大多都尝过。有一次尝服石膏过量，泄下不止，浑身瘫软，闹得几天起不来床。更有甚者，贺本绪反复尝过了常用药百余种后，尝用"十八反"药物。他说："我尝了几味所谓相反药，如海藻、甘草各三克同服毫无反应；服六克胃里稍觉动；服九克反应明显，觉胃里转动、舒畅。芫花、甘遂本身有毒，经尝试，无论各味单服或各味加甘草服，都有恶心呕吐反应。"他经过亲自尝试证明："十八反"应区别对待，不应一概而论。尝药对于临床用药，提供了亲身体验。

2．侍诊 随师学习，侍诊抄方，是中医临床学习的最佳手段。侍诊抄方，能得老师之真传，历来受到中医界的重视。名老中医明确记述过随师侍诊学习者 20 人，占 21%。如祝谌予从师施今墨，最初与李介鸣、张遂初、张宗毅上午在华北国医学院侍诊，抄写方书，每日接诊百余人。朱仁康说："我学医的方式，基本上是以师带徒的方式。我白天协助长兄（亦说是随师）临诊、抄方、配药，夜晚才有时间攻读书本，因此常夜以继日，不敢偷懒。"陈耀堂随丁甘仁侍诊，一上午看五六十患者，丁师切脉问病看苔后，即口授脉案处方，久之陈耀堂在丁师第一排药读出来后，下面的药即能开出，学到了真经验，为以后的临床实践打下了良好的基础。王伯岳深有感触地说："我体会给老一辈抄方是最好的学习。"

3．求师 韩愈之《师说》云："古之学者必有师，师者传道授业解惑也。"老师的指导是名老中医临床学习的重要条件。名师出高徒，名老中医许多出自名医之门。董德懋注重从良师，取法乎上，投考施今墨名下。哈荔田转益多师，博采众长。赵绍琴从学于韩一斋、瞿文楼、汪逢春诸名师。亦有出于中医世家，如王伯岳，其父宗"易子而教"之旨，使拜师他人。更有魏长春欲求师于颜芝馨，适其风瘫不便，魏长春即给其抄方，学习二年，长进很快。吴耀仙诊务繁忙，而龚志贤初出茅庐诊务清淡，龚为了求师，主动给吴抄方，于便中请教，因此受益匪浅。金寿山为了学习上海某伤寒名家的经验，不惜每天花费几个钟头时间，混于患者陪客之中去偷学，果然大有所获。周凤梧在药店的柜台上检阅当地各名家的处方，以资观摩，取人之长，补己之短。此为求师之特殊的情况。江育仁开业后曾发生医疗纠纷，自愧见闻浅陋，贻误苍生，毅然再作深造，负笈于上海新中国医学院，随名师徐小圃，终成名医。陈苏生成名后，经历三次教训，为了寻找真理，亦第三次拜师，投于徐小圃门下。

4．省身 "宝剑锋从磨砺出，梅花香自苦寒来。"名老中医成才一于勤苦，他们应诊以后，大多日间诊病，夜间读书，查阅医学文献，研究病证，反省诊治失误，探求最佳治疗方案。明确记述日诊夜读者17人，占17.9%。叶橘泉说："后来诊治病人越多，越觉得自己所学的太少了，于是白天看病，晚上查对医书，对照一天看病处方的得失，温书补课，多方面吸取先辈的经验，联系实际。"王伯岳表示，白天诊过的病效果如何？总是悬想不已，到了晚上，经常是辗转反侧，夜不成寐。这样不断反省自己，刻苦钻研，发扬优点，总结经验，吸取教训，有所提高，为更多的病人解除疾苦。韩百灵深有体会，他说："年二十岁悬壶问世，凡临床五十年，鬓发斑白，回首来踪，学问无穷。"孙允中回忆，十八年里，吃在柜铺，睡在诊室，白日诊病救人，穷思于方脉之间，夜晚闭门思过，远虑于成败之上。这种结合临床，勤于思索，反省得失的自学方法，是名医成才的重要因素。

综上所述，勤奋自学贯穿于名老中医的一生，在他们漫长的成名道路上，含辛茹苦、以勤补拙、坚持到底是其成功之诀窍。

第二节
董德懋老师和《北京中医》《中医杂志》

（本文由徐凌云、高荣林、张纲发表在《北京中医》2007年12月第26卷第12期的文章及徐凌云、高荣林发表在《中医杂志》2015年12月第56卷第24期的文章整理而成。）

近读《北京中医》2007年第7期"北京中医药出版事业发展史略"一文，眼界大开，收获很多。我们是董德懋老师的学生，现就有关资料，补充董德懋老师和《北京中医》的一些情况，并以此文纪念董老仙逝5周年。

一、董德懋老师

董德懋（1912—2002），字乃兴，满族，北京市房山区人，为中国农工民主党党员，中国中医研究院（现中国中医科学院）资深研究员，广安门医院主任医师，研究生导师和全国师承制导师，《中医杂志》编审、名誉主编，首批获国务院政府特殊津贴专家。

董老1937年于华北国医学院毕业，在院长施今墨先生诊所襄理业务5年，后任华北国医学院副院长，颇受施老器重，尤得施派真传。1941年在北京前门打磨厂悬壶济世，与魏龙骧等并称"北京四小名医"。他精通中医理论，擅长中医内、儿、针灸各科，是全国著名中医内科专家、针灸学家和中医编辑学家。曾任中国农工民主党北京市医药工作委员会副主任、中华医学会理事、中华儿科学会常务理事、全国中医学会常务理事、全国针灸学会副会长、北京中医学会副主任委员、《中华医学杂志》常务编委、《中医杂志》主编。

董老上溯经典，下及各家，师承施今墨先生的创新精神，继承其学术思想和临床经验，形成了自己以脾胃学说为中心的学术思想。董老尤其推崇《金匮要略》"四季脾旺不受邪"和周慎斋"诸病不愈，寻到脾胃而愈者颇多"的论述，认为脾胃为后天之本，气血生化之源，气机升降的枢纽，治病注重脾胃，调脾胃以安五脏。治疗以攻补为纲，归纳调理脾胃十法。遣方用药主张平和，强调药量宜轻，用药宜精，重病轻取，用效通神。他钻研气功，运用站桩功于临床，治病调神，屡起沉疴。他擅长针灸，京津一带有"金针董德懋"之赞誉。

董老毕生从事中医期刊的编辑工作，1940年以来，创办的杂志有《中国医药月刊》《中华医学杂志》《北京中医》《中医杂志》。著作有《中医基础学讲义》《中医药物学讲义》《中医对痢疾的认识与治疗》《医论医话荟要·董德懋医话》等，绘制《针灸铜人图》，翻译日本《针灸经穴概要》，发表学术论文百余篇。董老去世后，学生整理《董德懋内科经验集》，获中华中医药学会科技进步著作奖三等奖。

二、北京中医学社与《中国医药月刊》

20世纪以来，西学东渐，中医受到剧烈的冲击，中医为自身生存而奋力抗争从未止息。1929年2月第一届中央卫生工作会议通过了余云岫等提出的"废止旧医以扫除医药卫生之障碍案"和"请明令废止旧医学校案"，引起全国中医界声势浩大的抗议热潮，并组成请愿团，要求立即取消议案，获得社会各界的广泛支持。当时的卫生部被迫允诺余案暂不执行，改称中医为国医，同意成立"中医学社"。1937年施今墨等人为首创办北京中医学社，董德懋当时在施今墨诊所襄理业务，主持北京中医学社工作。北京中医学社以发扬传统文化，研究中医学术为宗旨，在全国各地，特别是北京、天津、河北、上海、山东等地广办分社，发展社员，最多时分社达400余处，以联络感情，互相砥砺，为中医事业共同努力。1940年，在施今墨先生的鼎力支持及诸位同学襄助下，董德懋自筹资金，创办《中国医药月刊》并出任社长和总编辑。该刊由北京中医学社出版发行，以"发扬国医学术，普及医药知识"为宗旨，为北京中医学社社员研究医药的园地。董德懋在《中国医药月刊》创刊宣言中说："今后愿我同道，苟能共同努力，不存门户之见，以学术为前提，不泯灭中医之长，不回护中医之短，利用科学方法，以求治疗之真理，不为古代枪刀弓石所拘束，弃其糟粕，存其精华，去其空谈，趋于实用，以发扬我东方之文化。"《中国医药月刊》1940年6月15日创刊，1943年12月停刊，共出版42期，每期发表文章15～20篇，多时达30余篇。杂志有长篇专著、言论（学术探讨）、方药研究、针灸研究、治验与医话、医案、笔记、小品、文苑、家庭医学、读者园地等。主要撰稿人有曹颖甫、陆渊雷、章次公、余无言、时逸人、叶橘泉、聂云台、谭次仲、祝怀萱、樊天徒、汪浩权、朱小南、姜春华、耿鉴庭、沈仲圭、潘澄濂等医家，同学祝谌予、周燕麟、田尔康、张方舆、袁平等也为月刊撰稿，各地分社聘请特约撰稿、特约编辑，使《中国医药月刊》在全国各省畅销，最多时发行3 200余册，甚至远销至朝鲜、日本。《中国医药月刊》是当时颇具影响的中医期刊，为宣传中医文化，推动中医学术研究，提高中医学术水平，普及中医药知识，保存中医文献做出了积极的贡献。

三、北京中医学会和初期工作

1950 年，在卫生部指导下，北京在全国率先成立了中医行业学会——北京中医学会。北京中医学会 1950 年 5 月 30 日召开成立大会，时有会员 250 人，到 1951 年 5 月底发展到 861 人。6 月 28 日召开第一次执委会，选举产生学会领导机构，赵树屏为主任委员，哈玉民、白啸山、潘兆鹏、赵锡武、于道济、董德懋为副主任委员。学会下设秘书室、总务组、学术组、组织组、社会服务组、福利组、出版委员会、预防医学专门委员会、针灸委员会、中药组、联合医院诊所专门委员会。学会成立之初，开展了以下工作：组织中医学习党的卫生工作方针和政府有关法令、贯彻全国卫生工作会议精神，开展中医卫生工作；成立 290 个免费诊所，半年诊治患者 5 万余人；在北京郊区成立 8 个中医联合诊所；成立预防医学班，学习现代传染病和防疫知识，培训中医 700 余人；完成北京市牛痘疫苗接种 34 万人次；成立针灸研究班，培训针灸医师；筹办北京中医进修学校，组织中医师系统学习社会科学和现代医学知识，在西医医院临床实习，开展中医学术交流，进修学校学制 12 个月，均业余上课，1951 年开 2 个班，每班 60 人；创办《北京中医》，介绍全国中医工作经验，交流中医学术。董老作为学会副主任委员，积极响应政府号召，为了更好地为工农兵开展医疗服务，在郊区永定门成立了北京第一家联合诊所，即北京永定门联合诊所，并被同道推举为诊所主任。他克己奉公，热心公益，为北京中医学会做了大量的工作，受到同道们的赞誉。路志正老师说："建国初期，董老积极响应政府号召，组建联合诊所，并与赵树屏先生筹办北京中医学会做了大量工作，当时尚未成立全国中医学会，国家卫生部凡有大的中医学术和行政会议，各地来京代表和专家全由北京中医学会接待。"

四、《北京中医》和《中医杂志》

北京中医学会下设出版委员会，由赵树屏、董德懋、潘兆鹏、魏龙骧、王健民、石慰萱、李慧僧、哈玉民组成，董老作为主编，实际负责了组织、出版工作。《北京中医》1951年5月创刊，人民卫生出版社出版，开始为双月刊，后扩版为月刊，到1954年12月，共3卷。《北京中医》是中华人民共和国成立后由学会编辑的全国第一家中医学术期刊，现藏于中国国家图书馆。1954年6月毛主席批示"成立中医研究机构"，1954年冬中国中医研究院筹备处成立。根据上级指示，1955年1月《北京中医》改名为《中医杂志》，由北京中医学会中医杂志编辑委员会编辑，人民卫生出版社出版，直至1956年12月。1957年1月起才由中医杂志编辑委员会编辑。《中医杂志》1955年第1期发刊词说："本刊是《北京中医》的继续，也是发展。《北京中医》是北京中医学会出版的学术性刊物，创刊于1951年夏，……为了响应政府重视祖国医药文化遗产的伟大号召，贯彻第三届全国卫生行政会议关于'改进和提高中医刊物'的决议，以及适应广大读者的要求，特自本年一月起扩展为全国性中医刊物，改名为《中医杂志》，仍由北京中医学会集中力量专事主编，交人民卫生出版社出版。"当时的《健康报》社论也说："要出版中医刊物，专门进行中医药的经验交流指导和提高中医业务水平，达到团结、教育、提高的目的，把现在刊行的《北京中医》改为全国性的《中医杂志》，卫生机关必须给予指导和支持。"董老自1955年1月起主编《中医杂志》，共18卷。路志正老师说："鉴于当时急需有一自己的刊物，于是以董老为首创办了《北京中医》（后改名为《中医杂志》），宣传党的中医政策，介绍各家学术与医疗经验，传递医药信息，团结中西医、交流学术等方面，起到很大促进作用，为中医药事业的发展做出了较大贡献。"

董德懋老师于中华人民共和国成立初期成立北京永定门联合诊所，在北京中医学会做了大量的工作，创办《北京中医》，后来长期主编《中医杂志》。他是中华人民共和国中医学会工作和中医学术期刊的开拓者。我们永远怀念董老为北京中医学会、中医学术期刊和我国中医药事业做出的杰出贡献，学习董老勤奋实干和敢于创新的精神。

第三节
论汗及其临床意义

（本文为高主任硕士研究生毕业论文，1981年10月发表。）

汗出是人体常见的生理、病理现象。中医学对汗的研究源远流长，积累了几千年的实践经验，和西医学相比有其独到之处，值得我们继承、发扬，并作进一步的探讨。

中医学有关汗的记载始见于汉代马王堆三号墓出土的古帛书。《足臂十一脉灸经》指出，足阳明脉，其病"热汗出"；足厥阴脉"阳病北（背）如流汤，死"。《阴阳脉死候》说"汗出如丝，傅而不流，则血先死。"《五十二病方》应用汗法治疗"伤痉""血瞋"等疾病。帛书记述了病汗、绝汗和汗法等内容，开创了中医学研究汗的先河。现存最早的中医经典著作《黄帝内经》计162篇，其中涉及汗的竟达60余篇，原则性地讨论了汗的生理、病理、诊断、治疗等各个方面，奠定了中医学研究汗的理论基础。汉代张仲景的《伤寒杂病论》一书，首创麻黄汤、桂枝汤等方剂，以汗法治疗外感病初期阶段，提出了发汗的具体运用方法、注意事项、禁忌证，并对过汗、误汗所产生的变证、危证的救治有着深入的研究，隐喻了汗证的辨证论治，理法方药俱全，从理论和实践两个方面发展了《黄帝内经》，中医学对汗的认识于是大彰。其后，如朱肱、成无己、陈言、张子和、李东垣、朱丹溪、张景岳、吴有性、叶天士、吴鞠通、唐容川等辈，对此多所发挥，各有贡献，使中医学对汗的认识渐趋完善。

在整体观念的指导下，中医学是通过对人体功能的研究来认识汗的。汗是人体生命活动的产物，同时它又对人体的生命活动产生相应的影响。进一步开展对汗的研究，对于临床上提高中医诊断水平，对于中医汗法的广泛应用，对于汗证的治疗，都具有现实意义。

一、汗的生成和作用

不能把汗看作人体内排出的废物。它是人体五液之一，属于清液，并非人体新陈代谢产生的糟粕物质。一般而言，人体内的津液出于腠理，就叫作汗。《素问·评热病论》说："汗者精气也。"汗是体内精气，由于人体自稳调节功能活动的需要，或因疾病的原因被迫而出。汗在质为阴精，来源于饮食水谷。饮食从口进入胃中，经过胃腐熟、脾消磨，由小肠泌别清浊，把水谷分为精微和糟粕两部分。水谷精微由脾吸收，转输于人体的不同部位，产生不同的营养物质。如其精专者，输送到肺，在心的作用下变化为红色，注入脉中成为血；其清轻者，流于皮肤、分肉、筋骨关节之间为津液；其浓厚者，营养脏腑，下藏于肾而为精。津液通过孙络渗入脉中，即变赤为血；经脉中运行的血渗出脉外，即是津液。津液之浓厚者，内渗于骨孔，补益脑髓，化而为精。精、血、津液同源于水谷精微，又互相联系，互相渗透，互相转化。汗为津液所化，而津液又与血密切相关，所以说血汗同源，汗为心之液。正如《血证论》所说："汗者阳分之水，血者阴分之液，阳与阴原无间隔，血与水本不相离。"汗虽以阴液为质，但必须经过阳气蒸化才能出于腠理，犹如自然界的雨，本于阴而出于阳。在地之水，由于阳气的蒸腾而化气上升于天，聚而为云，然后下降成雨，人体内的津液随阳气而布于体表，又通过阳气的蒸化作用才能出于腠理而成为汗。《素问·阴阳别论》说："阳加于阴谓之汗。"此寓汗出之理。汗虽一物，而系阴阳两个方面。在人体五脏中，汗为心所主，又与其他四脏有密切的关系。如肺气宣通，人体的卫气才能敷布，津液随卫气而至体表。卫气护卫体表，司开合。腠理开，玄府通，汗液外泄；腠理闭，玄府不通，则汗不能出。肺主气属卫，卫气调节汗液，故汗与肺脏相关。脾胃为后天之本，津液生化之源，脾土健运，则汗液有源。肝主藏血，肝血充足，肝气条达，汗液才能外出。肾为水脏，统主五液，肾精充足，则水有下源，汗液乃充。

由于汗出涉及阴阳两个方面，故正常汗出具有调节阴阳，使之恢复平衡的重要作用。例如天气炎热，外热助长了体内的阳气；或穿衣过多过厚，阳气不能泄越；或活动过多，运动量过大，阳气因烦劳而弛张亢盛；或过进辛辣温热性食物等原因，人体内的阳气皆相应地偏盛。阳气偏盛则腠理开泄，玄府通畅而汗出，过盛的阳气随汗而泄越于外，人体因而恢复了阴阳平衡。这样虽然也损失了一部分津液，但津液可以很快通过饮食水谷而得到补充。反之，天冷衣薄，则腠理闭塞，汗液不出。汗出调节了人体内的阴阳平衡，并维护了人体与自然界的统一。人体由阴阳失调状态恢复到阴阳和调时往往要出一点汗。《灵枢·邪客》篇中有以半夏汤治疗阴阳不和目不瞑的记载："其病新发者，复杯则卧，汗出则已矣。"方中用药仅半夏、秫米，千里流水三味，皆无发汗之性，所以见汗出，是阴阳达到了和调状态所致。《伤寒论》所说的"津液自和，便自汗出愈""上焦得通，津液得下，胃气因和，身濈然汗出而解"都是这个道理。

汗还具有宣通肺气、祛除病邪的作用。如外感风寒之邪束于肌表，则腠理闭塞，玄府不通而见无汗，肺气失其宣散，则常见咳喘等症状。发汗后，腠理开，玄府通，肺气宣而寒邪解，因而咳喘自止。可见汗与肺气宣通有关，不但肺气宣通可致汗出，汗出亦促进肺气的宣通。汗出能祛除病邪，故临床常用汗法治疗疾病。汗法常用来祛除风邪、寒邪、风湿之邪及在表之水邪。

此外，汗具有行荣卫，致津液，以营养皮肤作用。汗液本身具有润泽皮毛的作用，同时汗出使荣卫气血运行通畅，津液敷布于体表，以营养于皮肤。临床常见到长期无汗或少汗的患者，皮肤失其润泽濡养，而表现为皮肤干涩，皲裂少泽，甚则产生皮肤病。皮肤科治疗某些皮肤病，也往往使用汗法。这说明了汗具有行荣卫，致津液，营养皮肤的作用。

二、汗出异常的原因与危害

汗出异于常人，即是汗的病理状态。其表现一方面是无汗、少汗；另一方面是汗出过多。二者皆与人体正气、致病的邪气两个方面有关。

邪气侵犯人体，既可以导致无汗、少汗，也能造成汗出过多。其所以表现不同，与邪气本身的性质有关。寒邪犯表，多致无汗。寒为阴邪，易伤阳气，寒主收引，故寒邪侵犯体表，卫气被遏，腠理闭塞，临床表现为无汗，兼见恶寒、发热，头疼身痛，脉浮紧等证。而风、暑、湿热之邪侵犯人体，多表现为汗出过多。风为阳邪，其性疏泄，故风邪犯表，腠理开泄，多有汗出，并见恶风、发热、头身痛、脉浮缓等证。暑为阳邪，充斥内外，暑热伤人则腠理开泄，故见汗大出，多见壮热、烦渴、脉洪数等证。湿热之邪闭郁于内，上熏则见头面汗出，下注可见阴部汗出，并见口苦而黏腻，口干不欲饮，小便短赤，脉濡数等证。多属邪盛而致，多为实证。

人体正气虚弱，同样可以造成无汗、少汗，或汗出过多两种临床表现。正虚无汗、少汗者，或由于阴虚无以为汗，或由于阳虚不能蒸化而成汗。阴虚无以为汗的，有阴、血、津液不足的分别。我曾跟随路志正老师治疗一个10岁男孩于某，患血小板减少性紫癜，皮下出血、鼻衄，他医以犀角地黄汤治疗不效。路老师据其临床表现，诊为肝肾阴虚，投一贯煎。服药7剂，其母告曰，患儿自患病后几年即使盛夏也极少出汗，今已见正常汗出。几诊后血小板计数升高，症状好转，因辗转求医外出日久，带药回家继续治疗。此例患者说明了伤血及阴而无汗，补益肝肾之阴以滋汗源而致正常汗出。又据《谢映卢医案》载，辛卯冬月，有同道之次子患伤寒病，畏寒头痛，发热无汗。进发表之剂而皮肤干涩，发热愈炽，脉关弦尺迟，面白露筋。谢氏诊为中气虚而血不足，与当归建中汤调补中气而滋其血液，服后果微汗热退而安。此例虽为伤寒，然而发之亦无汗出，补血和建中气则汗出病解，可见血虚是无汗、少汗的原因之一。至于津液不足而致无汗、少汗，道理易明，不复赘述。《伤寒明理论》说："阳虚无汗者，诸阳为津液之主，阳虚则津液虚少，故无汗。"阳虚不布津液则无汗，而阳虚不能蒸化津液亦见无汗。张景岳尝治一衰翁（见《景岳全书·伤寒典》），年逾七旬，陡患伤寒，初起即用温补调理，至十日之外，正气将复，忽而作战，自旦至辰不能得汗，寒栗急甚。景岳用六味回阳饮入人参一两、姜附各三钱治之，服后少顷即大汗如浴，身冷如脱，鼻息几无。复以本方治之，遂汗收神复，不旬日而起。此例开始阶段为阳虚无汗，温补阳气而见汗出。正虚无汗，虽有正虚，亦往往兼感外邪。正邪相争，正气来复时可见战汗。凡正气尚能支持，祛邪外出，则战而汗出病解；凡战而无汗，是正不胜邪，则多属危殆，宜急救治。人体正气虚弱，调节功能失常，腠理开合失司，则汗出过于常人。《三因极一病证方论》说："人之气血，犹阴阳之水火，平则宁，偏则病。阴虚阳亦凑，故发热自汗，如水热自涌。阳虚者阴必乘，故发厥自汗，如水溢自流。"阴虚者阳相对偏盛，阳强不能密，迫阴液外出而见汗出过多；阳虚者，阳不固护，腠理开合失司，阴液不敛，亦见汗出过多。阴虚、阳虚、阴阳两虚三种情况都见汗出过多之证。危重患者汗出如珠如油，质黏而淋漓不断，是阴阳离决，名为"绝汗""脱汗"，危在顷刻。

汗出异常对人体会产生相应的影响。无汗、少汗则影响肺气之宣通，致气机升降失常；阳气不得泄越，郁积而见发热；卫气不能布于体表而见恶寒；荣卫不行，津液不布，则皮肤失养。

汗出过多对人体的损害约有如下几个方面。

1．津由汗脱　津液出于腠理为汗，汗出过多则损伤人体的津液。如《灵枢·决气》说："津脱者，腠理开，汗大泄。"临床常见津伤口渴，欲饮水，小便不利等症状。严重者可致津脱危证。

2．血因汗减　血汗同源，汗出过多，则人体内的血液因之而减少。《灵枢·营卫生会》所谓"夺血者无汗，夺汗者无血"，就是汗出伤血的意思。《伤寒论》疮家、衄家、亡血家禁汗的原因，也是汗出会伤血。仲景以桂枝新加汤治疗伤寒发汗后身疼痛脉沉迟者，既以芍药益不足之血。汗出伤血，临床常见身体疼痛、麻木，手足抽搐，心悸，目眩昏花等症。

3．气随汗泄　汗出要通过气化作用，腠理开泄，汗出过多，人体之气亦随汗而外泄。《素问·举痛论》说："炅则腠理开，荣卫通，汗大泄，故气泄矣。""劳则喘息汗出，外内皆越，故气耗矣。"暑病气虚，多因暑热开泄腠理，汗大出所致。临床常见喘促气短，少气懒言，周身乏力，心悸等症。

4．阳由汗亡　汗由阳气蒸化，过汗必损伤阳气，甚则亡阳。《伤寒论》"发汗过多，其人叉手自冒心，心下悸，欲得按者，桂枝甘草汤主之""太阳病发汗，遂漏不止，其人恶风，小便难，四肢微急，难以屈伸者，桂枝加附子汤主之"等例，皆汗出伤阳之证明。汗出阳气损伤，临床常见恶风畏寒，肢厥身冷，心悸、叉手冒心等症。所以伤寒以护阳为主。

5. 阴随汗竭　汗在质为阴精所生，汗出过多伤津亡血，终损及阴精。尤其温热之邪多本易灼伤阴液，温病过汗，则更虚其虚。王履所谓"温病误汗，变不可言"，正是说的这个道理。所以温病以保阴为要。汗出伤阴，临床常见头晕目眩，腰酸膝软，五心烦热，抽搐动风等症。

6. 卫虚致邪，变生他病　汗出过多，腠理空疏，卫气卫外不固，邪气易乘虚而入。许多患者往往外感反复发作，迁延不愈，其中重要的一个原因是汗后正气虚弱，易于复感所致。治疗宜在祛邪的同时，适当扶正，正复邪去而病愈者，临床屡见不鲜。可用玉屏风散等方。汗出伤正，也可以变生他病。如产妇多汗出，喜恶风，易病痉；汗出中气虚馁，脾运不健，若饮水过多，则易致水饮停留，造成痰饮；汗出心虚液耗，易病消渴等。

汗出过多对人体的损伤，因人体质不同而产生差异。如人平素血虚，则过汗损伤的表现为伤血。进而言之，过汗对人体的损伤不是单一的，可以相兼出现，并有所转化。如亡阳之后，亦见阴液随之而亡的现象。

三、汗的临床意义

对汗的研究，就是对如何保护人体的功能，并进一步发挥人体功能的研究。人体内存在着自稳调节系统，汗出异常是人体自稳调节功能失常的表现。有诸内必形诸外，司外可以揣内，我们通过对汗出异常表现的观察，有助于洞察疾病的病因病机，了解脏腑功能活动的异常情况，提高中医诊断水平。研究汗的生成、作用，汗出过多的危害，有助于我们发挥汗的作用。科学地运用汗法治疗疾病，能动地预防汗出过多对人体产生的不良影响，避免给人体造成不应有的损失。研究汗出异常的原因与危害，有助于我们调整人体的调节功能，用以治疗汗证，提高临床疗效。总之，对汗的研究对于提高中医学术水平，有着现实的意义。

1．汗在中医诊断学中的意义 古代医家即已认识到汗在诊断学中有着重要作用，因此从《黄帝内经》到张仲景的《伤寒论》就是很重视汗的诊断，《景岳全书》中的"十问歌"更把汗作为问诊的重要内容之一。今据临床体会，概述如下。

（1）汗在外感病因诊断上具有参考价值：风邪侵犯体表，荣卫失和，腠理不固，常见汗出。暑邪伤人，表里俱热，腠理发泄，多有大汗出。一般大汗、烦渴、壮热、脉洪多属暑热；汗出、恶风、发热、脉浮缓多属风邪。故汗出在暑热、风邪的病因诊断上有参考价值。寒邪束表，腠理闭塞，卫阳被遏，临床常见恶寒、发热、无汗、头身痛、脉浮紧等证。故无汗对外感寒邪在表，具有参考价值。

（2）汗在疾病鉴别诊断上的意义：汗出与否在鉴别太阳伤寒与太阳中风时具有决定性的作用。太阳病，有汗，脉缓的为中风；太阳病，无汗，脉紧的为伤寒。痉病中的刚痉与柔痉以汗之有无作为鉴别的标准之一。发热无汗，反恶寒者，为刚痉；发热汗出，而不恶寒者，为柔痉。此外，汗在鉴别阴暑与阳暑，中风病的闭证与脱证等病症上具有重要作用。

（3）汗在疾病预后上的意义：外感热病而汗出，是正邪交争的表现，通过对汗出情况的观察，可以了解正邪的情况，作为疾病预后的依据。凡正气胜邪，汗出、脉静、身凉而病愈；凡正不胜邪，则汗出、脉见躁疾、身复热，预后不良。《黄帝内经》把大汗出之后称为"夺"，是汗出正气已虚的意思。《景岳全书》列汗出不治之症有六种：一汗出而喘甚者，不治；二汗出而脉脱者，不治；三汗出而身痛甚者，不治；四汗出而发润至巅者，不治；五汗出如油者，不治；六汗出如珠者，不治。此皆正气大虚，当慎重对待。疾病危重阶段，常见亡阴亡阳，多有汗出。欲救垂危，应别阴阳。亡阳之汗，多见热汗而味咸，身热心烦，脉躁疾。路志正老师说："1938年随伯父待诊时，曾治一赵姓患者，证见头身汗出如雨，四条毛巾擦拭不迭，心慌气促，四肢厥逆，脉细如丝。诊为大汗亡阳之证，遂投大剂桂附，随煎随饮，三小时后汗收厥回而苏。"绝汗危候，古属不治之列，医者必须临危不乱，辨证准确，用药精专，在煎服法上亦应打破常规，才能力挽狂澜，救垂危于顷刻之间。

（4）汗出部位对认识疾病病机具有特殊意义

1）半身汗出：《素问·生气通天论》说："汗出偏沮，使人偏枯。"半身汗出，或半身无汗，是气血运行不周的表现，常为中风等病之先兆。

2）心汗：独膻中一片聚而有汗，别处无汗，多由思虑过度，损伤心脾所致，治宜养心血、益脾气。

3）阴汗：至阴之处，或两腿夹中，行走劳动则汗出腥秽，是下焦肝肾湿热所致，治宜清利肝肾湿热。

4）腋汗：两腋之下，动则汗出，多属肝虚有热，或肝经湿热，治宜养肝血以清虚热，或清肝利湿。

5）鼻汗：凡遇饮食汤饭，则鼻上多汗，是肺虚有热，治宜益肺气而清热。

6）手足汗：手足心多汗，遇天冷更甚，多属阳盛阴虚，或脾虚湿热，或心阴不足，治宜分别，或清利湿热，或养心阴。

7）头汗：但头汗出，齐颈而还，辨证较为复杂，多属胃热、湿热或为戴阳证。属胃热者，口干而渴，大便秘结，舌红苔黄，脉数有力，治宜清胃泄热；属湿热者，口苦而黏腻，口干不欲饮，小便不利，舌苔腻，脉濡数；凡戴阳证，汗出如珠，面赤如妆，肢厥身冷，脉沉而微，是阳气上脱之危证，急宜镇摄亡阳，引龙火以归源。小儿头汗，俗称"灯笼头"，非为病态，不必治疗。

汗出部位不同，在认识疾病病机上虽有特殊性，然而上列诸种乃其常见病机，临床应结合其他症状，具体分析，知常达变。

2．汗法临床运用上的意义　研究汗的作用，就是为了应用汗法来治疗疾病。发汗的本质是运用医疗手段以增强人体的调节功能，激发人体的卫外作用，助长正气，以祛邪外出，达到治疗疾病的目的。发汗多用辛味，因辛属阳，其性发散，具有助阳气，开腠理，致津液，通卫气的作用。正气不虚者，以辛味稍助阳气，则汗出病解。若正气已虚，只用辛散，正气不能鼓动汗液外出，必兼补正气，故有益气解表、温阳解表、养血益阴解表等变法。非益气温阳则汗液无由外出；不养血益阴则汗液无源。其代表方剂如玉屏风散、参苏饮、麻黄附子细辛汤、加减葳蕤汤等。《儒门事亲》说："凡解表者，皆汗法也。"除用药物外，尚有水熏、药浴、针灸、按摩、导引及一些民间疗法。农村常用针灸治疗外感病，也同样能收到汗出病解之功，其宗旨仍是调节人体功能，助正以祛邪。发汗解表，药宜热饮，人应温覆，以助阳气，鼓动汗液外出。药后饮热水，啜热稀粥以滋汗源。

汗出损伤正气，故人之气血阴阳过虚者禁汗，尤忌强发其汗。《伤寒论》有"脉微弱者""咽喉干燥者""淋家""疮家""汗家""衄家""亡血家""身重心悸者""尺中迟者""病人有寒，复发汗，胃中冷，必吐蛔"等不可发汗之十禁，是应当认真研究，慎重对待的。但即使气血阴阳过虚之人，也能通过其他方法使患者自然汗出而病解，如前所述及的谢映卢用当归建中汤治同道次子之伤寒病，张仲景以六味回阳饮治七旬衰翁伤寒之案都是我们应当学习的。汗出伤正，故发汗宜保持微微似欲汗出一时许为佳，不宜令大汗如水流漓。汗后腠理空疏，故忌见风寒，以预防重感。

我体会汗法主要适用于体表的疾病和各种外感热病初期阶段。外感热病初期，病邪在表，多有发热，恶风或恶寒，头身痛，舌苔薄白，脉浮等证。《伤寒论》指出"病在表，可发汗"。叶天士《外感温热篇》也说"在卫汗之可也"。汗涉及阴阳两个方面，尽管伤寒学侧重在护阳，温病学家重在保阴，但邪非汗不能祛，汗非津不能生，祛邪即是护阳，散热自能存津，其宗旨是一致的。发热即使很高，均属阳气闭郁不泄所致，通过发汗，助正祛邪，汗出热退而病解。正如《素问·生气通天论》所说："体若燔炭，汗出而散。"外邪有风寒、风温之别；治疗有辛温解表、辛凉解表之异。若不加区分，病必不解，甚则病症丛起。发汗有散寒祛风、除湿通络的作用，故可用于风湿痹痛。汗出病邪即祛，气血通畅，疼痛自止。发汗能使体表之水邪通过汗出而外泄，同时汗出肺气宣通，水道通调，水邪从小便而去。故汗法常用来治疗全身性，特别是腰以上水肿。临床若见水肿而兼表证者，则更可用汗法治疗。

【病案一 风水】

何某，男，31岁，初诊日期1978年11月3日。患者全身水肿，头大如斗，眼睑似泡，随体位向一侧下垂，四肢肿胀按之没指，腹大如鼓，阴囊水肿，经西医用激素、利尿剂治疗半月未效，请中医科会诊。诊见恶风、无汗、微咳、气短、小便不利、舌质胖淡、边见齿痕、舌苔薄白水滑，脉浮而数。

中医诊断：水肿。证属风水，治拟宣肺解表、利湿消肿，方用越婢汤加味。处方：麻黄9g、生石膏^{先煎}18g、生姜6g、防风9g、茯苓皮12g、黄芪15g、车前子^包12g、炙甘草6g、大枣5枚，5剂水煎。

药后汗大出，小便骤增，肿消大半，皮肤松弛，表解肺宣，以五苓散调解而愈。

麻疹初期，或疹出不透，可用宣散透疹法。麻疹是体内热毒，以外出为顺，多用辛凉解表法。其不能外透者，一因外寒闭郁，一由正气不足，麻毒内陷者，扶正以祛邪。常用保元汤等方取效。我在农村时用西河柳、蝉蜕、荆芥、牛蒡子、芦根、生甘草熬大锅汤，预防、治疗麻疹。这些药物都起到了助正祛邪，透疹解表的作用。

对汗的研究，能提高临床运用汗法的科学性，并进而增加汗法运用的灵活性，从而扩大汗法的应用范围。如喻昌以人参败毒散加陈仓米治噤口痢，逆流挽舟，就可以能动地运用汗法治疗内科、外科、妇科、五官科、小儿科等不同科别的多种疾病，达到圆机活法，运用自如。

3. 在临床汗证治疗中的意义 研究汗出的原因与危害，就是为了洞察汗证的病因病机，提高临床治疗汗证的效果。汗证是临床常见病症之一，包括自汗、盗汗、绝汗和诸汗杂症等内容，而以自汗、盗汗为多见，一般认为，自汗多属阳虚、气虚；盗汗多属阴虚、血虚。但究其汗出之原因，则有正虚、邪实两种。邪气盛则实，精气夺则虚。临床治疗汗证，首先应该辨别虚实。实者有邪，治疗当以祛邪为主，邪去则汗出自止。汗证属实者，或风干于卫，或热淫于内，或湿热熏蒸所致。风邪干卫，营卫失和，宜桂枝汤。热淫于内，必蒸蒸汗出，心烦口渴，大便干结，脉洪数。治当清理泄热，用白虎汤加味；大便燥结，阳明腑实，急宜釜底抽薪，泻下通便，方用承气汤。汗证属湿热者，临床并不少见，湿遏热伏，逼津外出则为自汗；湿热熏蒸于上则见但头汗出；湿热下注肝肾则见阴汗；入夜湿热助阳耗阴则为盗汗。临床常见汗出口苦而黏，口干不欲饮，心烦，溺赤，舌红苔腻，脉濡而数。治当清热化湿，渗利小便。湿重者以利湿为主，兼以清热；热重者以清热为主，兼以利湿。方用茵陈五苓散、连朴饮、三妙散等方剂加减。

【病案二　湿热中阻　热重湿轻（路志正医案）】

羲某，男，28 岁，初诊日期 1974 年 3 月 30 日。患者盗汗，失眠，记忆力减退，晨起手足发胀，时半身麻木，性情急躁，纳差，口干而黏，大便 2~3 日一行，溺赤，舌尖红，苔白腻，脉濡数。

中医诊断：汗证。证属湿热中阻，热重湿轻。治拟清热化湿。处方：青蒿 9g、茵陈 9g、黄芩 9g、栀子 9g、竹茹 12g、陈皮 12g、半夏 6g、藿梗 12g、鱼腥草 3g、六一散[包]15g、大黄[后下]15g。5 剂，水煎服。

二诊：药后盗汗、便秘、溺赤好转，饮食增加，唯腰痛，右半身麻木，舌尖红，苔黄腻少津，脉浮而弦。仍遵前法治疗。

处方：广藿香 9g、陈皮 6g、茯苓 12g、山药 12g、薏苡仁 12g、青蒿 9g、黄芩 6g、鱼腥草 3g、芦根[后下]30g。4 剂，水煎服。

药后盗汗即愈。

过量汗出伤正，损害人体，故汗证治疗又有治标之法。治标为权宜之计，只适用于虚证。若不别虚实，孟浪投之，则属实证者只会加重病情，无益于治疗。所以辨虚实为治疗汗证的关键，虚证治标，只是配合治本应用，不能根除病因。治标可用龙骨、牡蛎、浮小麦、麻黄根、五倍子之类，以固涩敛汗止汗。古人又有将上药为粉末，以布袋盛之，撒抹于汗出多的部位而外用者，可收一时之效。

汗证属虚者，宜分阴阳，无论自汗、盗汗，都有阴虚、阳虚之别。阴虚者，汗出身热，心烦，脉细数；阳虚者，汗出身凉，畏风寒，脉微弱。阳虚属气者轻；大汗、绝汗出而属阳者危。气虚多属肺气不足，气不摄津，卫外不固，临床常见汗出恶风，动则益甚，面色㿠白，极易感冒，治宜益气固表，调和营卫，常用玉屏风散加味。阳亡者，漏汗不止，汗出如油，声短息微，四肢厥冷，脉微欲绝。急宜回阳固脱，敛汗止汗，可用参附汤加味。

【病案三　营卫不和，肺失清肃（路志正医案）】

唐某，女，29岁，初诊日期1979年6月7日。患者去年12月产后因"肺炎"发热咳嗽，两次于北京某医院住院治疗，曾用激素等治疗未见好转，来我院门诊求治。半年来自汗不止，动则尤甚，低热（体温37.4℃），恶风，咳嗽痰少，全身乏力，腰及四肢关节痛，口干欲饮，纳果，便干，两颧现黑斑，舌质暗，苔微黄而腻，脉沉弱。

中医诊断：汗证。证属营卫不和，肺失清肃，治拟调和营卫，清肺止咳。

处方：桂枝9g、白芍12g、桔梗9g、鱼腥草15g、炙枇杷叶12g、玉蝴蝶6g、青果9g、白薇9g、芦根20g、甘草6g。4剂，水煎服，日1剂。

二诊：药后咳嗽大减，肺气已见清肃。舌淡，有瘀斑，苔薄白，脉弦细，他证同前。调和营卫，益气固表治之。处方：桂枝9g、赤芍9g、白芍9g、黄芪10g、白术9g、防风9g、丹参15g、白薇9g、玉竹9g、生姜3片、大枣5枚、甘草6g。4剂，水煎服，日1剂。

药后热退汗减。仍以前法，兼佐养阴清肺，四诊而瘳。

阴虚所致汗证，属血虚者轻，汗责在心；属阴虚火旺者甚，汗责之于肾。心血虚者，心悸少寐，面色不华，脉细。治宜养心血敛汗，方用四物汤加减。阴虚火旺者，五心烦热，腰酸膝软，消瘦遗精，脉虚数。治应滋阴降火，方用当归六黄汤加减。

汗为阴精阳气蒸化而成，汗出过多损伤阴阳两个方面。故汗证往往自汗与盗汗相兼而见，阴虚与阳虚同时并存。治疗当阴阳兼顾，贵在调补。

【病案四　心脾两虚　累及肾阴（路志正医案）】

高某，男，46岁，初诊日期1977年4月26日。患者盗汗6年，头晕目眩，心悸怔忡，失眠多梦，时腰痛膝软，倦怠乏力，神疲面黄，舌质暗，有齿痕，苔薄白，脉弦细稍数。

中医诊断：盗汗。证属心脾两虚，累及肾阴。治拟健脾益气，养心滋肾。处方：党参 9g、黄芪 9g、白术 9g、茯苓 9g、当归 12g、炒酸枣仁 12g、麦冬 9g、墨旱莲 12，广木香^{后下}4.5g、甘草 12g。6 剂，水煎服，日 1 剂。

药后心悸止，盗汗杳，眠安，诸证减。

上药继进 3 剂，终则再加重滋肾药以巩固。

我们不能囿于自汗属阳虚，盗汗属阴虚之说。临床治疗汗证首辨虚实，实证务在祛邪，虚证分别阴阳贵在调补，治本与治标相结合。

第四节
方剂制方与化裁

（本文由高主任 2004 年 9 月在中国中医科学院西学中班的讲座内容整理而成。）

张仲景《伤寒杂病论》"勤求古训，博采众方，撰用《素问》《九卷》《八十一难》《阴阳大论》《胎胪药录》，并平脉辨证，为《伤寒杂病论》，合十六卷"，载方 314 首。

一、方剂述要

《中国医药汇海》说："盖所谓方者，谓支配之法度也；所谓剂者，谓兼定其分量标准也。方则仅定其药味，剂则必斟酌其轻重焉。"

方剂的组合是一个整体，针对复杂的证候，实现整体综合调节，具有整体性系统性的基本特征。

1. 方剂传说 西汉司马迁《史记》载："语曰：'我有禁方，年老，欲传与公，公毋泄！'扁鹊曰：'敬诺！'乃出其怀中药与扁鹊：'饮是以上池之水，三十日当知物矣。'乃悉取其禁方书，尽与扁鹊。忽然不见，殆非人也。"

宋代刘恕《通鉴外记》载："民有疾病，未知药石，炎帝始尝草木之滋味，曾一日而遇七十毒，神而化之，遂作方书。"

南宋代罗泌《路史》载："黄帝初命巫彭与桐君共作处方。"

2. 经方源流 《汉书·艺文志》载："经方者，本草石之寒温，量疾病之浅深，假药味之滋，因气感之宜，辩五苦六辛，致水火之齐，以通闭解结，反之于平。及失其宜者，以热益热，以寒增寒，精气内伤，不见于外，是所独失也。故谚曰：'有病不治，常得中医。'"

《五脏六腑痹十二病方》三十卷。

《五脏六腑疝十六病方》四十卷。

《五脏六腑瘅十二病方》四十卷。

《风寒热十六病方》二十六卷。

《秦始黄帝扁鹊俞拊方》二十三卷。

《五脏伤中十一病方》三十一卷。

《客疾五脏狂颠病方》十七卷。

《金创疭瘛方》三十卷。

《妇人婴儿方》十九卷。

《汤液经法》三十二卷。

《神农黄帝食禁》七卷。

右经方十一家，二百七十四卷。

《伤寒论·原序》载："感往昔之沦丧，伤横夭之莫救，乃勤求古训，博采众方，撰用《素问》《九卷》《八十一难》《阴阳大论》《胎胪药录》，并平脉辨证，为《伤寒杂病论》合十六卷，虽未能尽愈诸病，庶可以见病知源，若能寻余所集，思过半矣。"

晋代皇甫谧《针灸甲乙经·序》载："伊尹以亚圣之才，撰用《神农本草》，以为《汤液》。"

又云："仲景论广《伊尹汤液》为十数卷，用之多验。近代太医令王叔和撰次仲景遗论甚精，皆可施用。"

北宋校正医书局林亿《伤寒论序》载："是仲景本伊尹之法，伊尹本神农之经，得不谓祖述大圣人之意乎？"亦称《伤寒论》源于《汤液经法》。

3．经方创制 《黄帝内经》十三方，如下。

《汤液醪醴论》的汤液醪醴。

《病能论》的生铁落饮、泽泻饮。

《奇病论》的兰草汤。

《腹中论》的血枯方、鸡矢醴。

《邪客》篇的半夏汤。

《经筋》篇的桂酒、马膏方等。

汉代张仲景《伤寒杂病论》合十六卷，勤求古训，博采众方。被称为"方书之祖"，后世称汉以前的方剂为"经方"。

经方立法严谨，组方全面，用药精练。

4．时方发展

晋代《肘后备急方》。

南北朝《刘涓子鬼遗方》。

唐代《千金备急要方》载方5 300首。

宋代《太平圣惠方》载方16 834首；《太平惠民和剂局方》系国家药典，载方297首。

明代《普济方》载方61 739首。

清代《温病条辨》银翘散、桑菊饮等方。王清任血府逐瘀汤系列方。

二、制方法度

"七方"始于《黄帝内经》，分大、小、奇、偶、缓、急、复，论述如下。

"君一臣二，制之小也；君二臣三佐五，制之中也；君一臣三佐九，制之大也"。"君一臣二，奇之制也；君二臣四，偶之制也；君二臣三，奇之制也；君三臣六，偶之制也"。

"补上治上治以缓，补下治下治以急，急则气味厚，缓则气味薄，适其至所，此之谓也"。

"奇之不去则偶之，是谓重方。偶之不去，则反佐以取之，所谓寒热温凉，反从其病也"。

1．方制君臣 《黄帝内经》载"帝曰：'善。方制君臣何谓也？'岐伯曰：'主病之谓君，佐君之谓臣，应臣之谓使，非上下三品之谓也'"。

《医学源流论》说："方之既成，能使药各全其性，亦能使药各失其性，操纵之法，有大权焉，此方之妙也。"

中医治病，辨证、立法、选方、用药，讲求理、法、方、药的一致。

方剂中体现了中医理论的指导，保存了历代中医的传统经验。方剂是我们继承、研究和发展中医药的重要内容。

方剂发源于远古，集成于汉，开拓于唐宋，发展于金元明清。

中医方剂与中医证候有密切的关系，许多证具有特定性，方以名证。以汤名证，起源于张仲景。汤和证的特定关系，体现了方和证的统一。

《伤寒论》外感热病以六经为纲，而每一病又具体归纳为一系列方证，论述时或以方名证，突出地阐述了其辨证论治学术思想。

2．经方精髓 要重视经方的研究，分析制方法度，挖掘古方精髓，权衡各方轻重，以把握运用方剂。

在经方中，药物配伍是最关键的问题。药物配伍，相互协同，相互制约，以发挥药物群体的作用。

（1）麻黄石膏的配伍

麻杏石甘汤：麻黄四两、杏仁五十个、甘草二两、石膏半斤。

越婢汤：麻黄六两、石膏半斤、生姜三两、甘草二两、大枣十五枚。

大青龙汤：麻黄六两、桂枝二两、甘草二两、杏仁四十个、生姜三两、大枣十二枚、石膏如鸡子大。

（2）石膏知母的配伍：石膏、知母相伍，则名为白虎，专主胃热证。

白虎汤：石膏一斤、知母六两、甘草二两、粳米二合。

（3）半夏石膏的配伍

越婢加半夏汤：麻黄六两、石膏半斤、生姜三两、甘草二两、大枣十五枚、半夏半升。

小青龙加石膏汤：麻黄、桂枝、细辛、甘草、干姜各三两、五味子、半夏各半升、石膏二两。

竹叶石膏汤：竹叶二把、石膏一斤、半夏半升、人参三两、麦冬一斤、甘草二两、粳米半斤。

厚朴麻黄汤：厚朴五两、麻黄四两、石膏鸡子大、杏仁半升、半夏半升、干姜二两、细辛二两、小麦一升、五味子半升。

药味：徐大椿说"仲景之治病，其论脏腑经络，病情传变，悉本内经。而其所用之方，皆古圣相传之经方，并非私心自造。间有加减，必有所本。其分量轻重，皆有法度。其药悉本于神农本草，无一味游移、假借之处。非此方不能治此病，非此药不能成此方。精妙深妙，不可思议。药味不过五、六品，而功用无不周。此乃天地之化机，圣人之妙用，与天地同不朽者也"。

（4）一味药变全方功用大变：太阳病，头痛发热，身疼腰痛，骨节疼痛，恶风，无汗而喘者，麻黄汤主之。

发汗后，不可更行桂枝汤，汗出而喘，无大热者，可与麻黄杏仁甘草石膏汤。

病者一身尽疼，发热，日晡所剧者，名风湿。此病伤于汗出当风，或久伤取冷所致也，可与麻黄杏仁薏苡甘草汤。(《金匮要略》)

麻黄汤：麻黄三两、桂枝二两、杏仁七十个、甘草一两。

麻杏甘石汤：麻黄四两、杏仁五十个、甘草二两、石膏半斤。

麻杏苡甘汤：麻黄半两、杏仁十个、甘草一两、薏苡仁半两。

（5）药量：药量配伍亦有法度。药物常因用量大小的不同而功用也就不同了，尤其是方剂中药物配伍用量的改变，更是决定方剂作用的主要因素之一。

（6）病证有异君臣佐使变化：《伤寒论》载"阳明病，其人多汗，以津液外出，胃中燥，大便必硬，硬则谵语，小承气汤主之"。

《金匮要略》载："支饮胸满者，厚朴大黄汤主之。"

《金匮要略》载："痛而闭者，厚朴三物汤主之。"

小承气汤：大黄四两、厚朴三两、枳实三枚。

厚朴三物汤：厚朴八两、大黄四两、枳实五枚。

厚朴大黄汤：厚朴一尺、大黄六两、枳实四枚。

（7）药味相同药量变化：太阳中风，阳浮而阴弱，阳浮者，热自发，阴弱者，汗自出，啬啬恶寒，淅淅恶风，翕翕发热，鼻鸣干呕者，桂枝汤主之。

烧针令其汗，针处被寒，核起而赤者，必发奔豚，气从少腹上冲心者，灸其核上各一壮，与桂枝加桂汤，更加桂二两也。

本太阳病，医反下之，因而腹满时痛者，属太阴也，桂枝加芍药汤主之。

桂枝汤：桂枝三两、芍药三两、生姜三两、大枣十二枚、甘草二两。

桂枝加桂汤：桂枝五两、芍药三两、生姜三两、大枣十二枚、甘草二两。

桂枝加芍药汤：桂枝三两、芍药六两、生姜三两、大枣十二枚、甘草二两。

（8）剂型变更：辨证选用汤剂与丸剂。

胸痹，心中痞气，气结在胸，胸满，胁下逆抢心，……人参汤亦主之。

霍乱，头痛发热，身疼痛，……寒多不用水者，理中丸主之。

《伤寒论》中的理中丸与《金匮要略》中的人参汤。都由人参、白术、干姜、炙甘草各三两组成。但一为丸剂，一为汤剂，主治病证就不同了。

中药剂型各有特点，同一方剂，由于配制的剂型不同，其治疗作用也就不同了，这主要是根据病证的需要而决定的。

《金匮要略》载："心下坚，大如盘，边如旋盘，水饮所作，枳术汤主之。"枳术汤，由枳实七枚、白术二两组成。

张元素将枳术汤改为枳术丸，功能治痞、消食、强胃。主治脾胃伤于食滞，腹胀痞满。

枳术丸由白术二两，枳实一两组成，共研极细末，荷叶裹烧饭为丸，如梧桐子大，每服五十丸。

（9）复方：太阳病得之八九日，如疟状，发热恶寒，热多寒少，其人不呕，清便欲自可，一日二三度发……面色反有热色者，未欲解也，以其不得小汗出，身必痒，宜桂枝麻黄各半汤。

若形似疟，一日再发者，汗出必解，宜桂枝二麻黄一半汤。

桂枝麻黄各半汤、桂枝二麻黄一半汤，两方药味完全相同，仅桂麻比例不同，但证治有分，足见其组方严谨，实寓遣药组方中的量效关系。两首合方特征明显，具有代表性，是合方中的经典，值得研究。

三、现代研究

中药复方的药理研究，用现代科技手段阐明其药效作用，也揭示了其配伍规律和组成的科学性。

1. 桂枝汤研究（富杭育等） 桂枝汤有解肌发表的作用，包括有抑制病毒增殖和所致肺部病变作用、抗炎作用、镇痛作用、增强对环境不利因素的应激能力作用、增加单核巨噬细胞的吞噬活性作用、抑制迟发型过敏反应的作用。桂枝汤有调和营卫的功能，包括有对体温、汗液分泌、肠蠕动、免疫功能的双向调节作用。对组方配伍进行研究，通过方中各个组成药物单味药作用分析，正交试验，分煎合煎药效对比，探讨了其组方配伍。单味药只有芍药能显著抑制病毒性肺炎，甘草、大枣能显著提高单核巨噬细胞的吞噬活性，其余皆无此作用。分煎混合与合煎，无论在药抑制病毒性肺炎和对抗炎性渗出、肿胀，以及镇痛上，合煎的作用均显著强于分煎混合。正交设计的组方分析，桂枝在全方抗炎作用上起主导作用，芍药在全方抑制流行性感冒病毒所致肺实变上起主导作用，大枣在提高单核巨噬细胞的吞噬功能上是主要起作用的。方中药味间存在协同或拮抗作用，芍药、生姜、大枣均能促进桂枝的抗炎作用，甘草能促进芍药、生姜、大枣的功效；在增强单核巨噬细胞的吞噬活性上，生姜能助桂枝，甘草能助芍药、大枣，而芍药与大枣则相拮抗；在抑制肺炎上，生姜、大枣、甘草均能协助芍药；在抑制流行性感冒病毒所致肺炎和增强单核巨噬细胞的吞噬功能上，桂枝汤全方的作用显著强于方中诸药味的各种组合。全方减去任何一味药物，都会影响疗效。

2. 四逆汤研究（王士民等） 四逆汤出自《伤寒论》，药物组成炙甘草二两、干姜一两半、附子一枚。原是治疗亡阳厥逆证的主方，目前该方是中医用以抢救各种休克的急救方剂。实验研究证明，强心和升压是其抗休克的药理学基础。研究表明，甘草可以降低汤剂中三种乌头碱的含量，干姜虽也有类似的作用，但效力次之。乌头碱是附子中的有毒成分，单用强心作用不大，且有导致异位心律失常的副作用，干姜、甘草无强心作用，但与附子配伍成四逆汤却有显著的强心升压作用，还能避免附子产生的毒副作用。

3. 黄芩汤研究（黄黎等） 黄芩三两、炙甘草、芍药各二两、大枣十二枚

黄芩汤清热止利，和中止痛，"太阳与少阳合病，自下利者，与黄芩汤"。动物实验证明，黄芩汤具有非常明显的抗炎作用，退热作用，解痉镇痛作用和一定的抗炎免疫、镇静等作用。通过黄芩汤的组方配伍研究，全方药理作用和药理作用强度优于各组成单味药。君药在方中起主要作用。本方清热止利的功效，可能以黄芩为主，而缓急止痛的功效，可能主要是芍药配伍甘草的作用。君臣药的配伍有助长药理作用的相须关系。佐、使药甘草和大枣在全方中也发挥一定的作用。

4. 补中益气汤 实验证明，补中益气汤对子宫及其周围组织有选择性收缩作用，并能调整小肠蠕动，及有恢复肠肌张力的作用，对小肠吸收营养物质功能有直接影响。其中升麻和柴胡在方中对其他药有明显的协同作用，并能增强黄芪、人参、白术的作用强度。尤其在肠蠕动方面，如果去掉升麻和柴胡，则无以上作用。若单用这两味药，也无以上各种作用。

5. 茵陈蒿汤 由茵陈蒿六两、栀子十四枚、大黄二两组成。

动物实验研究发现，茵陈、栀子、大黄三药分开，单味投药并没有明显的利胆作用，把茵陈、栀子、大黄三药合起来使用时，才见到胆汁

排泄大量增加，而且是质的提升和量的增多同时存在。

6．五苓散 由桂枝半两，白术，茯苓，猪苓各十八铢，泽泻一两六铢组成。

动物实验研究证明，五苓散原量，利尿作用很强，如各药用量调整为均等，则利尿作用减低，如颠倒其用药量，则利尿作用更低。这说明了传统五苓散组方的科学性。

7．方剂关键科学问题的基础研究（王永炎等） 研究发现，在饮片不同配伍的情况下，药材中化学成分溶出情况不同，而且有新的峰值出现，提示配伍可能引起药效成分变化，产生新的化学成分，这种新化学成分可能成为配伍疗效的基础。药效研究从整体、器官、细胞水平出发，针对药物对不同的系统、靶点的作用及其原理进行探讨，发现通过饮片配伍的变化，可以起到整体增效减毒的作用。病证结合方证相应体现了整体观念与辨证论治的原则，若结合系统生物学与分子生物学现代科技手段，可研究方剂治疗的物质基础与生物效应的相关性，从而加深对证候的生物学基础的认识，为建立证候的疗效评价体系提供依据。

四、化裁说要

目的：治疗疾病个体化，辨证论治灵活性，化裁发挥方药的综合效能，减少方药的毒副作用。

原则：根据辨证，加减药物；结合辨病，调整方药；结合个人用药经验化裁；参考现代中药药理选药。

方法：方药升降浮沉的观察，性味亲和的选择，君臣适当的安排，佐使量材的驱遣，分量多寡的裁酌，含有不少的精蕴。理明，法合，方符，药对。

1.《伤寒论》桂枝汤加减 太阳病，项背强几几，反汗出恶风者，桂枝加葛根汤主之。

喘家作桂枝汤，加厚朴杏子佳。

太阳病，发汗，遂漏不止，其人恶风，小便难，四肢微急，难以屈伸者，桂枝加附子汤主之。

太阳病下之后，脉促胸满者，桂枝去芍药汤主之。若微寒者，桂枝去芍药加附子汤主之。

2．小柴胡汤原方的加减法　若胸中烦而不呕，去半夏、人参，加瓜蒌实。

若渴，去半夏，加人参合前成四两半，瓜蒌根四两。

若腹中痛，去黄芩，加白芍。

若胁下痞硬，去大枣，加牡蛎。

若心下悸，小便不利，去黄芩，加茯苓。

若不渴，身有微热，去人参，加桂枝。

若咳者，去人参、大枣、生姜，加五味子、干姜。

3．承气汤变通　《伤寒论》有大承气汤、小承气汤、调胃承气汤、桃核承气汤。此后承气汤加减变化很多，但非明医理者不知。只有明理、认证、知候，才能临床通权达变，而变化由四诊合参而生。试列其变通。

参归承气汤　　　　《医门法律》

三一承气汤　　　　《宣明论方》

吴氏桃核承气汤　　《瘟疫论》

紫草承气汤　　　　《证治准绳》

当归承气汤　　　　《素问病机气宜保命集》

养营承气汤　　　　《瘟疫论》

陷胸承气汤　　　　《通俗伤寒论》

白虎承气汤　　　　《通俗伤寒论》

护胃承气汤　　　　《温病条辨》

宣白承气汤　　　　《温病条辨》

牛黄承气汤　　　　《温病条辨》

导赤承气汤　　　　《温病条辨》

增液承气汤　　　　《温病条辨》

4．前贤告诫　孙思邈曰："世有愚者，读书三年，便谓天下无病可治；及其治病三年，乃知天下无方可用。故学者必须博极医源，精勤不倦，不得道听途说，而言医道已了，深自误哉。"

《旧唐书》云："不能别脉，莫识病原，以情臆度，或多安药味，譬之于猎，未知兔所，多发人马，空地庶围，或冀偶然一人逢也。如此疗疾，不亦疏乎。假令一药偶然当病，他药相制，气势不行，所以难瘥，谅由于此。"

《医方集解》云："古人立方，分量多而药味寡，譬如劲兵，专走一路，则足以破垒擒王矣。后世无前人之明识，分量减而药味渐多，譬犹广设攻围，以庶几于一遇也。然品类太繁，攻治必杂，能无宜于此而不宜于彼者乎。"

徐灵胎云："上古圣人相传之方，所谓经方是也。此乃群方之祖，神妙渊微不可思议。"

唐容川云："此方为补血之大剂。先辈杨西山言，此方极戒加减。惜未能言明其义。余按此方，即中焦受气取汁，变化而赤，是为血之义。姜枣参草，中焦取汁，桂枝入心化气，变化而赤。然桂枝辛烈能伤血，故重使生地、麦冬、芝麻，以清润之，使桂枝雄烈之气，变为柔和，生血而补伤血，又得阿胶潜伏血脉，使输于血海，下藏于肝。合观此方，生血之源，导血之流，真补血之第一方，未可轻议加减也。"

岳美中云："仲景的方子，还是按他的加减，小柴胡汤、真武汤均有加减，桂枝汤复方更多，三承气汤也是加减。这个经验是来自实践。早年诊一妇女，患慢性肾炎，尿频，血尿，用猪苓汤原方三剂愈；20日后病又发，因见脉虚，加入山药一味，病情反重，再用猪苓汤原方又效，后病再发又来诊，思加入海金沙似无不可，竟又不效，再用猪苓汤原方而愈，后连续观察2个月未复发。可见仲景方配伍精当严整。不仅方药宜守原意，即用药分量比例亦应注意。"

蒲辅周云："用药要纯，最忌复杂，一方乱投一二味不相干之药，即难见功。"

五、结语

中医治病，按照中医理论的指导，辨证、立法、选方、用药，全面考虑，综合分析，深入推敲，才能完成制方。

中医医药学家必须重视中医方剂。每一张方子的制定，都反映着医生辨证论治水平的高低，和医疗技艺的优劣，关系着患者的疗效和安危。中医药学家必须重视中医方剂。

目前，对方剂的研究正在进行新的探索，即按照中医固有规律开展多学科的研究，以逐步做到用现代科学验证，阐明方剂的配伍原则和作用原理。

第五节
经方临证琐谈

（本文为 2012 年 10 月高主任内部讲座讲稿。）

1962 年北京中医学院五老上书提出"中医传统教育，要保证中医学习的时间和力度，注重经典的学习"。

刘渡舟教授《伤寒杂病论》，要求《伤寒论》《金匮要略》要背诵原文，而且方歌要背诵陈修园《长沙方歌括》《金匮方歌括》，不单要熟记经方的药物组成，更要牢记药物用量和比例。

《伤寒论·序》说："虽未能尽愈诸病，庶可以见病知源，若能循余所集，思过半矣。"

《伤寒论》《金匮要略》的方剂，用当通神，垂范后世。

我临床 43 年，尚未能见病知源，但喜用经方，兹以经方的临床应用为题，进行讨论，求正于同道。

一、抓住主症　对号入座

中医治病，有辨证、立法、选方、用药的程序，讲求理、法、方、药的一致。运用经方，抓住主症，对号入座。

主症，是指疾病表现最突出、患者感觉最痛苦的主要症状。主症和中医病名密切相关，与疾病的病机有内在的联系，反映疾病的本质，紧紧地抓住主症，就把握了疾病的关键所在。

1．小青龙汤主症　干呕，发热而咳；咳而微喘，发热不渴；病溢饮者；咳逆倚息不得卧；妇人吐涎沫。

【病案一　咳逆倚息不得卧】

王某，男，73岁，2009年11月20日初诊。宿有咳喘，发作2个月余。咳嗽，咯白痰黏量多，易咯出，喘促不能平卧，汗出多，遇冷加重，纳可，大便调，舌暗红，苔薄黄，脉沉细。

西医诊断：喘息性支气管炎。中医诊断：哮喘。证属肺痹痰饮。治法：宣肺化痰平喘。处方：小青龙汤合三子养亲汤化裁。药用炙麻黄6g、桂枝10g、白芍15g、半夏9g、干姜10g、细辛3g、五味子10g、白芥子6g、苏子10g、莱菔子15g、厚朴10g、桃杏仁^各9g、炙甘草6g。7剂，水煎服，日1剂。

二诊：2009年11月27日，咳嗽减轻，喘促渐平，夜可平卧，汗多，畏寒，痰白黏量多，舌暗红，苔黄，脉沉细弦。病有好转，原方去白芥子，加葶苈子10g，再进。

1994年，我在内三科当科主任时，我院的一位护士长于某患支气管炎，在我科住院近30天咳嗽未愈，求诊于我。症见咳嗽声重，痰多，稀白痰，1天用3卷手纸。我用小青龙汤5剂治疗，药后患者咳嗽症状消失，病愈出院。

2．小柴胡汤主症　口苦，咽干，目眩；往来寒热，胸胁苦满，嘿嘿不欲饮食，心烦喜呕；身热恶风，颈项强，胁下满；腹中急痛；胸胁满而呕，日晡所发潮热续得寒热，发作有时，经水适断；呕而发热；差后更发热。

【病案二　口苦】

黄某，女，54岁，2006年11月15日初诊。口苦难忍，心烦，饮食无味，头昏沉重，腹微胀，大便调，小便淡黄，舌尖红，苔薄黄，脉细弦。

中医诊断：口苦。证属胆热上溢。治法：治以清胆和胃法。处方：小柴胡汤合平胃散加减。药用柴胡 10g、黄芩 10g、半夏 9g、党参 10g、苍术 10g、厚朴 10g、陈皮 10g、云茯苓 15g、葛根 10g、生姜 3 片、大枣 10g、甘草 6g。7 剂，水煎服，日 2 次。

二诊：2006 年 11 月 22 日，药后口苦消失，口中黏腻，饮食有味，食量增加，头仍昏沉，颈项不利，小便黄，舌红，苔薄黄腻，脉细弦。处方：柴胡 10g、黄芩 10g、半夏 9g、党参 10g、葛根 10g、天麻 10g、厚朴 10g、桃杏仁^各9g、豆蔻^{后下}6g、生薏苡仁 15g、通草 6g、六一散^包10g。7 剂，水煎服，日 2 次。

3. 厚朴生姜半夏甘草人参汤　下之后，腹胀满者，厚朴生姜半夏甘草人参汤。

【病案三　腹胀】

黄某，女，30 岁，2008 年 7 月 7 日初诊。食后腹胀，胃脘堵胀，大便不畅，大便有不尽感，下肢浮肿，手足凉，怕风，失眠，睡眠时间 5 小时左右，胸闷与焦虑有关，做噩梦，月经量少，有颈椎病腰椎病，舌暗红，苔薄白，脉沉细。

中医诊断：腹胀，脾虚胃滞，肝气不舒。治以健脾和胃，疏肝调气法。处方：厚朴生姜半夏甘草人参汤合六君子汤、四逆散加减。药用厚朴 10g、半夏 9g、生姜 10g、党参 10g、炙甘草 6g、苍白术^各10g、云茯苓 15g、陈皮 10g、柴胡 10g、白芍 15g、枳实 10g、炒酸枣仁 15g。7 剂，水煎服，日 1 剂。

二、主证主病　方证对应

方证相对应，运用经方，其效如神。《伤寒论》和《金匮要略》中的方证是对临证经验的高度概括，能够不断地重复、验证、发展和完善，是我们使用经方的捷径。

病证与方相对应见于《伤寒论》。通脉四逆汤下有"病皆与方相应者，乃服之"的记载。

《伤寒论》有"桂枝证""柴胡证"等提法，如"病如桂枝证"（166条），"如柴胡证不罢者，复与柴胡汤"（101条）。《金匮要略》则有"百合病"的病名。

证以方名，方为证立，方随证转。

证候，是疾病发展过程的病理动态表现，反映疾病的病机。论治是根据证候，确定相宜的治疗方法。论，我体会有讨论、探讨、推敲、研究等含义，通过论而达到确定。治是治疗方法，因而治也是多种多样的，不是单一的。

辨证论治强调理、法、方、药的统一。同病异治；异病同治；候不同治不同；辨证论治针对的是病机。

【病案四　外寒内饮】

张某，男，61岁，2010年3月2日初诊。咳嗽半年余。患者2009年8月感冒后咳嗽，肺部有湿啰音，在当地医院静脉滴注青霉素3天，咳嗽至今未止。现症见咽痒咳嗽，声音重浊，痰白如泡沫量多，不易咯出，夜间咳嗽加重，喘促汗出，胸热背凉，大便干，2~3日1行，舌淡胖，苔黄，脉弦尺沉细。

西医诊断：慢性咳嗽。中医诊断：咳喘。证属证属外寒内饮，蕴而化热。治法：宣肺散寒，化饮清热。处方：小青龙加石膏汤加减。药用炙麻黄3g、桂枝6g、白芍15g、干姜6g、细辛2g、五味子10g、法半夏9g、生石膏30g、桃杏仁[各]9g、僵蚕10g、牛蒡子10g、莱菔子10g、炙甘草6g。7剂，水煎服。每服药煎1次，大火余开后改为小火煮15分钟，取汁300ml，分2次温服。嘱其避风寒。

二诊：2010年3月9日，服药后咳嗽大减，咯痰较易，量不多，背怕冷减轻，余症同前。上方加瓜蒌10g，宽胸通腑，守前方继服，3周而愈。

按语：本例为肺有伏饮，感受外邪，郁而化热，辨证精准，用药简练，药到病除，全方体现了治咳不忘寒饮，清化宣肺通腑并用。

【病案五　儿童水逆证案一】

张某，女，9岁，1974年7月26日初诊。患儿呕吐清涎1年余。

1973 年 4 月患儿进食萝卜菜汤后，半日许即见腹胀、呕吐，内容物初为未消化之食物，继则呕出黄苦水。某医院诊为"急性胃炎"，经治好转。其后每于饮水后半小时即吐出清水稀涎，迄今已 1 年有余未愈，特来我处治疗。现患儿除以上症状外，并伴见头晕，目眩，心悸不宁，纳谷不馨，时嗳气，大便溏薄，小便短少，面色萎黄，神疲乏力，形体消瘦，舌胖淡，尖边有齿痕，苔薄白水滑，脉细弦小数。

中医诊断：水逆。证属脾胃虚弱，运化失司，水饮停聚，逆而上泛，发为水逆之证。治以健脾化饮，降逆止呕。中风发热，六七日不解而烦，有表里证，渴欲饮水，水入则吐者，名曰水逆，五苓散主之。予五苓散加味。处方：桂枝 6g、茯苓 9g、炒白术 9g、泽泻 12g、猪苓 6g、党参 9g、赭石 12g。每日 1 剂，连服 6 剂，水煎温服。

药后呕吐清涎未作，大便成形，诸症均减轻，舌质胖淡，苔薄白，脉细弦少力。脾虚有来复之机，饮邪有渐化之势，前方去赭石，加炙甘草 3g，继服 5 剂。

药后诸症已消，维进食尚少，舌质淡，苔薄白，脉象细弱。饮邪已化，脾虚未复，遂以六君子汤加谷芽、麦芽以调理善后。随访 3 年，未见复发。

【病案六　儿童水逆证案二】

马某，女，9 岁，1978 年 12 月 15 日初诊。患儿呕吐清水半年余。该儿于某日中午外出拾柴，劳累汗出，口渴难忍，回家后暴饮生冷水两瓢，自觉胃脘胀满，夜寐不安，半夜后吐出清稀痰涎半碗许始得安睡。第二天晨起即觉口干，渴欲饮水，水入则吐，半年来未见好转，尚未延医诊治。现患儿心下胀满，活动时胃脘有振水声，呕吐清水后腹中肠鸣，辘辘有声，时脘腹微痛，喜热恶冷，大便微溏，小便不利，四肢欠温。舌质淡，苔白腻水滑，脉弦滑而稍缓。为中医水逆证，治以温化，五苓散增损治之。处方：桂枝 9g、白术 9g、茯苓 9g、猪苓 9g、泽泻 10g、党参 6g、生姜 6g、代赭石^{先煎}12g。连服 5 剂，水煎温服，每日 1 剂。

药后呕吐止，诸症减轻，去代赭石，继进前方 10 剂。遂以六君子汤加味而竟全功。

【病案七 风水】

张某，女，68岁，2005年3月17日初诊。浮肿1年余。既往史：糖尿病，现服药控制；高脂血症。遍身浮肿，心悸乏力，伴腰痛，小腹不适，下肢无力，或有头晕躁热，少汗，小便不适感，舌稍暗，有裂纹，苔浊水滑，脉左滑右沉。

西医诊断：糖尿病，高脂血症。中医诊断：风水。治法：发越脾气，宣肺利水。处方：越脾汤合防己黄芪汤。药用炙麻黄6g、生石膏^{先煎}30g、大枣15g、生姜10g、黄芪15g、防己10g、云茯苓20g、白术10g、知母10g、生地黄15g、六一散^包10g。7剂，水煎服，日2次。

二诊：2005年3月24日，患者服药7剂，浮肿轻减，腿已不肿，下肢稍有力，躁热已止，昨日或因饮食不节而便稀，头晕腰痛同前，心悸或作，腿凉，失眠，视物模糊，舌红，有裂纹，苔薄，脉沉细。继以前法调理善后。

【病案八 胃炎】

李某，女，56岁，2009年1月16日初诊。胃脘胀痛不适月余。近1月来胃脘部自觉顶托不下，胃痛连及后背，有结肠炎病史。现胃脘胀痛，胃部怕凉，泛酸，腹胀、纳后明显，易饱，推之则嗳气，嗳气则舒，不向下行，心烦、腰痛，易劳累，后背凉，小便调，大便初头硬，次数不多。舌淡，有裂纹，苔黄中稍黄腻，脉左细右弦滑。

西医诊断：胃炎。中医诊断：胃痛。证属肝胃不和。治法：疏肝和胃。处方：半夏泻心汤合四逆散加减。药用半夏9g、黄连6g、黄芩10g、党参10g、干姜10g、柴胡10g、白芍15g、枳实10g、厚朴10g、陈皮10g、旋覆花^包10g、焦三仙^各10g。7剂，水煎服，每日1剂。

二诊：2009年2月15日，患者因感冒咳嗽来诊，追问服药情况，患者服上方7剂得效，因未能挂上号，自己抄原方服用10剂，病告痊愈。

【病案九 肾着】

许某，女，59岁，2005年6月9日初诊。腰胯作凉，身怕凉7个月余。腰胯腿部沉凉，身体怕冷，汗出怕风，腰髋疼痛不适，或伴抽痛，动辄加剧，暖熨则舒，腿痛而沉，疲劳无力，手胀或痛，小便不利，大便日1行，服通便药，舌淡胖，有齿痕，苔薄白，脉沉细。

西医诊断：腰痛待查。中医诊断：肾着。证属阳虚寒湿。治法：温肾助阳化湿法。处方：甘草干姜茯苓白术汤加味。药用干姜10g、炒白术10g、云茯苓30g、炙甘草10g、续断10g、萆薢10g、车前草15g、通草6g、骨碎补15g、赤白芍^各15g、当归10g、防己10g。7剂，水煎服，日2次。

二诊：2005年6月16日，患者服药后腿凉作痛好转，腰髋疼痛不适同前，腿稍肿如旧，小便已利，舌淡胖，有齿痕，苔薄白，脉沉细。仍以前法进退。处方：干姜10g、炒白术10g、云茯苓30g、炙甘草10g、续断10g、萆薢10g、车前草15g、通草6g、骨碎补15g、赤白芍^各15g、当归10g、防己10g、穿山龙15g、香附6g。7剂，水煎服，日2次。

三诊：2005年6月23日，服药7剂，药后见效。汗出减少，腰胯腿作凉减轻，腿发沉，双肩不加衣物则痛，下肢发木，舌胖，苔黄浊，脉弦。处方：桑寄生15g、续断10g、骨碎补10g、生熟地^各15g、山茱萸10g、天麻10g、独活10g、秦艽10g、白芍30g、当归10g、黄芪15g、生薏苡仁15g。7，剂，水煎服，日2次。

三、内伤疑难　调理为上

《金匮要略》云："夫治未病者，见肝之病，知肝传脾，当先实脾，四季脾旺不受邪，即勿补之。中工不晓相传，见肝之病，不解实脾，唯治肝也。"

我崇尚脾胃学说，注重协调整体，调整脏腑关系，看病的范围渐广，由专科向全科转换，从诊治常见病向疑难病发展。西医治病，中医治人。借助现代科技的发展，使西医得到长足的进步，但器官移植、冠状动脉搭桥术、肿瘤介入治疗等，不是疾病的终结。患者生理、病理、心理的病痛大量广泛地存在，后继的调治不容忽视。

2005年，我于综合科出诊，会诊一女性患者，56岁，烦热大汗出，汗后四肢冷，主管医生用当归六黄汤治疗，半月未愈；患者汗出口渴，心中烦热，自觉热气上撞，四肢或冷，手足心热，我辨证为厥阴证，以乌梅丸治疗，5剂而愈，同时还治好了她羞于开口几十年的梦交证。

【病案十　肝癌、肝移植术后案】

张某，女，56岁，2006年4月5日诊。肝癌，肝移植术后1年，门静脉栓堵不通。介入治疗后发热，体温正常后周身怕冷，自觉后背透风，须穿羽绒服，甚则颤抖，气短，夜间汗出湿衣，或有热感，纳谷则腹胀，疲乏无力，腰酸腿痛，五更欲如厕，小便黄，大便干而不畅，面色黄青而暗，舌胖暗，苔边黄厚，脉沉细左关滑。

西医诊断：肝癌，肝移植术后。证属脾肾两虚，肝胆湿热。治法：补益脾肾，清利肝胆。药用制附子^{先煎}6g、党参10g、炒白术10g、茯苓15g、白芍30g、当归10g、柴胡10g、茵陈15g、生薏苡仁15g、黄柏10g、牡丹皮10g、生龙牡^各30g。7剂，水煎服，日1剂。

二诊：2006年4月12日，周身怕冷减轻，后背透风感好转，汗出减少，五更欲泻好转，气短，二便不畅，腹痛腹胀与饮食有关，右胁作沉胀痛，饥饿时头晕，舌暗稍红，苔黄稍厚，脉左沉细右滑。

治以前法，去当归、生薏苡仁，加腹皮^各10g、枳实10g，7剂。

【病案十一　心肌梗死冠状动脉搭桥术后】

王某，女，57岁，2011年11月15日初诊。患者患冠心病心肌梗死，今年9月在中国医学科学院阜外医院行冠状动脉搭桥术。现胸闷心悸，气短汗出，怕冷背凉，两胁胀痛，四肢串痛，周身乏力，睡眠不安，心神不宁，手足心热，舌淡暗，苔白，脉沉细弦。

西医诊断：冠心病搭桥术后。中医诊断：胸痹。证属胸阳虚馁，肝郁血滞。治法：温补胸阳，疏肝调血法。处方：附子汤合四逆散、丹参饮加减。药用制附子^{先煎}9g、党参10g、白术10g、茯苓15g、白芍15g、柴胡10g、枳实10g、丹参30g、砂仁6g、红景天10g、炒酸枣仁15g、穿山龙15g、三七粉^{分冲}3g、炙甘草6g。7剂，水煎服，日1剂。

二诊：服药21剂，怕冷身痛大减，胸隐隐而痛，心悸汗出，夜寐不安，心神不宁，周身乏力，心烦好转，舌暗，苔白，脉沉细。治以前法进退。炙黄芪 20g、党参 10g、麦冬 10g、五味子 10g、红景天 10g、柴胡 10g、白芍 15g、枳实 10g、瓜蒌 15g、半夏 9g、黄连 3g、炒酸枣仁 15g、炙甘草 6g。7 剂，水煎服，日 1 剂。上方加减，调理 2 个月，诸症消失。

【病案十二　脉结代心动悸案】

张某，女，74 岁，2005 年 4 月 21 日初诊。心慌、气短 5 个月。曾在中国医学科学院阜外医院住院治疗，诊为心律失常，室性早搏，心脏扩大，心肌病不除外。现心悸怔忡，气短汗出，身不浮肿，胃稍不适，后背作热，虚烦失眠，服用安眠药始能入睡，大便干，小便调，舌淡，有裂纹，苔浊，脉结代。

西医诊断：心律失常。中医诊断：心悸，阴血俱虚，阳气虚弱。治法：滋阴养血，通阳复脉，宁心安神，以炙甘草汤加味。药用炙甘草 10g、生地黄 15g、阿胶珠 10g、桂枝 10g、黑芝麻 15g、麦冬 10g、党参 10g、大枣 15g、生姜 10g、丹参 15g、甘松 6g、黄柏 10g、生龙牡^各30g。7 剂，水煎服，日 2 次。

二诊：2005 年 4 月 29 日，服药后心悸大减，睡眠改善，不用安眠药已能入睡，背热不显，汗出，二便可，舌淡红，苔黄厚腻，脉细弱。心悸，治以平调阴阳。

处方：柴胡 12g、半夏 9g、黄芩 10g、党参 10g、白术 10g、云茯苓 15g、炒酸枣仁 15g、黄柏 10g、甘松 6g、五味子 6g、生龙牡^各30g。7 剂，水煎服，日 2 次。

四、结语

《伤寒论·原序》说："夫天布五行，以运万类，人秉五常，以有五脏，经络府腧，阴阳会通，玄冥幽微，变化难极。自非才高识妙，岂能探其理致哉。"

张仲景告诫我们："观今之医，不念思求经旨，各承家技，终始顺旧，省疾问病，勿在口给，相对斯须，便处汤药，按寸不及尺，握手不及足，人迎趺阳三部不参，动数发息不满五十，短期未知决诊，九候曾无彷彿，明堂厥庭尽不见察，所谓窥管而已。夫欲视死别生实为难矣！"

运用经方，抓住主症，对号入座。方证对应，使用经方，其效如神。外感坏病，观其脉证，随证治之。内伤疑难，协调整体，调整脏腑。经方立竿见影，用当通神。

张仲景说："虽未能尽愈诸病，庶可以见病知源，若能循余所集，思过半矣。"

第六节
小柴胡汤临床应用

（本文为 2014 年 4 月高主任内部讲座讲稿。）

《伤寒论》组方严谨，用药精练，疗效卓著，为众方之祖，后世称为"经方"。我临床喜用经方，取得了一定的效果，兹以小柴胡汤的临床应用为题，进行讨论。

一、温习经文

1．少阳证

少阳之为病，口苦，咽干，目眩也。（《伤寒论》第 263 条）

伤寒，脉弦细，头痛发热者，属少阳。少阳不可发汗，发汗则谵语，此属胃，胃和则愈，胃不和，烦而悸。（《伤寒论》第 265 条）

2．小柴胡汤证

伤寒五六日，中风，往来寒热，胸胁苦满，嘿嘿不欲饮食，心烦喜呕，或胸中烦而不呕，或渴，或腹中痛，或胁下痞硬，或心下悸，

小便不利，或不渴，身有微热，或咳者，小柴胡汤主之。(《伤寒论》第 96 条)

血弱气尽，腠理开，邪气因入，与正气相搏，结于胁下，正邪分争，往来寒热，休作有时，嘿嘿不欲饮食，脏腑相连，其痛必下，邪高痛下，故使呕也，小柴胡汤主之，服柴胡汤已，渴者属阳明，以法治之。(《伤寒论》第 97 条)

3. 变证、疑似证，灵活运用

伤寒四五日，身热恶风，颈项强，胁下满，手足温而渴者，小柴胡汤主之。(《伤寒论》第 99 条)

伤寒，阳脉涩，阴脉弦，法当腹中急痛，先与小建中汤，不差者，小柴胡汤主之。(《伤寒论》第 100 条)

伤寒中风，有柴胡证，但见一证便是，不必悉具，凡柴胡汤病证而下之，若柴胡证不罢者，复与柴胡汤，必蒸蒸而振，却发热汗出而解。(《伤寒论》第 101 条)

太阳病，过经十余日，反二三下之，后四五日，柴胡证仍在者，先与小柴胡汤，呕不止，心下急，郁郁微烦者，为未解也，与大柴胡汤下之则愈。(《伤寒论》第 103 条)

伤寒十三日不解，胸胁满而呕，日晡所发潮热，已而微利，此本柴胡证，下之以不得利，今反利者，知医以丸药下之，此非其治也，潮热者，实也，先宜服小柴胡汤以解外，后以柴胡加芒消汤主之。(《伤寒论》第 104 条)

太阳病，十日以去，脉浮细而嗜卧者，外已解也。设胸满胁痛者，与小柴胡汤；脉但浮者，与麻黄汤。(《伤寒论》第 37 条)

本太阳病不解，转入少阳者，胁下硬满，干呕不能食，往来寒热，尚未吐下，脉沉紧者，与小柴胡汤。(《伤寒论》第 266 条)

阳明病，发潮热，大便溏，小便自可，胸胁满不去者，与小柴胡汤。(《伤寒论》第 229 条)(阳明兼少阳证)

呕而发热者，小柴胡汤主之。(《伤寒论》第 379 条)(厥阴转出少阳)

妇人中风，七八日续得寒热，发作有时，经水适断者，此为热入血

室，其血必结，故使如疟状，发作有时，小柴胡汤主之。(《伤寒论》第144条）

产妇郁冒，其脉微弱，不能食，大便反坚，但头汗出，所以然者，血虚而厥，厥而必冒。冒家欲解，必大汗出。以血虚下厥，孤阳上出，故头汗出。所以产妇喜汗出者，亡阴血虚，阳气独盛，敢当汗出，阴阳乃复。大便坚，呕不能食，小柴胡汤主之。(《金匮要略》）

4．小柴胡汤组成、方解　柴胡半斤，人参三两，黄芩三两，半夏（洗）半升，炙甘草三两，生姜（切）三两，大枣（擘）十二枚。

《伤寒明理论》云："小柴胡为和解表里之剂也。柴胡味苦平微寒，黄芩味苦寒。《内经》曰热淫于内，以苦发之。邪在半表半里，则半成热矣。热气内传，攻之不可，则迎而夺之，必先散热，是以苦寒为主，故以柴胡为君，黄芩为臣，以成撤热发表之剂。人参味甘温，甘草味甘平，邪气传里，则里气不治，甘以缓之，是以甘物为之助，故用人参、甘草为佐，以扶正气而复之也。半夏味辛微温，邪初入里，则里气逆，辛以散之，是以辛物为之助，故用半夏为佐，以顺逆气而散邪也。里气平正，则邪气不得深入，是以三味佐柴胡以和里。生姜味辛温，大枣味甘温。《内经》曰辛甘发散为阳。表邪未已，迤逦内传，既未作实，宜当两解。其在外者，必以辛甘之物发散，故生姜、大枣为使，辅柴胡以和表。七物相合，两解之剂当矣。"

5．原方加减法　若胸中烦而不呕，去半夏、人参，加瓜蒌实。若渴，去半夏，加人参合前成四两半，瓜蒌根。若腹中痛，去黄芩，加白芍。若胁下痞硬，去大枣，加牡蛎。若心下悸，小便不利，去黄芩加茯苓。若不渴，身有微热，去人参，加桂枝。若咳者，去人参、大枣、生姜，加五味子、干姜。

二、病案共享

【病案一　白细胞低下症案】

王某，男，12岁，2010年8月23日初诊。阵发腹痛半年。腹痛，白细胞计数为3.4×10^9/L，易感冒，急躁，眼多眵，纳谷佳，大便2天

1 行，不太干，小便黄，舌淡，苔黄厚，脉滑数。

西医诊断：白细胞低下症。中医诊断：腹痛。证属表里失调，血虚肝热。治法：调和表里，养血清肝法。处方：小柴胡汤合丹栀逍遥散加减。药用柴胡 6g、半夏 6g、黄芩 6g、太子参 10g、当归 6g、白芍 10g、牡丹皮 6g、炒栀子 3g、白术 6g、炒酸枣仁 10g、熟大黄 3g、甘草 3g。7 剂水煎服，日 1 剂。

二诊：2010 年 8 月 30 日，白细胞计数为 5.1×10^9/L，腹不痛，大便日 1 行，小便黄，眼眵减少，不急躁，纳眠可，舌淡，苔中黄，脉沉细。治以前法，上方加减，去炒栀子、甘草，加黄柏 5g、六一散包 10g，5 剂。

2012 年 10 月 6 日随访，病情稳定，不易感冒，白细胞计数正常。

【病案二　慢性咳嗽案】

张某，女性，41 岁，2008 年 6 月 3 日初诊。咳嗽 5 个月。患者平素工作较忙，5 个月前受凉后感冒，自服氨酚咖那敏片、感冒清热冲剂，症状缓解，但后遗咳嗽，时好时坏，偶有咽痒，咳嗽呈阵作，咳时伴有胸中气急，咽干，或有口苦，素心烦易急，偶有两胁隐痛，或走窜痛，月经或后至，大便干，舌质红，苔薄，脉左关弦略细，右寸小滑。查咽后壁略红，扁桃体（-），双肺清，未闻干湿啰音。

西医诊断：慢性咳嗽。中医诊断：咳嗽，证属肺气失宣，肝热侮肺。治法：宣肺清肝法。处方：小柴胡汤加减。药用柴胡 10g、半夏 9g、黄芩 10g、党参 10g、牛蒡子 10g、僵蚕 10g、桔梗 10g、桃杏仁各 9g、白芍 20g、牡丹皮 10g、炒栀子 10g、玫瑰花 10g。7 剂，水煎服，每服药只煎 1 次，大火余开后改小火煮 15 分钟，取汁 300 毫升，分 2 次温服。

嘱其注意调畅性志，避风寒，勿再受邪。

二诊：2008 年 6 月 17 日，患者由于工作忙，药后咳嗽减轻，在药店照方继服 7 剂，症状已明显减轻，夜间阵咳大减，心烦胁胀，大便略好，舌脉同前。原方加青陈皮各 10 g，继服 7 剂而愈。

按语：该患者工作忙，肝郁日久，复感外邪，郁而化热，肝侮肺金，故以小柴胡汤和解散邪，清肝调肝，肺气宣降得复，咳嗽自愈。

【病案三 支原体肺炎案】

刘某，男性，19 岁，1995 年 12 月 14 日初诊。发热、咳嗽、胸痛 2 周余。患者 2 周前感冒，继而发热，咳嗽，胸痛，曾在某医院诊为支原体肺炎，经用罗红霉素等治疗，未见明显好转，今来我院治疗。

患者发热恶寒，少汗，头身痛，咳嗽气促，胸闷胸痛，咯黄痰如脓，量多，舌红，苔黄厚腻，脉滑数。体温：38.7℃，白细胞计数：15×10^9/L，中性粒细胞百分比：0.79，胸部 X 线检查：见肺纹理增粗，右肺中叶有片状阴影。

西医诊断：支原体肺炎。中医诊断：风温，证属感受外邪，痰热壅肺。治法：治以宣肺散邪，清肺化痰。处方：拟小柴胡汤合千金苇茎汤加减。药用柴胡 10g、黄芩 12g、半夏 9g、芦根 30g、冬瓜子 20g、生薏苡仁 15g、桃杏仁各 10g、金银花 20g、前胡 10g、桑白皮 15g、葶苈子 10g、生甘草 6g。5 剂，水泡 20 分钟，大火杀开后，改小火煎 12~15 分钟，分 2 次热服。

二诊：1995 年 12 月 20 日，患者发热已退，咳嗽，痰黄白，胸闷痛减，口干舌燥，舌红绛，少苔，脉细滑而数。病见转机，再以前法治疗。口干舌燥，舌红绛，少苔，是阴伤显露之象。去葶苈子，加沙参 20g、百合 10g，继服 7 剂。

三诊：1995 年 12 月 28 日，仍咳嗽，吐白痰少许，查白细胞计数：8.7×10^9/L，胸部 X 线检查：肺纹理稍重，片状阴影变浅，大部分吸收，仍以上方，去桑白皮、金银花，加太子参 10g，7 剂，用以调理。1 个月后随访，药后痊愈。

按语：本例发于 1995 年冬，其时北京支原体肺炎流行，高热，咳嗽，胸痛，属中医风温范畴，多为感受外邪，内蕴痰热所致，治以宣肺散邪，清肺化痰法较为恰当。用柴胡苇茎汤加减治疗，取得了较为满意的效果。

【病案四 低热案】

林某男性，64 岁，2005 年 9 月 22 日初诊。低热 1 个月余。低热，伴有少许汗出，不恶寒，发热体温早上多维持在 37.1～37.2℃，下午多维持在 37.6～37.7℃，头无不适，干咳，咽稍不适，大便稍干，小便调，舌暗，苔中黄腻，脉右关滑大。

西医诊断：低热待查。中医诊断：发热。证属邪郁少阳，表里不调。治法：和解少阳，平调寒热。处方：小柴胡汤加味。药用柴胡 10g、半夏 9g、黄芩 10g、党参 10g、牛蒡子 10g、蝉蜕 3g、僵蚕 10g、熟大黄 5g、牡丹皮 10g、薄荷 6g、谷麦芽^各15g、六一散^包10g。7 剂，水煎服，日 2 次。

二诊：2005 年 9 月 29 日，患者服药 7 剂后，低热已减未尽，上午无发热，下午发热亦好转，19：00—21：00 发热伴有汗出，纳谷不馨，大便不干，舌暗红，苔薄浊，脉右寸大。

以前法进退，上方去熟大黄、谷芽、麦芽，加藿荷梗^各10g、生薏苡仁 15g，7 剂，水煎服，日 2 次。

【病案五　高热案】

黄某，女性，35 岁，2009 年 8 月 14 日初诊。高热 10 余天。患者 8 月初自觉受凉后，身紧恶寒，头痛，发热，体温 39℃，自服感冒清热冲剂、发汗退烧西药。大汗出热稍退不解，延绵多日，西医输液治疗，用抗生素 7 天，病情如故，人渐疲软。

发热，体温 38.5℃，汗出湿衣，汗后热退，旋又复升，头痛沉重，胸闷脘痞，周身酸痛，四肢乏力，口中黏腻，不欲饮食，大便溏薄不爽，小便短赤不利，舌红，苔黄厚腻，脉濡数。

西医诊断：发热待查。中医诊断：湿温。证属表里不和，湿热留恋。治法：调和表里，清热化湿法。处方：小柴胡汤合三仁汤加减。药用广藿香 10g、柴胡 10g、半夏 9g、黄芩 10g、党参 10g、苦杏仁 9g、豆蔻 6g、生薏苡仁 15g、竹叶 10g、厚朴 10g、通草 10g、六一散^包10g。7 剂，水煎服，日 1 剂。

患者服药 3 剂，热退汗止。

【病案六　睡中昏迷案】

李某，女性，27 岁，2002 年 1 月 7 日就诊。眠中昏迷反复发作月余。2001年12月7日夜，在睡眠中无任何原因突感胸闷，憋气，之后昏迷，呼之不应，唤之不醒，3分钟后自行缓解，发作时不伴抽搐、角弓反张，无二便失禁等，但醒后有疲乏感。白天又反复发作4次，遂到北京某医院就诊，行脑电图、心电图、动态心电图、血生化、头部CT、磁共振成像等检查，未发现异常，无明确诊断，未予药物治疗。但患者症状反复发作，每眠则发，最多时1天7~8次，不能正常工作，遂要求中医治疗。现睡眠中无任何原因突感胸闷，憋气，之后昏迷，呼之不应，唤之不醒，反复发作，未发作时神志清楚，但觉疲乏，轻度头晕，无心悸不适，纳少，舌红，苔白，脉弦。

西医诊断：睡中昏迷。中医诊断：厥证，证属肝郁脾虚，痰湿蒙蔽。治法：疏肝健脾，祛湿化痰。处方：柴胡加龙骨牡蛎汤合菖蒲郁金汤加减。药用柴胡10g、半夏10g、黄芩10g、党参12g、桂枝10g、云茯苓15g、白术15g、泽泻15g、胆南星5g、石菖蒲10g、郁金10g、炙甘草10g、生龙牡^各30g。7剂，水煎服，日1剂。

二诊：2002年1月14日，用3剂后再发作时症状减轻，发作次数无减少，持续时间在1分钟左右，疲乏感减轻。效不更方，在原方基础上加大石菖蒲用量至12g，继服14剂。

患者服上方至2002年1月28日，共用药21剂，述1周来未再复发，并且已上班。后又追访1月，未复发。

按语：患者年轻女性，本为肝郁体质，阴血暗耗，又有工作紧张，生活压力大，日久则肝郁及脾，脾虚失运，痰湿内生，气血生化不足。眠时阳入于阴，阴血不足，魂失所藏；痰湿内蕴，蒙蔽清窍，所以出现眠中昏迷。小柴胡汤疏肝解郁，调和阴阳，菖蒲郁金汤化痰利湿，安神定志。二方加减，共奏良效。此病虽无明确西医诊断，但发病则来势凶猛，病情急重，患者惴惴不安，影响正常生活和工作。本例辨证准确，用药精巧，经治3周即愈。

【病案七　口苦案】

黄某，女，54岁，2006年11月15日初诊。口苦难忍，心烦，饮食无味，头昏沉重，腹微胀，大便调，小便淡黄，舌尖红，苔薄黄，脉细弦。

中医诊断：口苦。证属胆热上溢。治法：治以清胆和胃法。处方：小柴胡汤合平胃散加减。药用柴胡 10g、黄芩 10g、半夏 9g、党参 10g、苍术 10g、厚朴 10g、陈皮 10g、云茯苓 15g、葛根 10g、生姜 3g、大枣 10g、甘草 6g。7 剂，水煎服，日 2 次。

二诊：2006 年 11 月 22 日，药后口苦消失，口中黏腻，饮食有味，食量增加，头仍昏沉，颈项不利，小便黄，舌红，苔薄黄腻，脉细弦。处方：柴胡 10g、黄芩 10g、半夏 9g、党参 10g、葛根 10g、天麻 10g、厚朴 10g、桃杏仁^各9g、豆蔻^{后下}6g、生薏苡仁 15g、通草 6g、六一散^包10g。7 剂，水煎服，日 2 次。

三、结语

以上病例多属外感，但经方不单能治疗外感病，也可以治疗内伤病，应该包括内、外、妇、儿、五官等各科的多种疾病。据不完全统计，小柴胡汤可以治疗西医明确诊断的疾病达 32 种。

应用小柴胡汤思路：少阳证，外感病，调和表里，调和上下，调和阴阳，伤寒中风，有柴胡证，但见一证便是，不必悉具。小柴胡汤辨证论治，灵活应用，应该说用途没有穷尽，可以让我们有尽情发挥余地。

第七节
中医科目刍议

（本文为高主任于 1996 年广安门医院原内三（心肺）科分为心内科、呼吸科时所写，并为 2009 年高主任任全国第四批老中医药专家学术经验继承工作指导老师，带教外科学术继承人时的讲座内容。）

中医科目对于中医临床和教学具有重要的指导作用，中医科目的中医特色则是我们非常关心的问题，值得进一步研究和讨论。

一、中医科目的由来和演变

中国医学分科，肇端于周朝。《周礼·天官冢宰》记载，医师为管理者，掌医之政令。医师之下，有食医、疾医、疡医和兽医的不同分工。食医掌管调配周王的饮食，疾医掌管治疗人的疾病，疡医掌管疮疡、创伤、骨折等的药剂，兽医掌管治疗家畜的疾病和疮疡。隋太医署在医博士之外，又设有按摩博士、咒禁博士。唐代有医师、针师、按摩师、咒禁师，"医博士掌以医术教授诸生，医术谓习本草、甲乙、脉经，分而为业，一曰体疗，二曰疮肿，三曰少小，四曰耳目口齿，五曰角法也"。(《旧唐书·官职三》)宋代医学正式分科，太医局培养医生的科目有：大方脉、风科、小方脉、眼科、疮肿兼折疡、产科、口齿兼咽喉、针灸、金镞兼书禁九科。其后各朝医学科目或有增损并拆。元代分为十三科，为大方脉科、杂医科、小方脉科、风科、产科、眼科、口齿科、咽喉科、正骨科、金疮肿科、针灸科、祝由科、禁科。《明史·职官》说："太医院掌医疗之法。凡医术十三科，医官、医生、医士，专科肄业。曰大方脉，曰小方脉，曰妇人，曰疮疡，曰针灸，曰眼，曰口齿，曰接骨，曰伤寒，曰咽喉，曰金镞，曰按摩，曰祝由。"张景岳在《类经·论治类》说："国朝医术十三科。曰大方脉，曰小方脉，曰妇人，曰伤寒，曰疮疾，曰针灸，曰眼，曰口齿，曰咽喉，曰接骨，曰金镞，曰按摩，曰祝由。今按摩、祝由二科失其传，唯民间尚有之。"可见，明代后期，按摩、祝由两科在正式科目中已经消失，而民间尚存。清初太医院医学科目分为十一科，后痘疹科归入小方脉，口齿科和咽喉科合并为咽喉科，遂演变成九科，据《清史稿·职官二》记载的是："大方脉，小方脉，伤寒科，妇人科，疮疡科，针灸科，眼科，咽喉科，正骨科。"光绪年间则缩减为大方脉，小方脉，外科，眼科，口齿科五科，此又有一个由繁到简的过程。

二、中医专科的发展

中华人民共和国成立后，随着中医进医院，尤其是后来建立中医医院，及中医医院的发展和壮大，中医医院的科室设置也在发生着殊多的变化。由最初的内、外、妇、儿、针、骨、眼等分科，逐渐演变细化，尤其是大型的三级甲等中医医院发展更快。如中国中医科学院广安门医院的内科，演变细化分为风湿免疫科、内分泌科、心血管科、肾病科、消化科、呼吸科、心身医学科、老年病科、综合科等；北京中医药大学东方医院的外科，演变细化分为普通外科、泌尿外科、周围血管外科、胸脑外科、肛肠科等；中国中医科学院望京医院的骨科，则分为创伤一科、创伤二科、脊柱一科、脊柱二科、关节一科、关节二科等。二级学科的分化，在医学知识迅猛发展的今天，有利于医生医学知识专业化，便于对本学科疾病的深入研究，提高专科疾病诊断治疗水平，有利于学科的发展。社会上还出现了许多中医诊疗中心、专科医院、专病医院、专题门诊等，如雨后春笋般涌现出来，这些诊疗机构，以专科专病为研究对象，面窄而易于深入，促进了名科、名院的建设，是中医药事业蓬勃发展，欣欣向荣的象征。

三、由专而博是专科医生再提高的捷径

这些专科的分蘗皆沿用了西医疾病的系统和分类，实际上陷入了西医分析还原的思维模式。钱学森说："西医起源和发展于科学技术的分析时代，也就是为了深入研究事物，把事物分析成为其组成部分，一个一个认识，这有好处，便于认识；但也有坏处，把本来整体的东西分割了。"分科越来越细，诊疗范围越来越窄小，它会束缚人们的思想，局限医生的眼界，固化对疾病的认识思路，限制我们的辨证思维。正如陈竺院士所说："现代医学在专业化还原的策略下分工越来越细，致使整个医疗系统和疾病治疗的实施过程逐渐趋于'破碎化'。但是几乎所有复杂性疾病都受到多基因和环境的影响，同一种疾病的不同亚型以及不同疾病之间在发生和发展过程中的共性特征，在破碎化的诊疗体系下会被丢失，使我们失去不少用简单方法进行治疗或早期干预的机会。"因此，专科医生在取得了较多的临床经验以后，回过头来学习中医理论和大内科的辨证思维，对于他们解放思想，开拓思路，提高中医理论水平

和专科临床造诣，是非常必要的。1979 年 10 月我考取了中医研究院研究生班。研究生班主任岳美中教授，副主任方药中教授。方老为我们逐篇讲解了《黄帝内经》，并有临床专题讲座。王冰说《黄帝内经》"其文简，其意博，其理奥，其趣深，天地之象分，阴阳之候列，变化之由表，死生之兆彰，不谋而遐迩自同，勿约而幽明斯契，稽其言有徵，验之事不忒，诚可谓至道之宗，奉生之始矣。"我结合各家注释，通读原文，精研《黄帝内经》，进行专题探索，与同学们讨论，确下了一番功夫。专题如摄生、阴阳、五行、脏藏象、经络、治未病、神明等。从《五十二病方》阴阳、手臂十一脉灸经到《灵枢》经脉篇，展示了古人对经脉的认识和发展；我们研究生班同样学习了《伤寒论》《金匮要略》和《温病条辨》。研究生班还请全国名老中医来院，进行临床专题讲座。有了一定的临床积累，再系统反刍中医经典理论，聆听名家高论，如醍醐灌顶，茅塞顿开，思想升华，似进入一个新的境界。1980 年开始，我有幸随导师路志正主任医师临床学习，成为路老的入室弟子。我一直在老师路老的指导下，继承路老老师的学术思想和临床经验，不断提高自己的学术水平，丰富自己临床积累。这种读经典，做临床，反刍理论，跟师实践的学习提高方法，是我走过的成功之路。

第八节
目前证候微观研究存在的问题

（本文由朱姝、高荣林、隋殿军发表在《中国医药学报》2002 年第 17 卷第 2 期。）

21 世纪自然科学的主导科学将是生命科学，这是众多科学家的共识。生命作为物质世界最为精致复杂的系统，其结构与功能的奥秘正在分子水平上获得阐释。目前，中医学诸多方面的研究也正向微观分子领域迈进。中医证候的本质，一直是研究的热点。近年来关于证候实质的微观研究报道很多，也取得了一些进展，如有人通过对心悸病中心气（血）虚证和心血瘀阻证患者血清类洋地黄因子（serum Endo-genous Digitalis-like Factor，sEDF）含量的研究发现，心气（血）虚型患者sEDF含量比心血瘀阻型显著下降（P<0.01），提示sEDF分泌减少可能是中医心气不足的本质。再如，有人研究，*BcL-2*基因缺乏鼠表现出典型中医肾虚症状：发育不良，形体小，寿命缩短，生殖能力下降，免疫力下降等，因而提出"BcL-2家族可能是中医肾本质相关基因"的假说。对于证候的研究，一直致力于证的规范化，标准化，量化和客观化，有人认为证的研究难点在于难以找到特异性强，敏感性高的"金指标"，主要是中医证型概念过于宏观、抽象，难以用现代医学的微观指标、解剖结构定量、定位。自1984年，采用传统与现代方法相结合对证候的本质进行研究，取得的成绩有目共睹，但在证候的微观化研究方面，也让人想到了一些问题。

一、过分强调证候微观化有可能导致中医证候研究的萎缩

证候，既不是疾病的全过程，也不是疾病的某一项临床表现，而是指在疾病发展过程中，某一阶段的病理概括。它包括病的原因（如风寒、风热、瘀血、痰饮等）、病的部位（如表、里、某脏、某腑等）、病的性质（如寒、热等）和邪正关系（如虚、实等），反映了疾病发展过程中，该阶段病理变化的全面情况。因此，证候更能体现患者的实际状态。中医学在长期的医疗实践中，总结出许多辨证论治的规律，如八纲辨证，六经辨证，脏腑辨证，卫气营血辨证，三焦辨证等，这些辨证论治的方法，是由证候自身的结构和层次决定的。如表证与里证，大体上反映出一种以空间因素为坐标的圈层式结构层次；而温病的卫分证、气分证、营分证、血分证，以及伤寒的六经证候等，则明显地包含着以时间等因素为坐标的连续式层次结构。其目的在于较全面而有重点地反映不同病员现实的病机特点。可见，不同的辨证纲领间有着互相联系，互相补充，互相配合，相须为用的关系，这就给微观化、量化的研究增加了困难。鉴于对六经、三焦的实质尚有待探讨，为了便于研究，难免有

以脏腑辨证代替其他的趋势，这样做就会导致中医证候研究的单一化，以实质脏器代替中医学功能概念的脏腑，与人体的实际情况即证候的复杂性相背离。事实证明，证的结构通常是多因素、多病位的，仅仅着眼于由某种单一病因导致的某局部病变的证模型是很难靠得住的。事实上，人们是在研究一种人为设计的简化的病证分子基础，而远非真正中医证候的本质。

二、应充分重视证候体现的整体观

人体是极其复杂的活的有机统一的系统，器官及其功能只有在活体上才是它应该具有的样子，当人体解剖学沿着静态细微分解方向发展到极端时，就必然向动态、整体、系统、综合的新方向转化。有学者提出生理功能的调节是遵循整体最优的原则，按照个体特有的规律，形成了一个完整协调特定的功能组合。对外无论是感受哪一种达到其阈值的刺激，都以整体性变化的形式作出程度和范围不同的应答。而运用附离相关因素单一考察某一研究对象的功能及其调节，继而分析这些变化可能在整体水平上发生的生理意义，至少缺乏整体性尽可能多的相关因素参考量值的综合分析和归纳。显然，人体之所以可以进行正常的生理功能，已远不是脏器机械叠加的结果，正确认识其病理状态也必然要从整体入手。倘若像目前所进行的大多数研究一样把中医理论体系看作是静止的状态，并指望通过这样一种静态的研究对所有问题作出是非判断，那是不现实的。正如恩格斯所说"自然界不是存在着，而是生成并消逝着"。医学如果离开了人的"生生之气"这个目标对象、依靠对象和发展对象，想借助替代性物质手段的直接对抗和补充的单打独斗，是成不了气候的。医学的现代化发展，根本上是人的意义的回归；医学根本上是人学，不可能仅仅是用"以物观人"的物质科学。

三、中医证候描述的模糊性与微观精确性的矛盾

中医学的发展深受中国传统文化的影响，并形成了用人文科学的语

言描述属于自然科学医学概念的表达方式，对于病员病理状态的表述采用了中医理论特有的术语，是医者通过对四诊获得的信息资料综合分析，运用经验与理论适当取舍而得出的关于病员病情本质的整体评价。马克思主义认为经验是人和客观世界相互作用的结果，是在改造世界的实践中产生的，社会实践是经验的真实来源。因为医学研究的中心是受生理、病理、心理及生存环境综合影响下的人，因此，对复杂的随机性的多因素的评价决定了临床思维必然具备的特征思维的模糊性。目前的科学化就必须将它变为具有确定性和非笼统性。这在某些方面是可以行得通的，但在另一方面又是行不通的。中医的笼统性和不确定性在某些方面与生物活动变异过程的不确定性是一致的，在其笼统性方面也是与生物活力表现的综合相一致的。

四、对于生物医学量化、微观化的研究往往期望过高

生命现象是物质运动的高级形式，其表现多种多样，相互间联系错综复杂。电子计算机的广泛运用促使了数学模型在生物医学应用中的迅速发展。生物医学的定量化研究依赖于反映生命活动过程的数学模型的建立和应用，由于生物医学工作者原本不熟悉这种方法，往往对数学模型期望过高。生命运动特性经常受到随机干扰，有的还难以用数量表达，在传统的物理工程领域里使用的一些方法往往不怎么奏效。由于学科发展水平限制，我们对生物医学中许多研究对象的了解还是很片面的，本质还不甚清楚，用数学模型来描述它们时也时常是片面的，往往只能表示某种功能或某种特征。要做到全面理解并用数学模型来合理地描述生物医学中的研究对象，像在物理与工程系统中对一些研究对象所能做到的那样，还为时过早。最近，有学者提出在基因水平、蛋白质水平揭示证候本质。不可否认现代分子生物学的飞速发展给中医学发展带来的机遇与启示，但就目前的正在启动"人类蛋白质组计划"而言，即使所有的基因功能，所有的蛋白质功能都解决了，那也只是解决了人类基因组计划中极小极小的那一部分编码序列的问题，其余的极大极大的那一部分的问题，人类基因的调节控制问题，对我们都是巨大挑战。细

胞使用的一整套蛋白质始终处于不断变化之中，一些蛋白质呈现分解状态，它们的成分在几分钟后就会循环重组。另一些则可以在细胞内存活几个小时甚至几天。蛋白质表面也不断被修饰。蛋白质在生物组织中不仅含量高，而且种类繁多，估计人体蛋白质种类不下 10 万种，揭示潜藏蛋白质组中的奥秘虽然已经创造了良好的开端，但仍有许多障碍有待克服。瑞士化学家丹尼斯·F.霍赫斯特勒瑟告诫说："蛋白质组的分析是如此困难，以致有如大海捞针那样，目前尚无一项成熟技术足以胜任。因此破解蛋白质编码程序将需要多年时间和多项创新技术才能完成。"此外还需要有很大的计算能力和贮存能力。显然证候的彻底分子水平阐释还有相当长的路要走。

五、中医求证式的研究值得反思

很多年以来，中医如同中国传统文化的其他领域一样，一直做着证明自己的不懈努力。回顾近几年中医学的科研道路，不断有与现代科学理论，实验手段相结合成功的报道。但对于一名临床医师来说，知悉补肾阳的药物如何影响下丘脑 – 垂体 – 肾上腺 – 胸腺轴及促肾上腺皮质激素释放因子（cortico-tropin releasing factor，CRF）基因表达相关知识的意义值得商榷，只要见到腰膝酸痛，畏寒肢冷，脉沉苔白即可治以温补肾阳。最关键的是指导中医理论与实践的哲学基础并没有丝毫改变，中医仍是一个完备的自成一体的理论与实践结合的体系，至今尚无哪一理论足以与中医的哲学基础形成对话。当然，作为开放的学术体系，我们不应排斥也难以拒绝与现代科学技术的交流与融合，但关键在于必须保持民族文化的主体性，否则难免邯郸学步，反失其故。

《自然》在 1993 年以前的许多年，都是以分子生物学为主题的，1993 年则改为结构生物学，说明结构生物学的时代已经开始。对于科学的研究、分析和综合既相辅相成，又不可分割，只是不同学科有它认识事物的不同方法，不必强求一致。

第九节

基因组学、蛋白质组学与证候实质

（本文由朱姝、高荣林、隋殿军发表在《中国中医基础医学杂志》2002 年第 8 卷第 12 期。）

最近，有学者提出"证候基因组学（zhenghou genomics）""证候蛋白质组学（zhenghou protenomics）"，试图在分子水平描绘中医证候本质的全貌。这必将给证候的进一步研究带来更多机遇与启示，但能否全面诠释证候的本质，在实践中将遇到哪些障碍，也应引发一些思考。

一、脏腑的定位

在各种类型的生物中，脱氧核糖核酸（deoxyribonucleic acid，DNA）顺序所蕴藏的遗传信息必须通过转录与翻译，转变为具有生物活性的蛋白质。蛋白质在生命活动过程中起着十分重要的作用，因此在生物体生长、发育和适应环境的过程中，细胞必须适时地对基因表达做出调整，真核生物基因表达的特点就是细胞的全能性和基因表达的时空性。所谓全能性是指同一种生物的所有细胞都含有相同的 DNA，即基因的数目和种类是一样的，它们都有发育成完整个体的潜能。高等生物的各种细胞虽然含有相同的基因组，但在个体发育的不同阶段，细胞内各种蛋白质的组成是不同的，即基因表达的种类和数目是不同的。同时，同一个体的不同组织和器官中基因表达的种类和数量也不相同。肌肉细胞不同于成纤维细胞就是由于两者合成和积累了不同的蛋白质。大鼠肝细胞中有 10.9% 的基因转录，而在肾细胞和脾细胞中转录的基因仅占 5.3% 和 4.8%。因此，在研究证候基因组学、蛋白质组学时，首先就要对研究病证的脏腑准确定位。而中医脏象学说的认识论基础并不完全来自对人体解剖结构方面的知识，更主要的是基于人与外界环境是一个统一体的整体观念，用唯物辩证法思想加以阐明的一种生理观，脏腑不仅是指形态单位，更是指功能单位。如症见面色萎黄，胃脘或腹部痛势绵绵，痛而喜热喜按，口泛清水，倦怠乏力，四肢不温，舌胖淡、苔白，脉缓弱者辨为脾阳虚证；症见短气喘促，呼多吸少，动则尤甚，咳逆，汗出，小便常随咳出，面部虚浮甚则痰鸣，舌淡，脉虚弱者辨为肾不纳气。显然，这里的脾、肾远远超出解剖器官上的内涵，而主要是一种功能概念。因此，对于中医证候中的笼统的，功能上的脏腑，人为具体而准确的定位，是违背中医基本理论和实际的。

二、证候的整体性、复杂性

中医的证候，一方面是由疾病的根本矛盾所规定和影响的，另一方面是由其他因素（如患者的体质强弱、居住地区、生活嗜好、思想情绪及合病、并病；失治、误治等情况）所引起。因此，证候是疾病过程中某一阶段机体对内外致病因素的综合反应，在宏观上表现为特定的症状、体征及舌脉的组合；证候具有整体性，包括了体质特征、脏腑经络气血、阴阳等的失衡及相互间的关系，它反映了疾病的病因、病机及正邪斗争的概括和趋势；证候具有时相性，即动态变化的特点。中医学非常重视人体的统一性和完整性及其与自然界的相互关系。构成人体的各个组成部分之间，在结构上是不可分割的，在功能上是相互协调、相互为用的，在病理上是相影响的。医学研究必须克服人为地割裂人体局部和整体的关系，避免把局部孤立化、绝对化，并在不干扰人体生命正常活动的情况下进行研究。如肝气郁结，在一个人身上可同时出现肝木横克脾土导致脾气虚弱，出现消化功能紊乱的症状；又肝气失于疏泄，郁久化火上可犯肺，出现咳嗽、咽干等呼吸系统症状；肝阳上亢，肝风内动又可见麻木、眩晕等神经系统症状等等。真核生物的基因表达远比原核生物的复杂。多细胞生物在个体发育中按严格的时空次序，有选择地表达基因，形成了结构上的多层次的复杂系统，功能上则随即反应调节，即形成了多层次的信息传递和调控系统。同时，细胞使用的一整套蛋白质始终处于不断变化之中，一些蛋白质呈现分解状态，它们的成分在几分钟后就会循环重组。另一些则可以在细胞内存活几个小时甚至几天。此外，蛋白质表面也不断被修饰。应该说，证候的复杂性是完全符合人体实际复杂情况的，但对于这样一个涉及多系统、多器官，并处于动态变化中的证如何实现其基因组学、蛋白质组学阐释，显然任重而道远。同时，中医治病必须按照辨证论治的基本原则，同病异治、异病同治在提倡个体化治疗方案的今天，很好地体现了中医治疗的精髓。中医的证候是宏观、综合性的全身评价，同时又是复杂的。证候的这个特点不仅大大增加了研究的难度与复杂性，而且由于宏观与微观看问题角度上的极大差异，极微观的证候学很难体现证候的本质。

三、七情致病

情志致病在中医的病因学中占有重要位置。如《黄帝内经》说："百病生于气也，怒则气上，喜则气缓，悲则气消，恐则气下……惊则气乱……思则气结。"指出了情志为病皆能伤人身正气，不同的情志刺激对内脏机能的影响也不一样。生命活动的维持，机体内环境的稳定有赖于细胞对外界信号产生特定应答效应的一系列复杂的信号传导和系统调节。目前，美国大约有三分之一的医学院校开设了"精神因素与医学"或类似的课程，预计开设这类课程的学校还会增加。现在看来，分子生物学更多的是生物学，它所提示的机制多是生物体所共有的，而若想揭示人类疾病证候学的本质，已不是 DNA、氨基酸所能说明的了，它还必须寻找神经生物学、脑科学等其他证据。虽然在神经生物学和行为遗传学等方面，已获得了很多精确的细节，但显然由于观测技术手段的限制和同时处理多方面复杂影响因素的困难，我们还有太多的未知，目前基因的结构和功能还难以阐明诸如感觉、思维、意识等高级神经活动的机制。因此，单纯的基因组、蛋白质组对人的本质、证候本质的阐述都是不全面的。基础学科的飞速发展必然促进现代医学的深刻变革，中医学的发展也必然要吸收多学科的进展和切入新的技术。墨守成规与妄自菲薄都不是科学的态度，本着实事求是的治学精神，我们在创新的同时亦不能忽视和曲解中医学的真正含义。

第十节
人感染高致病性禽流感的中医疾病探讨

（本文为徐凌云、高荣林 2005 年发表于《世界中医药学会联合会呼吸病专业委员会首届学术研讨会论文集》的论著。）

人感染高致病性禽流感是由禽流感病毒引起的急性呼吸道传染病，对人类的威胁越来越大，应该引起我们的高度警觉。现就其的有关中医疾病问题探讨如下。

一、人感染高致病性禽流感属于中医温病

近年来禽流感的传播已经超越了禽类的范围，并开始侵袭人类。1997 年我国香港 1 例儿童死于不明原因的多脏器功能衰竭，经美国疾病预防和控制中心以及世界卫生组织荷兰鹿特丹国家流感中心鉴定，为 H5N1 型禽流感病毒引起的人类流感，首次证实了禽流感病毒能感染人类。其间香港发病 18 人，6 人死亡。2003 年荷兰在禽流感疫情暴发期间，经检测有 80 人感染了禽流感病毒，其中 1 人死于禽流感引起的肺炎。之后越南、泰国、柬埔寨和印尼等相继发生多次人感染高致病性禽流感流行，死亡 60 余人。人感染高致病性禽流感的传播途径，目前主要为密切接触禽流感病禽或其粪便。似有人之间传播的迹象，但并未完全证实。

人感染高致病性禽流感是感受外邪引起的，以发热为主症的急性外感性疾病，属于中医温病范畴无疑。一般认为，人感染高致病性禽流感属于中医瘟疫中的"时行感冒"范畴。时行感冒是感受时疫邪毒所引起的急性呼吸道传染病，其病因多与气候突变，寒温失常有关，如春季应暖反寒，冬季应寒反温等，导致风，寒，暑，湿等非时之气夹时行疫毒侵袭人体而致病。目前人感染高致病性禽流感尚属于温病，而不是瘟疫。

二、禽流感病毒可致不同温病

目前感染人的禽流感病毒主要为 H5N1、H9N2、H7N7 型禽流感病毒，其中感染 H5N1 型禽流感病毒的患者病情重，病死率高。H5N1 型禽流感病毒致病，发病季节不同，患者临床表现也不一样，因此应属于温病的不同疾病范畴。

香港的资料显示，1997 年 8 月香港人感染高致病性禽流感患者主要临床表现为，起病急，高热，咳嗽，全身不适，肌痛，鼻塞流涕，腹痛，恶心，腹泻水样便，眼结膜炎等。部分患者病情迅速加重，出现病毒性肺炎，成人呼吸窘迫综合征，呼吸衰竭，心衰及肾衰等多脏器衰竭。18 例患者，经治疗康复 12 例，6 例死于原发性病毒感染，病死率为 33.3%。香港的病例，从中医疾病诊断角度来看，发于夏季 8 月左右，多有腹痛，恶心，腹泻水样便等胃肠道症状，与中医的暑温夹湿或暑湿病证表现似相一致，可诊断为暑温或暑湿。

2003 年 12 月 28 日至 2004 年 2 月 27 日，越南共发现人感染高致病性禽流感疑似和确诊病例 297 例，确诊病例 22 例，15 例确诊患者死亡。从接触禽类到发病的平均潜伏期为 3 天，患者均有高热及流感样症状，可伴寒战，体温多在 38.5～40℃；呼吸系统表现有干咳、胸痛和呼吸困难等，很快出现呼吸衰竭，但肺部体征轻；心血管系统表现有心率增快，血压下降，很快进入休克状态；神经系统表现有头痛、烦躁、嗜睡及意识障碍；部分表现有肌肉酸痛、腹泻等症状，所有病例均无基础性疾病，无咽痛、关节痛、流涕及皮疹等，合并多脏器衰竭者少见。又有报告称，越南 10 例患人感染高致病性禽流感的患者主要症状为，高热（>38℃），气促，咳嗽，都有淋巴细胞显著减少和胸部 X 线检查异常，患者均无咽喉痛，结膜炎，皮疹或流涕，大约半数患者有腹泻或水样便。这 10 例患者 8 例死亡，病死率非常高，死亡于发病后平均 10 天。泰国资料显示，2004 年 2 月，6 例人感染高致病性禽流感死亡患者，临床均有高热（>39℃以上），咳嗽，其中有咽痛者 4 例，有流涕者 2 例，有肌痛者 2 例，1～5 天出现呼吸困难，5 例有肺斑片状阴影，1例肺间质浸润影，5～10天出现呼吸衰竭、急性呼吸窘迫综合征（acute respiratory distress syndrome，ARDS），8～29天死亡。分析越南和泰国的资料，我们认为本病发于冬春季，临床表现有高热，咳嗽，呼吸困难，甚则出现呼吸衰竭、休克、意识障碍或急性呼吸窘迫综合征，更似中医的风温或春温。

三、暴发瘟疫将是"肺毒疫"

《诸病源候论》说："人感乖戾之气而生病，则病气转相染易，乃至灭门，延及外人。"禽流感病毒在不断地变异，会越来越适应人体内的环境，当其聚而成"毒"，具有强烈传染性时，可能会暴发人感染高致病性禽流感的大瘟疫。世界卫生组织警告，2003年以来禽流感病毒进入活跃的高发期，每年都会有新的国家和地区出现禽类疫情，疫情大暴发的危机正日益临近。在这种情况下，禽流感病毒发生变异，在人之间进行传播已经不可避免，危机迫在眉睫。但是大部分国家没有制订对策，采取相关的行动。如果疫情发生而没有做好准备的话，也许会有1.5亿人患病，数百万人死亡。日本相关部门更指出，如果现有的禽流感病毒毒株突变出新型病毒且蔓延，可能有30亿人受感染，6 000万人死亡，甚至最坏可能有5亿人丧命。世界卫生组织表示，禽流感病毒比SARS冠状病毒传播速度更快、更容易，变种也较迅速，一旦证实禽流感可人传给人，各国就要实施SARS流行时采取的紧急防疫措施。如果变异的禽流感病毒能在人际间传播，具有强烈传染性和高病死率，这将是一种可怕的人间现代瘟疫。其传染性极强，发病迅速，有高热、咳嗽，呼吸困难等病毒性肺炎表现，并迅速出现呼吸衰竭，心衰及肾衰等多脏器衰竭，死亡率极高，似应定名为中医的"肺毒疫"。

第十一节
对严重急性呼吸综合征的认识与治疗

（本文为 2003 年 5 月 8 日，路志正、高荣林参加国务院副总理吴仪主持召开的专家咨询会，会上由路老和高主任共同署名提出防治严重急性呼吸综合征中医药工作的建议。）

严重急性呼吸综合征是一种新发现的传染性很强的疾病，属中医瘟疫范畴。党中央和国务院高度重视严重急性呼吸综合征的防治工作，采取了一系列果断措施，取得了很大的成绩，使疫情逐步得到有效的控制。中央对在防治严重急性呼吸综合征工作中发挥中医的优势和作用是非常重视的，北京地区积极组织中医力量参与防治，充分发挥中医优势，取得了很好的临床疗效。下面谈谈我们对中医治疗严重急性呼吸综合征的认识。

一、中医防治严重急性呼吸综合征的优势

严重急性呼吸综合征是一种新发现的传染性很强的疾病，西医的病因开始时尚不清楚，预防和治疗根本没有经验，包括防疫措施也是在逐步认识的过程中摸索完善的。中医和西医是两个不同的医疗体系，中医有自己认识和治疗疾病的完整的理论和方法，即使病因不清楚，也能够辨证论治，而进行有效的治疗。

中医药学防治病毒疾病有很大优势。传染病不是今天才出现的，我国人民几千年来和瘟疫做斗争中积累了丰富的经验，从汉代张仲景的《伤寒杂病论》，到清代的温病学说，中医治疗急性传染病积累了丰富的经验，有丰富的中医药文献资料，是取之不尽，用之不竭的宝贵财富。中国有数以万计的中药资源，有大批的积累了丰富的经验的中医药优秀人才。

中华人民共和国成立前，中医治疗热河的"黑子病"（鼠疫），取得

了一定的疗效；1955 年石家庄传染病医院，用中医理论指导治愈 34 例
乙脑被肯定。1956 年北京又发生乙脑，经组织中医专家分别到传染病
医院、儿童医院治疗 49 例，其中 45 例痊愈，且无后遗症，取得了显著
的效果，被卫生部总结和推广应用。从而扭转了中医不能治疗传染病的
成见，震动了医务界。余如麻疹合并肺炎、猩红热、水痘等，均取得了
很好的疗效。国家七五攻关课题中医治疗流行性出血热，江苏中医药治
疗组 812 例，病死率为 1.11%，西医治疗组 315 例，病死率为 5.08%；
江西中医药组 273 例，病死率为 3.7%，西医治疗组 140 例，病死率为
10.7%，充分显示出中医药防治病毒性疾病旺盛的生命力。流行性感冒
是病毒引起的疾病，在西方被视作洪水猛兽，没有有效的针对性治疗方
法，在中国则中医有很好的疗效。

今年 1 月严重急性呼吸综合征袭击广东，广州中医药大学温病教
研室六位同志参与佛山等地会诊严重急性呼吸综合征患者 38 例，中医
介入治疗后，平均退烧时间为 6 天，至 2 月 25 日统计，除 1 例介入太
晚无效外，其余均已出院，平均住院 18 天。该校第一附属医院急诊科，
从 2 月至 4 月 17 日，共收治严重急性呼吸综合征 37 例，平均退烧时
间为 2.97 天，且胸部 X 线检查提示炎症阴影较快吸收，平均为 6.2 天，
全部治愈，没有 1 例病情恶化，平均住院天数 8.86 天。

二、中医对严重急性呼吸综合征的认识

从临床表现上看，严重急性呼吸综合征起病急，多以发热为首发症
状，少数患者不以发热为首发症状；初期多有持续性高热，恶风畏寒，
头痛，全身酸痛，乏力，腹泻；咳嗽，多为干咳，少痰，偶有血丝；
可有胸闷，严重者呼吸气促，或明显呼吸窘迫。严重急性呼吸综合征
以发热为首发症状，多有高热，属于中医的温病范畴；起病急，传染
性非常强，进展快，主要侵犯肺脏，通过呼吸道飞沫传染，是呼吸系
统的瘟疫病。

严重急性呼吸综合征的发生与自然环境因素有关。严重急性呼吸综
合征疫情发生后，应积极地组织中医主动地参与严重急性呼吸综合征的

预防与治疗，积极地从中医找思路、找方案、找办法，中西医并重。严重急性呼吸综合征的防治，中西医都在探索，西医只是对症治疗，中医有治疗方法，不能不承认中医，忽视中医的存在和优势。广东卫生部门认为中医药是辅助治疗，卫生部4月8日公布的防治严重急性呼吸综合征方案也把中医列为辅助治疗，限制了中医治疗严重急性呼吸综合征的积极性。广东中医治疗严重急性呼吸综合征的经验，没有进行很好的总结、提高和推广。北京社会上预防严重急性呼吸综合征中药方，开始也是个人发布的，没有进行有组织的论证和规范，卫生部门的中医工作落后于形势的需要。

三、防治严重急性呼吸综合征中医药工作的建议

中医药人员有防治严重急性呼吸综合征的要求和积极性，应该积极地有组织地开展中医防治严重急性呼吸综合征的工作。目前中医三级医院向各严重急性呼吸综合征定点医院派出防治严重急性呼吸综合征医疗队的做法，是拿中医当西医用，是弃其所长，用其所短，不能发挥他们的特长和优势。中医应该用中医药来治疗严重急性呼吸综合征，这样不仅发挥了中医药治疗病毒性疾病、治疗严重急性呼吸综合征的优势，而且会对世界攻克严重急性呼吸综合征做出贡献。我们建议，承认中医治疗严重急性呼吸综合征的疗效，组织中医药参与严重急性呼吸综合征的防治工作，组织成立全国名老中医专家为主要成员的专家组做技术指导和顾问，拟定治疗方案，向各严重急性呼吸综合征定点医院派出以高年资有经验的防治严重急性呼吸综合征中医医疗组，在方案指导下开展严重急性呼吸综合征的中医治疗工作。拨出一定的严重急性呼吸综合征科研经费，用于中医药防治严重急性呼吸综合征科研工作，重点在于中医药防治严重急性呼吸综合征的临床方案研究，经过临床对照试验，以进一步证实中医药治疗严重急性呼吸综合征的疗效。

以上意见和建议供领导参考。

第十二节
流行性感冒临床疗效评价标准的探讨

（本文为 2004 年，应中华中医药学会的邀请，高主任在第五届全国内科疑难病辨治规律学术研讨会上发表论文。）

流行性感冒（influenza，简称流感）是由流行性感冒病毒引起的急性呼吸道传染病，临床见急性高热、乏力、全身肌肉酸痛和轻度呼吸道症状，老年人和伴有慢性呼吸道疾病或心脏病等疾病的患者易出现并发症。流行性感冒病毒，尤其是甲型，极易变异，往往造成暴发流行或大流行。鉴于目前流感临床疗效评价标准尚不统一，我们以文献为基础，通过专家咨询，初步建立与修订、完善了流感疗效评价标准，希望提出修改意见。

一、临床诊断标准

（一）疾病诊断

西医诊断标准，参照中华医学会呼吸病学分会《流行性感冒临床诊断与治疗指南》。

1. 流行病学史　在流行季节，一个单位或地区出现大量的上呼吸道感染患者或医院门诊，急诊上呼吸道感染患者明显增加。

2. 临床症状　急起、畏寒、高热、头痛、头晕、全身酸痛、乏力等中毒症状。可伴有咽痛、流涕、流泪、咳嗽等呼吸道症状。少数病例有食欲减退、伴有腹痛、腹胀、呕吐和腹泻等消化系统症状。可分为单纯型、肺炎型、中毒型、胃肠型。

幼、婴儿流感可见高热惊厥、气道梗阻现象，新生儿流感一旦发生常常呈现嗜睡、拒奶、呼吸暂停等。常伴有肺炎、病死率高。老年人及儿童常常出现精神差、纳差、反应能力低下等不典型症状。

3．实验室检查

（1）血常规：白细胞计数不高或减低，淋巴细胞相对增加。

（2）病毒分离：鼻咽分泌物或口腔含漱液分离出流行性感冒病毒。

（3）血清学检查：疾病初期和恢复期双份血清抗流行性感冒病毒抗体滴度有4倍或以上升高，有助于回顾性诊断。

（4）患者呼吸道上皮细胞查流行性感冒病毒抗原阳性。

（5）标本经敏感细胞过夜增殖1代后查流行性感冒病毒抗原阳性。

4．诊断分类

疑似病例，应具备流行病学史和临床症状。

确诊病例，上述实验室检查符合（2）~（5）之一。

（二）中医证候诊断标准

参照《中药新药临床研究指导原则》"感冒"篇（2002年版）、《中医证候鉴别诊断学》（第二版）制订。

1．风热证

主症：发热重，恶寒轻，汗不畅，咽喉红肿疼痛，流黄浊涕，脉浮数。

次症：头胀痛，鼻塞，咳嗽，痰黏或黄，口渴欲饮，小便短赤，便秘，舌苔薄白微黄，边尖红。

2．风寒证

主症：恶寒重，发热轻，头痛，无汗，身痛，四肢酸楚，脉浮或浮紧。

次症：鼻塞，流清涕，咽痒，咳嗽，痰稀薄色白，口不渴，或喜热饮，舌苔薄白而润。

3．寒包火证

主症：发热，恶寒，骨节烦痛，咽痛舌红，脉浮。

次症：头痛，流清涕，咽痒，小便短赤，便秘，苔薄白或微黄。

夹燥，除见风热证外，见鼻干唇裂，口舌生疮，或干咳无痰，舌质赤红，苔黄少津，脉细数。

夹湿，除见风寒证外，见头重昏蒙，身困重，恶心呕吐，腹泻，舌苔白腻，脉细濡。

二、临床疗效评价

制定临床疗效评价方案，以文献为基础，通过专家咨询，建立与修订、完善疗效评价标准。

1．症状体征

（1）全身症状：发热，恶寒，甚则寒战，头身疼痛，无汗等。

（2）局部症状：鼻塞，咽痛，咳嗽等。

（3）兼夹证、变证等出现的情况。

（4）舌脉变化的情况。

2．以病因要素确立主症

流感，中医属急性外感热病，西医为急性呼吸道传染病，以外因为主，突出病因热、寒、燥、湿四要素。其主症分别为：

（1）热：发热，咽痛，舌红，脉数。

（2）寒：恶寒，身痛，无汗，脉紧。

（3）燥：鼻干唇裂，干咳无痰，舌红少津，脉细。

（4）湿：头重身困，呕恶或腹泻，苔腻，脉濡。

3．加权分析

退热和体力恢复快为中医的优势。

（1）中医证候的主症与次症。

（2）退热时间，是否复升。

（3）体力恢复，疲乏无力，精神短少。

4．疗效评价方法

（1）疗效分级　疗效分为痊愈、显效、有效、无效4级评价。

（2）症状分级和量化　症状分级：主症与次症各分为无、轻、中、重4级。症状量化：按症状分级，主症分值为0、2、4、6；次症分值为0、1、2、3。

（3）中医证候分值　症状分值的总和为证候分值。

（4）中医证候疗效　采用尼莫地平法：

减分率＝［（治疗前证候分值－治疗后证候分值）÷治疗前证候分值］×100%

痊愈：减分率在 76%～100%；

显效：减分率在 51%～75%；

有效：减分率在 30%～50%；

无效：减分率＜30%。

（5）退热疗效评估按退热不复升的时间，分为 24 小时、48 小时、72 小时和 72 小时以上。分别评定为痊愈、显效、有效、无效。

（6）体力恢复疗效

治疗 72 小时，以标尺法测量患者对体力恢复程度的自我感受。

痊愈：体力恢复 76%～100%；

显效：体力恢复 51%～75%；

有效：体力恢复 30%～50%；

无效：体力恢复＜30%。

（7）总疗效以中医证候疗效、退热疗效、体力恢复疗效综合评价。按中医证候疗效、退热疗效、体力恢复疗效的等级，折合为分值，痊愈、显效、有效、无效，分值分别为 3、2、1、0，计算三者分值之和，判定总疗效。

痊愈：8～9 分。

显效：6～7 分。

有效：3～5 分。

无效：＜3 分。

三、本评价标准的特点

1. 涵盖了中西医流感疗效评价的要素。

2. 指标量化。

3. 考虑了患者的感受，即体力恢复。

4. 突出了中医的特色和优势。

第十三节
中医调理亚健康状态

（本文为 2003 年 3—10 月参加中国中医科学院亚健康调查课题组广安门医院小组科普报告。）

一、什么是亚健康

健康：联合国世界卫生组织根据近半个世纪的研究成果，将"健康"定义为："健康不但没有身体疾病和病症，还要有完善的生理、心理状态和社会适应能力。"

疾病：机体在一定的条件下，受病因损害的作用，因自稳调节紊乱而发生一系列代谢、功能、结构的变化，表现为症状、体征和行为异常的生命活动过程。

亚健康：介于健康和疾病之间的一种状态。亚健康人群的主要表现有长期疲劳、头昏沉、眼睛干涩酸胀、周身疼痛、入睡困难、早醒，睡眠质量差、烦躁易怒、精神不集中，性生活满意度低等。

亚健康的人，没有器官、组织、功能上的病症和缺陷，但是自我感觉非常不适，疲劳乏力，反应迟钝、活力降低、适应力下降，失眠，经常处在焦虑、烦乱、无聊、无助的状态中，自觉活得非常累。亚健康是一个笼统的概念，介于健康和疾病之间的一种状态。特点是一个人有许多不舒服，但是临床检查却没有明显的生理病理变化。如慢性疲劳综合征。

二、亚健康的流行病学资料调查

北京市科委的课题亚健康状态中医基本证候流行病学调查，是北京地区首次进行的亚健康人群中医基本证候流行病学调查。课题获北京市科技进步二等奖。

中国中医科学院组织广安门医院、西苑医院、东直门医院、北京世纪坛医院4家三级甲等医院的医疗、临床流行病学以及中国人民大学的数理统计方面的近百名专家，经过3年多，对11 000人进行筛查，完成问卷调查3 624例，亚健康在非疾患者群中的发生率约为50%，并完成亚健康状态中医基本证候的研究。课题揭示了亚健康人群的临床表现、证候要素与基本证候，探索建立了判断亚健康状态的数学模型与中医证候模型，为亚健康的进一步研究奠定了良好的基础。研究采用亚健康状态的判断标准：持续3个月以上反复出现的不适状态或适应能力显著减退，但无明确疾病诊断或有明确诊断但所患疾病与目前状态没有直接因果关系。研究表明，亚健康状态的基本证候表现为心脾两虚、心肝血虚、心肺阴虚、肝肾阴虚、脾肾两虚、心肾不交、肝气郁结、肝阳上亢、湿热内蕴、瘀血内阻、痰湿内生证等11种。

三、亚健康的调理

研究为我们调理亚健康状态提供了思路和指出了方向：心脾两虚、心肝血虚、心肺阴虚、肝肾阴虚、脾肾两虚者宜补其虚损；心肾不交、肝气郁结、肝阳上亢、湿热内蕴、瘀血内阻、痰湿内生者应疏导其壅滞。世界卫生组织指出：健康为100%，其中遗传因素的健康贡献度为15%，医疗条件仅为8%，社会因素为10%，环境因素为7%，而生活方式占60%。

《素问·四气调神大论》说："是故圣人不治已病治未病，不治已乱治未乱。"所谓"未病""未乱"就是疾病的征兆，是变生疾病的量变过程，也就是亚健康状态。2 000多年前中医已经认识到调理亚健康比治疗疾病更重要。

整体调理，中医整体观念是指人和周围环境是一个统一的整体，人体本身也是一个整体。辨证调理，根据中医辨证论治的原则，重视不同人的特殊性，具体问题具体分析，强调因人制宜，实行个体化调理。调理亚健康的方法如下。

1. 饮食调理 管子说："饮食有节，则身利而寿命益；饮食不节，则形累而寿损。"食饮有节，就是有节度节制，有规律，定时定量，冷热适宜，饥饱适度，不暴饮暴食，食物的种类与调和要合理，不偏嗜等。《素问·生气通天论》说："谨和五味，骨正筋柔，气血以流，腠理以密，如是则骨气以精，谨道如法，长有天命。"《黄帝内经》说："五谷为养，五果为助，五畜为益，五菜为充，气味合而服之，以补精益气。"《黄帝内经》说："饮食自倍，肠胃乃伤。"《博物志》说："所食愈少，心开愈益；所食愈多，心愈塞，年愈损焉。"《寿世保元》提倡："食惟半饱无兼味，酒至三分莫过频。"《饮膳正要》说："少饮为佳，多饮伤神损寿，易人本性，其毒甚也。饮酒过度，伤生之源。"吃饭有愉悦的情绪，吃饭需要专心进食，吃饭需要细嚼慢咽，吃饭后宜稍事休息，饭后不宜马上洗澡。

2．起居调理　"起居有常"，是指生活有规律。生活起居，如居住环境、服饰、睡眠、饮食宜忌、理发沐浴、克服不良嗜好等，与亚健康的调理密切相关。随着一年四季气候的转变，注意增减衣服，调整生活起居，以相适应环境的变化，已为共识。睡眠不足是现代人生活的一大特点。睡眠不足，不但影响人的寿命，还会减弱人的智力和应变能力，改变人的情感，影响人的学习、工作、生活，影响家庭关系和人际关系。《笠翁文集》说："养生之诀，当以睡眠为先。睡能还精，睡能养气，睡能健脾益胃，睡能坚骨强筋。"

调理亚健康要注意节欲，正常适度的房事，保精养神，有利于健康。和谐、稳定的夫妻生活，是健康的重要构成条件。《千金翼方》引彭祖的话："上士别床，中士异被，服药百裹，不如独卧，色使目盲，声使耳聋，味使口爽，苟能节宣其宜适，抑扬其通塞者，可以增寿。"

3．运动调理　运动、劳动有规律，不要过度地劳心、劳力，不追求过度安逸，合理安排劳作和休息。《吕氏春秋》说："流水不腐，户枢不蠹，动也。形气亦然。形不动则精不流，精不流则气郁。"持之以恒、坚持不懈进行适宜的劳动和运动，才能收到调理的效果。运动调养，强调内外兼修、练功修德、调息养心、动静结合，养气保神，运体养生。"人体欲得劳动。但不当使极耳，动摇则谷气得消，血脉流通，病不得生，犹如流水不腐，户枢不蠹是也。"气功，调身、调息、调心。无论静、动，练功者主观意念都要贯注集中。据联合国卫生组织：最好的运动是散步，散步可快可慢，完全由自己掌握，以不出汗为度。

4. 情志调理 情志调养，就是依据中医学的理论，通过神、性、气的调和与修养而达到七情协调、五志平和。喜怒忧思悲恐惊等精神情感活动，与内脏相关联，每一个脏腑都有其情感活动。长期的精神刺激，突然受到超极限的工作生活压力，剧烈的精神创伤，使气血不和、阴阳失调、脏腑经络功能紊乱，就会发生亚健康，甚至导致重大疾病。《黄帝内经》说："百病生于气。"晋朝陶弘景说："莫大忧愁，莫大哀思，此所谓中和，能中和者，必久寿也。"精神心理调理非常重要，胸怀宽广、性情开朗、喜悦愉快、情绪稳定、恬静和谐，恢复健康。

5. 药膳调理 药膳调理，是指有针对性地选择食药两用的食物，或食物与药物配伍，用不同的烹饪方法制成药膳，长期服用，调理亚健康。食物药物性味作用的选择，遵循中医辨证的原则。

6. 服药调理 以中医理论为指导，辨证论治，用中药汤剂、膏方、丸剂等内服，调理亚健康，促进身心康复。应该辨证用药，补虚疏壅，恢复人体的阴阳平衡。

7. 外用调理 通过中药煎洗、蒸浴、贴敷、燃熏等方法，对经络、机体的直接作用，以流通血气、调节阴阳、调动机体的抗病能力，实现调理康复。

8. 针按调理 以经络学说为依据，中医理论为指导，运用中医传统的针刺、艾灸、按摩、刮痧、捏脊等方法，刺激人体的经络、穴位、肢体，调理亚健康。

取法自然，和调阴阳，注重整体，辨证调理。珍惜健康，重视亚健康的调理，避免疾病困扰。愿人们生活幸福，身体健康，同登寿域。

第十四节
中国民族民间医药国际交流攻略

中国医药学是我国医学科学的特色与优势所在，是我国各族人民在与疾病做斗争中逐步形成，并不断丰富和发展的医学科学。中医药的国际交流与合作，对于扩大中医药在世界的影响，促进中医药为世界人民健康服务，具有现实意义。2014年应中国传统医药国际健康服务高峰论坛的邀请，高主任发表会议论文《中国民族民间医药国际交流攻略》，介绍我国传统医药的国际交流与合作，充分挖掘民族民间医药的优势，保持其固有的传统特色，遴选代表国家水平的专家群体，指导和承担国际交流与合作工作，筛选具有中国中医药特色和优势的项目，并注重对民族民间医药资源、技术、方法、药物的知识产权保护，现摘录如下。

一、挖掘民族民间医药优势

中华民族积累了丰富的防病治病经验，形成了中国医药学的伟大宝库，涵盖我国汉族、蒙古族、藏族等56个民族医药文化，是我国各民族的共同财富和民族集体智慧的结晶。习近平主席指出："中医药学凝聚着深邃的哲学智慧和中华民族几千年的健康养生理念及其实践经验，是中国古代科学的瑰宝，也是打开中华文明宝库的钥匙。"我国民间医药源远流长，是中医药的重要来源，不断充实丰富着中医药学。

20世纪50年代卫生部即抢救北京"捏脊冯"，四平"易筋经拍打疗法"等民间疗法，准许其进入医疗机构，保护了这些独特的民间医术。近年来，这方面的工作受到高度重视，民族医药文献得到挖掘和整理，老中医药专家和民族医药专家的学术经验得到继承，一批学术特点突出、临床优势明显的中医学科和专科初步形成。对藏族、蒙古族、壮族、维吾尔族、傣族等医药理论和临床经验的继承整理、挖掘创新、推广应用，极大地丰富了中医药理论和治疗手段，优秀的藏药、蒙药等，已经被广泛应用临床，产生了良好的社会效益。民间医药有传统理论，众多的技术、方法、方药、器具流传，对某些常见病、多发病和疑难病有独特疗效，是中医药挖掘开发，自主创新的广阔领域，值得我们的高度关注。充分认识挖掘民族民间医药优势，保持其固有的传统特色，是中国民族民间医药国际交流与合作的重要领域。

二、遴选代表国家水平专家

中国民族民间医药国际交流与合作，以弘扬中国优秀文化，展示中国传统医学的成就，交流民族医药学术，为所在地区人民服务，激发对于中医药的渴望和热爱为宗旨。既往中国民族民间医药国际交流与合作，或政出多门各管一个局部范围，或缺乏有效的组织与规范，或多流于民间自发状态，目的不同，层次不一，质量参差不齐，没有宏观统筹，形成合力，以展示我中华民族传统医药的特色和优势，很难达到预期的效果。国际交流与合作分会，应该能够统筹全局，起到领导组织规范实施的作用，推动中国与世界各国民族传统医药国际交流与合作。为了提高交流与合作的质量，扩大我国民族传统医药的影响，应该遴选代表国家水平的专家群体，建立专家库，指导和承担国际交流与合作工作。

专家应该具有中医主任医师、教授级的资质。专家应该谙熟中医药传统理论，在中医药某些领域具有较丰富的临床经验和社会影响。专家应该能够用交流与合作对象理解的通俗的语言，阐述传统的中医药深奥理论，宣传传统中医药文化，并运用娴熟的中医药技能和方法，进行预防、保健、治疗、康复等工作。

三、异法方宜筛选优势项目

近些年来，医源性和药源性疾病困扰着整个世界。西方国家的人们热衷于回归，用自然疗法、用传统药物来治疗疾病。各个国家和地区的医药文化不同，要让他们认可中国传统药物，就得从药物的剂型、功能主治、给药途径等，都要符合国际医药的规范，且通俗易懂能够接受。专家应明了所在国家和地区的法律法规，严格遵守有关规定，有些药品，如含马兜铃酸、麻黄碱等有毒、有害、致癌等成分的中草药、中成药不能使用。在信仰伊斯兰教的国家，如马来西亚，依据他们的民族习惯和信仰，一般用猪胆汁及其制品的，改用鸡胆汁或羊胆汁替代。对佛教徒我们一般不用动物药，这样既尊重了他们的信仰和习惯，又不影响临床疗效，应该提倡和推广。

各地气候条件不同，地理环境不同，生活习惯不同，疾病的病因病机不同，临床病候特点不同，治疗方法应该有所区别，保健养生方法和手段也应该有一定的变通，这就是所谓异法方宜的道理。

交流与合作项目宜体现中国中医药特色和优势，这是交流与合作的根基，2005 年 8 月，沙特国王法赫德病重时，卫生部派出中医专家组，受到沙特王储和四个王子的分别接见，住进了国宾馆，坐上王室的专机，给国王看了病，受到国宾礼遇。因为沙特没有中医药，这体现了我们的特色和优势。

交流与合作项目宜小，可以针对某一个具体的疾病、病症的疗法，某一个具体的药物，或某一种治疗或保健方法等，简单易行，便于操作，容易推广，显现成效，而不要贪大务全，求全责备，则难见效果，不易把握，很难推广。

四、重视知识产权专利保护

国务院原副总理刘延东说："中医药是我国独特的卫生资源、潜力巨大的经济资源，具有原创优势的科技资源、优秀的文化资源，重要的生态资源。"我国许多民间医药技术、方法、方药和器械在民间长期使用，对一些常见病、多发病和疑难病症疗效独特，具有挖掘潜力和开发价值，是中医药自主创新的独特领域。但目前我国还没有一部专门完整的中医药综合性法律，现行与中医药有关的法律法规既不系统又比较分散，尤其在传统医药知识的保护，民族医药资源的保护等方面存在着空白，未能充分反映中医药的发展规律和自身特点，在一定程度上制约了中医药以及民族医药的发展，也影响了民族传统医药在国际的交流与合作。

中国民族民间医药国际交流与合作，在传统医药资源的开发与合作、传统医药健康保健体系、传统药物的推广应用方面，既要重视宣传民族民间医药的先进理念，推广的民族民间医药技术、方法、方药，展示疗效优势，又要注重对医药资源、技术、方法、药物的知识产权保护，以保护我们的利益，更好地开发利用，形成可持续发展的机制。

中国民族民间医药国际交流与合作，搭建国际友好交流的平台，让中华文明和中国民族民间医药走向世界，为人类健康事业做出更大的贡献。

后 记

我耽于诊务，述而不作，曾萌出版经验集之念，终未付诸动行。饶向荣、卢建新诸君，不辞辛苦，汇集成册，请我审阅，高兴之余，沉下心来，删繁就简，补漏拾遗，提要钩玄。我对大家付出的辛苦表示感谢。

我还要说三句话。

一、传承路志正学术，是我终生的追求

我师从国医大师路志正先生43年，一直在老师的指导下，尊师敬业，诚信做人，继承老师的学术思想，丰富自己的临床经验。

二、坚守中医理念，走传统中医之路

当年坊间传广安门医院还剩"三个半中医"。我坚守整体观念，崇尚脾胃学说，注重脏腑辨证，治擅调理脾胃，以中医求实效。

三、仁心待患者，术精解病魔

我从宁夏基层做起，1979年读研究生，后任职广安门医院，行医50余年。患者中流传顺口溜："疑难病甬询人，直接就找高荣林！"

中医博大精深，传承中医学术，是我们这一代人的历史使命，也是我的心愿。

人生八十杖朝翁，侧身杏林诚惶恐。

自古保健无贵贱，上疗君亲下含灵。

高荣林

2024年3月

参考文献

[1] 刘艳骄，高荣林. 中医睡眠医学 [M]. 北京：人民卫生出版社，2003.

[2] 徐凌云，高荣林，董德懋. 内科经验集 [M]. 北京：人民卫生出版社，2004.

57